COPDの教科書

呼吸器専門医が教える診療の鉄則

医療法人相愛会 相原第二病院・院長
林 清二 ＝監修

国立病院機構 近畿中央呼吸器センター 呼吸器内科
倉原 優 ＝著

医学書院

【著者略歴】

倉原　優（くらはら・ゆう）
国立病院機構近畿中央呼吸器センター呼吸器内科医師。
2006年滋賀医科大学卒業。洛和会音羽病院での初期研修終了後，2008年より現職。日本呼吸器学会呼吸器専門医，日本感染症学会感染症専門医，インフェクションコントロールドクター。自身のブログで論文の和訳やエッセイを執筆（ブログ「呼吸器内科医」：http://pulmonary.exblog.jp/）。

COPDの教科書
―呼吸器専門医が教える診療の鉄則

発　　行　2016年4月1日　第1版第1刷©
　　　　　2021年11月15日　第1版第2刷

監修者　林　清二（はやし　せいじ）
著　者　倉原　優
発行者　株式会社　医学書院
　　　　代表取締役　金原　俊
　　　　〒113-8719　東京都文京区本郷1-28-23
　　　　電話　03-3817-5600（社内案内）

印刷・製本　三美印刷

本書の複製権・翻訳権・上映権・譲渡権・貸与権・公衆送信権（送信可能化権を含む）は株式会社医学書院が保有します。

ISBN978-4-260-02429-7

本書を無断で複製する行為（複写，スキャン，デジタルデータ化など）は，「私的使用のための複製」など著作権法上の限られた例外を除き禁じられています．大学，病院，診療所，企業などにおいて，業務上使用する目的（診療，研究活動を含む）で上記の行為を行うことは，その使用範囲が内部的であっても，私的使用には該当せず，違法です．また私的使用に該当する場合であっても，代行業者等の第三者に依頼して上記の行為を行うことは違法となります．

JCOPY 〈出版者著作権管理機構　委託出版物〉
本書の無断複製は著作権法上での例外を除き禁じられています．複製される場合は，そのつど事前に，出版者著作権管理機構（電話 03-5244-5088，FAX 03-5244-5089，info@jcopy.or.jp）の許諾を得てください．

序

「楽しく読める COPD の本って，ないですかね？」

　私が本書を執筆する動機になったのは，とある学会で偶然再会したクリニックを経営している知り合いの医師からのそんな一言でした．私も呼吸器内科医を10年近くやっていますが，持っている COPD の本は分厚い辞書みたいな本ばかり．読み物として書かれた本は記憶にありませんでした．モグモグと弁当を食べながら，「じゃあ自分で書いてみようかな」と頭の中に思い描いたのが2015年の春のことでした．

　それからというもの，車を運転しているときも COPD のことを考えるくらい猛烈に勉強しました．子どもと遊んでいるときにも COPD のことが頭から離れず，吸入薬の見本を持って帰っては子どもに遊ばせたり…．しまいには，夢にも COPD が出てきました．いかん，このままでは COPD 中毒になってしまう！　そう思い始めた矢先，漸く本書の原稿を書き終えることができました．

　皆さんご存じのとおり，COPD は呼吸器疾患で最も多い common disease です．「たばこによって起こった病気なんだから自業自得でしょ」なんて厳しいご意見もあるかもしれません．しかし，COPD には根本的な治療法はなく，不可逆性のとてもつらい病気です．目の前で「呼吸が苦しい」と言っている患者さんに対して，何かできないかと考え続けることに，私は呼吸器内科医としての生きがいを感じます．

　代表的な慢性呼吸器疾患である COPD の書籍を出版することができ，呼吸器内科医として心から幸せに思います．日本全国の COPD 診療のボトムアップに，この書籍が少しでも貢献できますように．

　本書の刊行にあたり，監修を引き受けてくださった当院院長の林清二先生に心より御礼申し上げます．また，出版に尽力いただいた医学書院の北條立人氏，在宅酸素療法全般の執筆にあたり，ご協力いただいた帝人在宅医療株式会社の

乾昌靖氏に深く感謝申し上げます。そしてたくさんの質問に答えてくれた，私の外来に通院しているCOPD患者の皆さん，ありがとうございました。明日からの皆さんの外来に還元できるよう，日々精進します。毎晩私のための時間を作ってくれる妻の実佳子，長男の直人，次男の恵太にも感謝しています。

2016年3月

近畿中央胸部疾患センター　内科

倉原　優

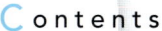

Contents

第I部 COPD 概論 |001

わかりやすい COPD の本に |002

1 | COPD のいろは |003
 COPD って，そもそも何？ |003
 COPD って，多いの？ |004
 COPD という言葉は普及していない！ |007

2 | COPD の歴史 〜フレッチャー医師の貢献〜 |010
 COPD の前身 〜アルファベット 4 文字〜 |010
 1987 年 COPD の概念が登場！ |012

3 | COPD の原因と Brinkman Index |016
 喫煙歴はほぼ 100％ |016
 「20 ルール」 |016
 Brinkman Index は日本人が開発した！？ |016
 その他にも COPD の原因はあるけれど… |018

4 | ちょっと難しい 2 つの不均衡説 |021
 オキシダント・アンチオキシダント不均衡説　アンチは悪者ではない❶ |021
 プロテアーゼ・アンチプロテアーゼ不均衡説　アンチは悪者ではない❷ |022
 アポトーシスとオートファジー |023

5 | COPD に必要な検査 〜三種の神器〜 |026
 バイタルサインの測定 |026
 胸部 X 線写真，胸部 CT 写真 |026
 呼吸機能検査，気道可逆性試験・呼気一酸化窒素濃度(FeNO) |027
 血液検査，動脈血液ガス分析 |027
 心エコー検査 |028
 6 分間歩行試験 |028

v

6 | COPD で最低限必要なスパイロの知識
〜逃げちゃダメだ！〜 | 029

呼吸機能検査 | 030
気道可逆性試験，呼気一酸化窒素濃度（FeNO） | 032

7 | COPD の診断基準，言えますか | 038

8 | COPD の病期分類・重症度分類，言えますか | 041

病期分類 〜GOLD 分類 " サンゴッパ " 〜 | 041
重症度分類（A）〜（D）〜日本ではちょっとマイナー〜 | 042
まとめ | 043

9 | 知っておきたい COPD ＋α の病態
〜ACOS，CPFE〜 | 045

ACOS（Asthma-COPD Overlap Syndrome）
〜気管支喘息＋ COPD〜 | 045
CPFE（Combined Pulmonary Fibrosis and Emphysema）
〜COPD ＋肺線維症〜 | 048

10 | COPD の症状 | 051

1 に息切れ，2 に息切れ | 051
キレにくい咳嗽と喀痰 〜知っておきたい PEACE 試験〜 | 053
体重が減るのは日本ならでは？ | 053
QOL は CAT 質問票で評価するべし！ | 054

11 | COPD の身体所見 | 058

視診 〜痩せたビール胸〜 | 058
打診・触診・聴診 〜聴診器の故障と思ったら！〜 | 060

12 | COPD の画像所見はムズカシイ | 064

胸部 X 線写真では診断できない？ | 064
胸部 CT は高分解能で！ | 065
実臨床ではさほど重要ではない気腫肺の分類 | 068
気腫肺と蜂巣肺が区別できません！ | 069

13 | COPD の予後は？ | 072

たばこを吸っているおじいさんは予後不良 | 072
多すぎて困る予後指標 〜BODE スコア，ADO スコア，CODEX インデックス〜 | 072
たばこは 10 年寿命を縮める | 076

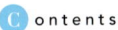

第II部 COPDの治療 | 079

A | COPDの安定期治療 | 080

1 | ガイドライン上の治療手順を知っておこう | 080

2 | 禁煙と禁煙補助薬 | 083
なかなか達成できない禁煙 | 083
なぜ禁煙しなければならないの？ | 083
禁煙外来に通う条件 | 084
禁煙補助薬のチャンピオンはチャンピックス® | 086
減煙には効果があるのか | 088

3 | 吸入薬まとめ 〜まずはどんな薬剤があるのか知っておこう〜 | 091
COPDの吸入薬ツートップ，LAMAとLABA | 091
最初から最強のサムライブルーで治療しなくてよい | 092
LAMA | 092
LABA | 092
LAMA/LABA | 093
ICS | 094
ICS/LABA | 094
SABA・SAMA | 096
組み合わせは無限大！？ | 096
各吸入デバイスの吸入法 | 098

4 | 吸入治療 〜長時間作用性抗コリン薬（LAMA）〜 | 109
LAMA 〜最前線で活躍するトッププレイヤー①〜 | 109
近年は新人プレイヤーが台頭 | 110
なぜ抗コリン薬が気管支を拡張させるのか | 111
結局どのLAMAを使う？ | 121
LAMAはLABAより優れているのか | 122

5 | 吸入治療 〜長時間作用性 β_2 刺激薬（LABA）〜 | 129
LABA 〜最前線で活躍するトッププレイヤー②〜 | 129

6 | 吸入治療
～長時間作用性抗コリン薬 /
長時間作用性 β_2 刺激薬（LAMA/LABA）～ | 136

最強のツートップで治療にあたる | 136

7 | 吸入治療 ～吸入ステロイド薬（ICS）～ | 149

ICS は控え選手 | 149
COPD に対する ICS のエビデンス ～4 つの大規模試験～ | 149
俗説は本当か ～β_2 刺激薬とのシナジー効果～ | 152
ICS は肺炎を増加させる？ | 152

8 | 吸入治療
～吸入ステロイド薬 /
長時間作用性 β_2 刺激薬（ICS/LABA）～ | 155

ICS/LABA は異色の組み合わせ ～シナジー効果を生む! TORCH 試験～ | 155
ICS/LABA と LAMA はどちらがベター？ ～INSPIRE 試験～ | 158

9 | 吸入治療　トリプル吸入療法
～長時間作用性抗コリン薬 / 長時間作用性 β_2 刺激薬 /
吸入ステロイド薬（LAMA/LABA/ICS）～ | 162

まさに最強の吸入治療？ | 162
トリプル吸入療法にエビデンスはあるのか | 163
トリプル吸入療法の ICS ステップダウンは要注意 ～WISDOM 試験～ | 165
トリプル吸入療法の合併症 | 167
結局，トリプル吸入療法は実臨床で有効なのか | 168

10 | 結局，COPD にはどの吸入薬を使っているのか
～筆者の個人的見解～ | 170

まずは復習 | 170
実際の処方 | 171

11 | 非吸入治療 ～テオフィリン，アミノフィリン～ | 175

メチルキサンチンは脇役？ | 175
COPD に対するテオフィリンのエビデンス | 175
COPD に対するアミノフィリンのエビデンス | 178

12 | 非吸入治療 ～長時間作用性 β_2 刺激薬貼付剤～ | 180

シールを貼るだけ！お手軽 LABA | 180

13 | 非吸入治療 〜去痰薬〜 | 183
去痰薬はおまじない？ | 183
去痰薬のエビデンス 〜PEACE 試験，BRONCUS 試験〜 | 184

14 | 非吸入治療 〜マクロライド系抗菌薬〜 | 188
長期抗菌薬投与は御法度？ | 188
COPD の急性増悪を抑制したい！ | 188

15 | COPD の外科治療 〜肺容量減量術〜 | 193
肺容量減量術はリスクの高い手術？ | 193
気管支鏡的に肺容量減量術を行う！？ 〜EWS, ELS〜 | 193

16 | オピオイド | 197
COPD に対してモルヒネを使ってもよい？ | 197
モルヒネの量は 10 mg/日が基本 | 199

17 | 呼吸リハビリテーション | 201
呼吸リハビリテーションは広い概念 | 201
呼吸リハビリテーションの効果 | 201
下肢のトレーニングが重要？ | 202

18 | 栄養療法 | 205
COPD はマラスムス型栄養障害 | 205
ダイエットの天敵を薦める？ | 205

19 | ワクチン | 208
インフルエンザワクチン 〜とりあえず接種！〜 | 208
肺炎球菌ワクチン 〜どっちのワクチンを接種すればいいの？〜 | 209

20 | 新しい COPD 治療薬 〜ロフルミラスト〜 | 213
ロフルミラスト | 213
ロフルミラストは奥の一手 〜REACT 試験，ACROSS 試験〜 | 213
COPD における最強の治療法 | 215

B | 在宅酸素療法 | 217

1 | 在宅酸素療法 | 217
酸素療法＝自分はもうダメ？ | 217
HOT の目的 | 218

2 | 在宅酸素療法の実際 | 223
- HOT はいつ始めるの？ ～「今でしょ！」じゃない～ | 223
- 流量はとりあえず 1 L/分？ | 224
- 具体的な機種 | 225
- HOT に月々いくら支払うのか | 228
- 身体障害者手帳・介護保険の申請 | 229

3 | 在宅酸素療法の注意点 | 233
- 火気厳禁！爆発…はしないけど | 233
- 医療従事者が受ける酸素ボンベの相談 ～操作法は？使用時間は？～ | 234

4 | 在宅酸素療法中の COPD 患者さんは飛行機旅行ができない？ | 239
- 機内の PaO_2 を予測する！ | 239
- 酸素ボンベは機内に持ち込める？ | 240
- 機内に持ち込み可能な酸素ボンベ | 241
- 実際の流れ ～診断書が必要～ | 242

C | COPD 急性増悪の治療 | 244

1 | COPD 急性増悪って何？ | 244
- 定義と分類 ～Anthonisen 分類～ | 244
- 入院の適応 | 246

2 | 具体的な初期対応 ～エビデンスは後回し？～ | 249
- COPD 急性増悪の患者さんを受け持ったら何をすべきか | 249

3 | 短時間作用性 β_2 刺激薬（SABA），短時間作用性抗コリン薬（SAMA） | 254
- COPD 急性増悪のときに使用するレスキュー吸入薬 | 254
- 短時間作用性気管支拡張薬のみで COPD 急性増悪は改善するのか | 256
- SABA の実際の使いかた | 257

4 | COPD 急性増悪に対する抗菌薬 | 259
- COPD 急性増悪に対して全例抗菌薬を投与する？ | 259
- まとめ | 260

5 | COPD 急性増悪に対する全身性ステロイド | 263
- 最適なステロイドの量は？ | 263

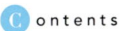

　　　最適なステロイドの投与期間は？〜知っておきたい REDUCE 試験〜|263
　　　まとめ|264

6 | COPD 急性増悪に対する酸素療法
〜SpO_2 はどのくらいを目安に？〜|268

　　　COPD 急性増悪は救急車で搬送されることが多い|268
　　　SpO_2 のコントロールはやや低めを意識する|268
　　　無理に粘らず，NPPV の導入を検討|270

7 | COPD 急性増悪に対する非侵襲的陽圧換気療法|271

　　　COPD 急性増悪における非侵襲的陽圧換気療法（NPPV）の適応（急性期）|271
　　　COPD 急性増悪における NPPV のエビデンス|273
　　　COPD における NPPV の導入基準（慢性期）|274

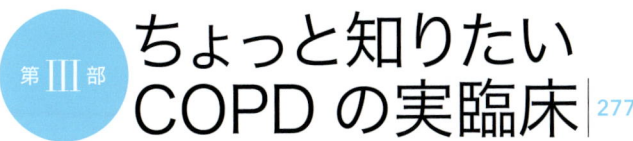

第Ⅲ部　ちょっと知りたい COPD の実臨床|277

1 | COPD 急性増悪と喘息発作の鑑別をどうする？|278

　　　病歴から判断する 〜痩せ型のおじいさんが wheezes を呈していたら？〜|278
　　　検査から判断する 〜胸部 CT が一番か〜|279
　　　鑑別できなくても治療内容は大きく変わらない|279

2 | 在宅酸素療法が必要だが，禁煙できない|281

　　　在宅酸素療法（HOT）中の喫煙による死亡例|281
　　　どうしても禁煙してくれない患者さんがいたら？|281

3 | 不整脈のある COPD 患者さんに $β_2$ 刺激薬を処方してもよいか|284

　　　吸入薬でも頻脈になる|284
　　　COPD 急性増悪時の不整脈といえば？|284
　　　安定期 COPD の患者さんではどの不整脈もだいたい 2 倍，死亡リスクも高い|285
　　　安定期 COPD に対する SABA|286
　　　安定期 COPD に対する LABA|287

xi

4 | COPDにβ遮断薬を処方してもよいか | 289
　　呼吸器疾患とβ遮断薬併用のジレンマ | 289
　　β遮断薬はそこまで悪者ではない？ | 289

5 | 自分で診るか，専門医に診てもらうか | 292
　　COPDは呼吸器内科の最多疾患 | 292
　　病診連携をとる！ | 292

6 | 高齢者の吸入療法がうまくいかない | 295
　　吸入薬の理想と現実のミスマッチ | 295
　　高齢者の吸入指導で注意すべき点 | 295
　　認知症の患者さんでは1日1回の吸入が理想的 | 296
　　外来で吸入薬を実演してもらう | 297

7 | COPDにおいて吸気流速は重要か | 300
　　加齢とともに吸入力は落ちていく | 300
　　各DPI吸入薬に求められる吸気流速 | 300

8 | 巨大気腫性肺嚢胞をどう扱うか | 304
　　「巨大ブラ」 | 304
　　外科手術も適応に | 305
　　二次性気胸をみたら，がんを疑え！ | 305

9 | 終末期について患者さんと話し合っておく | 308
　　COPDの終末期とは | 308
　　元気なうちにこそ終末期の話を | 309
　　「一度挿管したら抜去できない」を挿管回避の盾にしない | 310
　　非がん呼吸器疾患に対する緩和ケアの浸透が課題 | 310

10 | COPDにハイフロー酸素療法は禁忌？ | 312
　　ハイフロー酸素療法 | 312
　　ハイフロー酸素療法の効果 | 313
　　COPD急性増悪に対するハイフロー酸素療法 | 315

11 | 前立腺肥大症のあるCOPD患者さんに吸入抗コリン薬は処方してよい？ | 317
　　エビデンスはどう答える？ | 317
　　実臨床では処方する？しない？ | 318

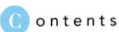

ステップアップCOPD

- たばこ？ タバコ？ | 009
- COPDにも可逆性はある？ | 014
- 調理で起こるCOPD | 019
- COPDの病態生理（補足） | 024
- %FEV$_1$とFEV$_1$% | 036
- 慢性気管支炎や肺気腫のすべてがCOPDではない | 040
- CATスコアとmMRC | 044
- 太極拳がCOPDに効果的？ | 070
- 電子たばこで禁煙できる？ | 089
- 息止めは5秒？ 10秒？ | 108
- たばこの起源 | 126
- MABA，それはLAMAとLABAのハーフ | 146
- 免疫抑制状態の患者さんに対するICSはリスキー？ | 153
- SMART療法ってなぁに？ | 160
- GOLDってなぁに？ | 174
- COPDに対する肺移植 | 195
- 呼吸同調器とは | 232
- COPD急性増悪は冬に多い | 247
- COPD急性増悪では便秘に注意？ | 252
- アルコール摂取によってCOPD急性増悪は増えるか | 266
- テオフィリンや吸入ステロイド薬も不整脈のリスク？ | 287
- アドヒアランスとコンプライアンスの違いって？ | 298
- ブラとブレブ | 306
- 日々の外来でCOPD患者さんに笑いを | 311
- 緑内障のある患者さんはどうか？ | 318

索引 | 321
薬品名 | 326
臨床試験名 | 330

〔本文・表紙デザイン：遠藤陽一（デザインワークショップジン）〕

xiii

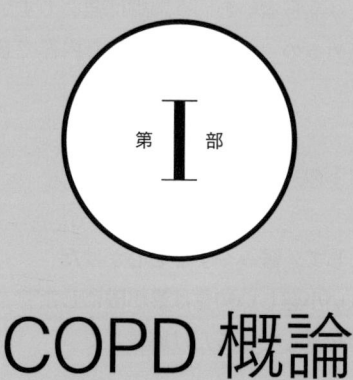

COPD 概論

わかりやすい COPD の本に

　世の中には，COPD の教科書なんて山ほどあります。私がそれを書いて何の意味があるのか，と思うかもしれませんが，とにかく教科書というのは読みにくい。買っても本棚でホコリをかぶって開かない，ということだってあります。私の本棚の隅に 1,000 ページ以上の巨大な英語の書籍がいくつかあります。
　医学書は娯楽であってはならないという論調は強いですが，私はそうは思いません。面白おかしく読めるのであれば，くだけた内容でもよいのではないかと考えます。

　本書の特長としては以下の点をウリにしています

- 堅苦しい話は抜きにして，読みやすさを心がけた
- 実臨床に役に立たない小難しい知見は最小限にした
- 執筆時点での最新の知見をできるだけ網羅した
- 治療に重きを置いた

　そのため文章量が多い部分や少ない部分もありますが，そこはご愛嬌ということでサラッと流していただければ幸いです。
　COPD という病気が，読者の皆さんにとってとっつきやすい疾患になってくれれば本望です。

1 COPDのいろは

COPDって，そもそも何？

　まず，慢性閉塞性肺疾患(Chronic Obstructive Pulmonary Disease；COPD)とは何でしょう。それを理解しなければこの本は始まりません。COPDとは，タバコなどの有害物質を長期に吸入曝露することで生じた肺の炎症性疾患のことです。まずはここをしっかりとおさえておきましょう。「え？ そんな基本的なことはわかっているって？」では，もう少し詳しく定義をみてみましょう。

　日本のガイドライン[1]では，COPDの定義は以下のように書かれています。

> - タバコ煙を主とする有害物質を長期に吸入曝露することで生じた肺の炎症性疾患
> - 呼吸機能検査で正常に復すことのない気流閉塞を示す
> - 気流閉塞は末梢気道病変と気腫性病変がさまざまな割合で複合的に作用することにより起こり，通常は進行性である
> - 臨床的には徐々に生じる労作時の呼吸困難や慢性の咳，痰を特徴とするが，これらの症状に乏しいこともある

　世界的に最も信頼のあるGOLDのガイドライン[2]では，以下のように書かれています。ほとんど日本と同じ内容ですね。

> COPD: a common preventable and treatable disease, is characterized by persistent airflow limitation that is usually progressive and associated with an enhanced chronic inflammatory response in the airways and the lung to noxious particles or gases. Exacerbation and comorbidities contribute to the overall severity in individual patients.

「"気流閉塞"と"気流制限"ってどう違うの？」とよく聞かれるのですが，呼吸器内科を専門にしていなければほぼ同じ意味だと断言してもいいです。こんなところでイチイチつまずく必要はありません。「気流閉塞」は比較的広義に使用されているのですが，「気流制限」は呼吸生理学的な狭義の意味合いが強いため，日本でCOPDを診療する場合は原則として，「気流閉塞」という表現のほうがよいと思います。広く解釈した言葉のほうが，いろいろな場面で使えるからです。というわけで，本書では「気流閉塞」という言葉に一本化します。気流閉塞とは，1秒率や1秒量の低下で示される機能的な呼気性障害を総称するものです。COPDの場合，1秒率70%未満のことを気流閉塞と考えます。

COPDって，多いの？

ところで，COPDの患者さんは日本にどのくらいいるのでしょうか。1万人，あるいは10万人？ 私はカンニングペーパーを見ながら執筆しているのでその数値を知っているわけですが，フタを開けるまではその数値についてはほとんど知りませんでした。まあ50万人くらいかな，と漠然と思っていました。

アメリカ疾病予防管理センター（Centers for Disease Control and Prevention；CDC）によれば，アメリカでは全人口の5%以上がCOPDにかかっているといわれています[3]。それを聞いて「なーんだそのくらいか」，と言っているあなた。5%という数字はかなり多いですよ！ 日本ではどうかといいますと，住民調査によるCOPD疫学調査であるNICE（Nippon COPD Epidemiology）試験[4]によれば，40歳以上の8.6%（人口にして約530万人）がCOPDに罹患していると考えられています。いやはや，アメリカも日本もとてつもない数ですね。10万人どころではなく，COPDの患者さんは100万人単位にのぼるわけです。私が小学生の頃は，クラスメイト30人余りのうち「ダイスケ」という友達が3人いましたけど，それと同じくらいの頻度かもしれません（たとえが悪いですね…）。

それほど多くの患者さんが存在するCOPD。日本専売公社（現・日本たばこ産業株式会社）が1950年代に使用したキャッチコピー，「今日も元気だ　たばこがうまい！」をご存じの方はいるでしょうか。その頃に「うまい！」とたばこをパカパカ吸っていた人のなかには，現在COPDで闘病中の患者さんも

たくさんいることでしょう。しかし，2011年に病院でCOPDと診断された患者数は全国でたった22万人です。つまり，上記の40歳以上のNICE試験データと照らし合わせると，COPDなのに受診していない人は500万人以上いると推定されます。そう，多くの人々が，「こりゃ年のせいだろ」と勘違いしてCOPDの存在に気づいていない，または病院を受診しても正しく診断されていないことになります。これは公衆衛生学的にとてもゆゆしい事態です。

しかし，だからといって軽症COPD（たとえばGOLD I期）を早期発見・早期治療すべきかというと，その結論はまだ出ていません。すべての人間に早期発見・早期治療が実現できれば，この世から多くの病気はなくなります。しかし，それには途方もないコストがかかります。現実問題として，潜在的なCOPDの患者さんを拾い上げることができるかどうかは，コスト対効果にあるといっても過言ではないでしょう[5, 6]。

厚生労働省の統計によると，2013年のCOPDによる死亡者数は16,443人で，年々増加しています（図1）。

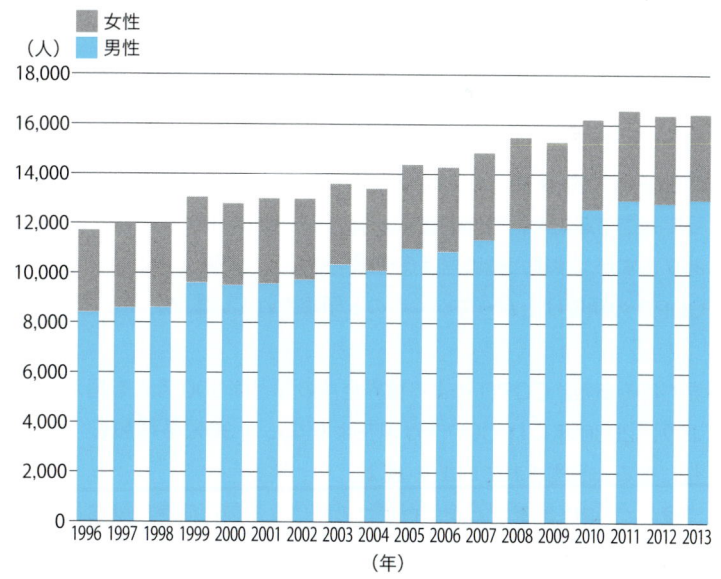

図1 日本におけるCOPD死亡者数（1996〜2013年）

〔厚生労働省：人口動態統計より〕

表1 COPDの死亡順位（2013年）

順位	全体	男性	女性
1	悪性新生物 (364,872人)	悪性新生物 (216,975人)	悪性新生物 (147,897人)
2	心疾患 (196,723人)	心疾患 (91,445人)	心疾患 (105,278人)
3	肺炎 (122,969人)	肺炎 (66,362人)	脳血管疾患 (61,629人)
4	脳血管疾患 (118,347人)	脳血管疾患 (56,718人)	肺炎 (56,607人)
5	老衰 (69,720人)	不慮の事故 (23,043人)	老衰 (52,899人)
6	不慮の事故 (39,574人)	自殺 (18,158人)	不慮の事故 (16,531人)
7	自殺 (26,063人)	老衰 (16,821人)	腎不全 (13,098人)
8	腎不全 (25,101人)	COPD (13,057人)	自殺 (7,905人)
9	COPD (16,443人)	腎不全 (12,003人)	大動脈瘤および解離 (7,705人)
10	大動脈瘤および解離 (16,105人)	肝疾患 (10,360人)	血管性などの認知症 (7,292人)

〔厚生労働省：人口動態統計より〕

　また，厚生労働省の統計では，2013年のCOPDによる死亡順位は全体の疾患の第9位です（表1）。COPDの高齢患者さんは多くが肺炎などの感染症によって死亡するため，一概に死因が肺炎なのかCOPDなのか断言できない例もありますが，今後，循環器疾患や感染症の死亡が減少すると考えられており，COPDの順位は上がっていくものと予想されています。

　世界的にみると，COPDによる世界全体の死者は300万人を超えるといわれており，2030年にはCOPDは現在よりなんと30％も増加し，死亡順位の3位になると予測されています（表2）。
　未治療のCOPD患者さんがボロボロの肺になる前に病院に受診してもらおう，認知向上を図ろう，というのが今の国の取り組み（「健康日本21［第2次］」）なのです。現在，病院にかかっている患者さんは，氷山の一角にすぎません（図2）。

第 I 部 COPD 概論

表2 今後の世界死亡順位予測

2010年	
1	虚血性心疾患
2	脳卒中, 脳血管疾患
3	肺炎, 気管支炎
4	COPD
5	下痢性疾患
6	AIDS
7	結核
8	肺がん
9	交通事故
10	異常分娩

2030年	
1	虚血性心疾患
2	脳卒中, 脳血管疾患
3	COPD
4	肺炎, 気管支炎
5	交通事故
6	肺がん
7	結核
8	高血圧性心疾患
9	胃がん
10	AIDS

〔WHO, 2012 より〕

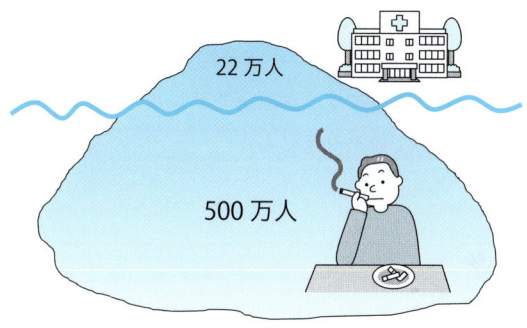

図2 COPD で病院にかかっている人は少ない

COPD という言葉は普及していない！

　さて, 患者さんに「病名はシーオーピーディーです」と説明しても, なかなか理解してもらえません. 病名がアルファベットということもありますが, 何よりその知名度の低さに原因があります. そのため, 私は外来で「たばこによって起こる, いわゆる肺気腫です」などと患者さんに伝えています. しかし, 国際的にも医学的にも現在は COPD という病名が普及していることが望ましい. 実際, タレントの和田アキ子さんや落語家の桂歌丸さんが COPD の普及

のために啓発活動をされています。しかしそれでもこの病名が何とも流行らない。いやはや困ったものです。

ちなみに，「GOLD 日本委員会」という機関がインターネットで行った調査によると，2013 年 12 月に実施した調査で，「あなたは COPD という病気を知っていますか」という質問に対して「どんな病気かよく知っている」，「名前は聞いたことがある」と答えた人は合計 3,047 人（30.5%）で，調査を始めてから初めて 30% を超えました。ただ，現場で診療をしていると，やって来る患者さんの 3 人に 1 人が COPD という病名を知っているようには思えません。高齢者に多い疾患なので，5〜6 人に 1 人くらいかな，というのが実感です。

ところで，「COPD は全身性疾患として捉える」というのが現在のトレンドです。詳しくない人にとっては何のこっちゃ，ですよね。たばこによって起こる肺の疾患なんだから全身性疾患じゃないだろうとお思いの方も多いはずです。しかしながら，COPD は栄養障害，心血管系疾患，骨粗鬆症，抑うつ，糖尿病，肺がんなどとの関連性が知られています（図 3）[1]。包括的に喫煙患者をマネジメントしなければならないという啓発的な意味合いもあって「全身性疾患」として捉えることが重要です。膠原病やアレルギー性疾患のように，狭義の全身性疾患という意味ではありません。

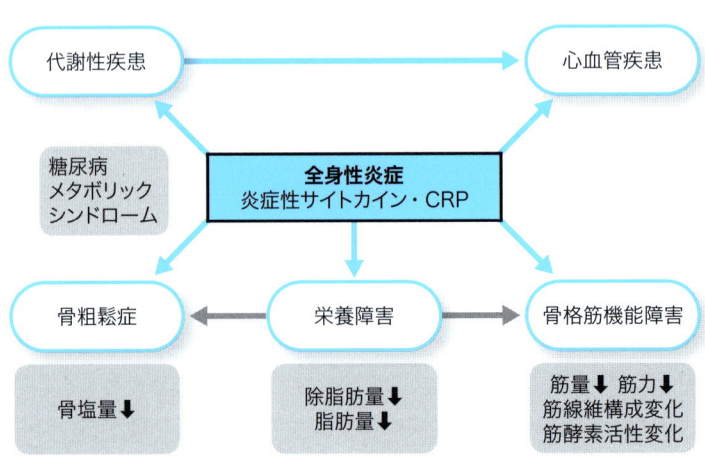

図 3　全身性炎症
〔日本呼吸器学会 COPD ガイドライン第 4 版作成委員会（編）：COPD 診断と治療のためのガイドライン. 第 4 版, p.21, メディカルレビュー社, 2013 より〕

第 I 部 COPD 概論

POINT
- COPD は日本全体で 500 万人ほど存在すると考えられている
- COPD は見逃されやすい common disease で，未受診のケースも多い
- COPD は全身性炎症性疾患である

ステップアップCOPD　たばこ？　タバコ？

　嗜好品のたばこは，ナス科タバコ属の多年草を利用したもので，植物の名前が由来です．ナス科なんですね，たばこって．タバコの葉を葉脈と葉肉に分け熟成させたのち，いろいろ組み合わせて銘柄ごとに味を出したものが嗜好品のたばこです．「タバコ」とカタカナ表記のものは植物を指し，「たばこ」とひらがな表記のものは嗜好品を指すことが多いようですが，調べてみると専門家でも意見が分かれています．本書では植物ではなく嗜好品として扱っているため，「たばこ」とひらがな記載にしました．

文献
1) 日本呼吸器学会 COPD ガイドライン第 4 版作成委員会（編）：COPD 診断と治療のためのガイドライン．第 4 版，メディカルレビュー社，2013
2) Global Strategy for Diagnosis, Management, and Prevention of COPD-2016. December 2015
（http://www.goldcopd.org/uploads/users/files/GOLD_Report%202016.pdf）
3) Centers for Disease Control and Prevention (CDC): Chronic obstructive pulmonary disease among adults—United States, 2011. MMWR Morb Mortal Wkly Rep 61(46):938-943, 2012
4) Fukuchi Y, et al: COPD in Japan: the Nippon COPD Epidemiology study. Respirology 9(4):458-465, 2004
5) Bridevaux PO, et al: Long-term decline in lung function, utilisation of care and quality of life in modified GOLD stage 1 COPD.Thorax 63(9):768-774, 2008
6) Celli BR, et al: An official American Thoracic Society/European Respiratory Society statement: research questions in chronic obstructive pulmonary disease. Am J Respir Crit Care Med 191(7):e4-e27, 2015. / Eur Respir J 45(4):879-905, 2015

2 COPDの歴史
～フレッチャー医師の貢献～

🫁 COPDの前身　～アルファベット4文字～

　COPDではなく，CNLDやCOLDという疾患を聞いたことがあるでしょうか。実はこれらは，COPDの前身とされていた疾患なのです。アルファベット4文字って，覚えにくいしあまり一般ウケは良くなさそうですよね。私が医学生の頃に，教鞭をとっていた先生がこのアルファベット4文字の話をしてくれたような気がしますが，その頃は呼吸器内科に進むなどとは夢にも思っていなかったので，あまり覚えていません…。

　半世紀前はアメリカとイギリスが世界の医学をグイグイと牽引していたのですが，呼吸機能検査の普及によって「閉塞性換気障害」という病態が医療者の間で知られるようになりました。つまり，呼吸機能検査で1秒量・1秒率が予想値よりもグッと低くなる患者群がいたわけです。どうやらその閉塞性換気障害の多くは喫煙にからんだ疾患であることがわかり，アメリカでは肺気腫，イギリスでは慢性気管支炎という病名を提唱しました。日本人がアドレナリンと呼び，アメリカ人がエピネフリンと呼ぶのとなんだか似ていますね。しかし，厳密には肺気腫と慢性気管支炎はその後異なるものと位置づけられるようになります。当時は厳密な境界線はなく，閉塞性の病態になる患者群を漠然と捉えていたのです。

　COPDの前身として，最初はCNLDあるいはCNSLD（Chronic Non-specific Lung Disease）という新しい名称が提唱されました[1]。これは1959年に開催されたCiba Guest Symposiumで提唱されたものです。CNLDはイギリス側から提唱された概念で，当時のアメリカではまったくといっていいほど使用されなかったそうです。さらに，このCNLDには慢性気管支炎，気管支喘息，肺気腫の3病態が含まれており，喫煙に関連した病態を総称したものではありませんでした。とりあえず，非特異的に呼吸器が慢性的に良くないということで暫定的につけられた病名でした。

　こんなアバウトじゃダメだ，ということで世界的に有名な呼吸器科医である

第 I 部　COPD 概論

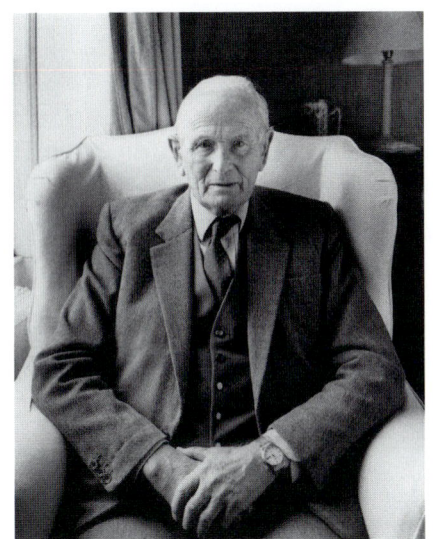

図4 Charles Montague Fletcher
（1911〜1995年）
〔http://www.npg.org.uk/collections/search/portraitLarge/
mw09846/Charles-Montague-Fletcher より〕

　フレッチャー（Charles Montague Fletcher）医師（図4）らが中心となって，疾患概念の統一が必要ということで検討を始めました。フレッチャー・ヒュージョーンズ（Fletcher-Hugh-Jones）分類という呼吸困難感を表す指標がありますが，この提唱者の1人がフレッチャーです。現在，世界的にはMRC（日本では修正MRC質問票［51ページ］）という呼吸困難感のスケールを用いていますが，日本ではヒュー ジョーンズ分類は今でも使用している病院は少なくありません。フレッチャーらが中心となって，これらの慢性閉塞性疾患をCNLDではなく，COLD（Chronic Obstructive Lung Disease）と名づけました。
　さて，これでフレッチャーが提唱したCOLDの中に肺気腫と慢性気管支炎が組み込まれたかたちになります。具体的には，A型：肺気腫型（肺胞破壊が主体），B型：慢性気管支炎型（気道炎症が主体）なんて呼ばれていました[2]。どちらかよくわからないものはX型としました。私が研修医の頃は，COLD A型，COLD B型という昔ながらの言葉を使っていた指導医がいました。コールドって何のことだろうと疑問に思ったものです。
　1970年代に入ると，気管支喘息の病態が次第に明らかになります。病態生

理の研究により，気道過敏性の亢進があることや特徴的な気道炎症像がある疾患として認識されるようになりました。そのため，たばこによる疾患はやはり別に考えなければならないというコンセンサスが生まれつつありました。その後，1975年に開催されたアメリカ胸部学会（American Thoracic Society；ATS）とアメリカ胸部医師会（American College of Chest Physicians；ACCP）の合同会議において，気管支喘息とCOLDとはそれぞれ別に取り扱うことが提起されました。

1987年COPDの概念が登場！

1980年代に入ってこれら閉塞性肺疾患の細かい分類を進めていくかどうか注目が集まっていたのですが，1987年のATSにおいて，COLDはCOPD（Chronic Obstructive Pulmonary Disease）という病名に正式に変更されました。私が6歳の頃の話です。COPDとは，不可逆性の気流閉塞を特徴とした，肺気腫・慢性気管支炎というのがその疾患定義で，現在のCOPDの定義もこれら2つの病態を含むものと理解してよいと思います。COPDという病名が確立する立役者として，フレッチャー医師の存在が大きかったことは知っておいて損はありません[3]。もしも同じ時代に生きていれば，一目お会いしたかったと思う呼吸器内科医です。

――COPDという病名が正式に使用されるようになってから，20年近くが過ぎました。さて，現在の定義は前項でも述べたように「タバコ煙を主とする有害物質を長期に吸入曝露することで生じた肺の炎症性疾患である。呼吸機能検査で正常を復すことのない気流閉塞を示す。気流閉塞は末梢気道病変と気腫性病変がさまざまな割合で複合的に作用することにより起こり，通常は進行性である。臨床的には徐々に生じる労作時の呼吸困難や慢性の咳，痰を特徴とするが，これらの症状に乏しいこともある」とガイドラインに記載されています[4]。要は，フレッチャーが思い描いていた概念とそう大差はないのです。

COPDの定義のポイントを簡単にまとめると，

- 喫煙によって起こる進行性の気流閉塞を呈する疾患
- 末梢気道の炎症（非気腫型COPD）と気腫性病変（気腫型COPD）が存在する

という2点に集約されます。気腫型COPDは，私たちが最も遭遇する，いわゆる"COPD"です（図5）。研修医や若手医師がCOPDと呼んでいるものの多くは，気腫型COPDのことを指します。ベテランの医師はもちろん慢性気管支炎のことも包括してCOPDと呼んでいるはずです。よく遭遇するCOPDが気腫型である理由は，これが胸部CTで捕捉しやすいタイプだからです。その反面，末梢気道病変が主体のCOPDは画像では捕捉することが難しく，なかなか診断がつきません。COPDの患者さんに喀痰が出ていても，「そりゃあヤニ痰でしょう」と一蹴される人もいるそうです。

COPD診療に不可欠なGOLD 2016ガイドライン[5]では，COPDの本態である気流閉塞は，肺実質の破壊（肺気腫病変）と細気管支炎（末梢気道病変）の2つがさまざまな割合で組み合わさって起こるものと記載されています。前者は病理形態学的な定義であり，後者は咳嗽や喀痰などの症状によって定義されたものです。慢性気管支炎は，喀痰症状が年に3か月以上あり，それが2年以上連続して観察されることが条件です。そのため，年単位でさかのぼって呼吸器症状を問診することが重要になります。

つまり，CTで気腫性の病変があり，問診で喫煙歴がある——冒頭で述べた「たばこによって起こる肺気腫です」というのはこちらの気腫型を指しますし，圧倒的にこちらのほうが認知されています。これはおそらく前述のように胸部CT検査で気腫が同定しやすいからでしょう。そのため，非気腫型COPD＝

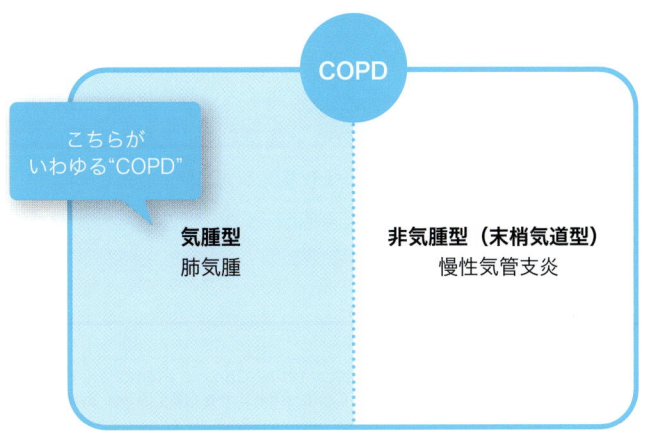

図5 COPDの病型

慢性気管支炎は最近ではあまり取り沙汰されていません。しかし，重要なのはこれら2種類のCOPDは二峰性の分布を示すわけではなく，連続性に存在するスペクトラムとして存在するということです。

なお，COPDは肺胞の破壊が始まりであると誤解されることもありますが，COPDのスタート地点は終末細気管支です[6, 7]。気道の炎症が始まりなのです。ここに狭窄と破壊が起こることで，肺胞が気腫化していきます。

POINT

> ▶ COPDの疾患概念の確立に，フレッチャー医師が貢献した
> ▶ COPDは喫煙によって起こる進行性の気流閉塞を呈する疾患であり，末梢気道の炎症（非気腫型COPD）と気腫性病変（気腫型COPD）が存在する
> ▶ COPDでは末梢気道の炎症と気腫性病変が混在し，個々にその程度が異なる

ステップアップCOPD COPDにも可逆性はある？

気道可逆性試験において，「COPD＝非可逆性，気管支喘息＝可逆性」という覚えかたをしている若手医師も多いと思います。臨床的に意義のある可逆性（明らかな1秒量の改善，自覚症状の改善）という観点からはそう考えても間違いではありません。しかし，COPDにおける気流閉塞の可逆性は，喘息非合併例であってもさまざまな程度でみられることがわかっています[8, 9]。そのため，COPDに対する気管支拡張薬の治療の意味があるわけです。まったく可逆性がない疾患なら，短時間作用性気管支拡張薬を処方する意味がないことになります。COPDで気道可逆性があってもベースラインの1秒率が70%を超えることはほとんどありません。

文献
1) Terminology, Definitions, and Classification of Chronic Pulmonary Emphysema and Related Conditions: A Report of the Conclusions of a Ciba Guest Symposium. Thorax 14(4):286-299, 1959
2) Burrows B, et al: The emphysematous and bronchial types of chronic airways obstruction. A clinicopathological study of patients in London and Chicago. Lancet

1(7442):830-835, 1966
3) Petty TL: The history of COPD. Int J Chron Obstruct Pulmon Dis 1(1):3-14, 2006
4) 日本呼吸器学会 COPD ガイドライン第4版作成委員会(編): COPD 診断と治療のためのガイドライン. 第4版, 一般社団法人日本呼吸器学会, 2013
5) National Institutes of Health, National Heart, Lung and Blood Institute: Global Strategy for Diagnosis, Management, and Prevention of COPD-2016. December 2015 (http://www.goldcopd.com/uploads/users/files/GOLD_Report%202016.pdf)
6) McDonough JE, et al: Small-airway obstruction and emphysema in chronic obstructive pulmonary disease. N Engl J Med 365(17):1567-1575, 2011
7) Galbán CJ, et al: Computed tomography-based biomarker provides unique signature for diagnosis of COPD phenotypes and disease progression. Nat Med 18(11):1711-1715, 2012
8) Makita H, et al: Characterisation of phenotypes based on severity of emphysema in chronic obstructive pulmonary disease. Thorax 62(11):932-937, 2007
9) Tashkin DP, et al: Bronchodilator responsiveness in patients with COPD. Eur Respir J 31(4):742-750, 2008

3 COPDの原因とBrinkman Index

喫煙歴はほぼ100%

　COPDには，必ず長期の喫煙歴があります[1~4]。ごくごくまれにα₁アンチトリプシン欠損症という先天性の肺気腫も存在しますが，私ですらいまだかつてα₁アンチトリプシン欠損症の患者さんに出会ったことがありませんので，呼吸器内科医畑にどっぷり漬かる予定のない人は，「COPD＝喫煙」と覚えてしまっていいでしょう。日常臨床で遭遇するCOPDのほぼ全例に喫煙歴があるので，必ず問診してください。意外と問診できていない若手医師は多いです。

「20ルール」

　COPDの発症率については「20ルール」というものがあります。あまり有名ではないですが，私はその昔指導医から教えてもらったものです。これは，「COPDの発症率は喫煙者の20%」，「20 pack-years（Brinkman Indexが400）の喫煙者ではCOPDの発症率は約20%」というルールです[5]。現在も大きく外れてはいないと思いますが，潜在的なCOPDの患者さんは多い（4ページ）と考えられているので，あくまでこういった覚えかたがあるのだという程度にとどめておいてください。

　Brinkman Indexが400くらいの患者さんはザラにいます。私の外来のCOPDの患者さんを診ていると，600以上の患者さんが多いようです。

Brinkman Indexは日本人が開発した！？

　喫煙歴を問診する場合はBrinkman Index[6]が算出できるように，1日当たりの本数と喫煙年数を問診してください。20～30歳まで1日40本，30～50歳まで1日10本の喫煙がある患者さんの場合，Brinkman Indexは（10×40）＋（20×10）＝600となります。

Brinkman Index は，400 や 600 が基準として使われています。400 以上で肺がんのリスクが上がるという文章を見かけたことがある人は多いのではないでしょうか。また，禁煙外来では Brinkman Index が 200 以上の場合にバレニクリン（チャンピックス®）が処方可能です。若手医師の方々は，この指数を数値だけで判断しないようにしてください。というのも，喫煙を開始する年齢が低いほど将来がんを発症するリスクは高くなるという点が考慮されていないからです。同じ Brinkman Index であっても，20 歳から喫煙を開始して 400 というケースと，50 歳から喫煙を開始して 400 というのでは，その意味はまったく異なります。なお，Brinkman Index は間違いなく Brinkman が論文中に用いていましたが[6]，彼はこの指数には名前をつけていません。日本人である西村穣医師（現・県立愛知病院名誉院長）が肺がんのリスクを分析する際に Brinkman Index と命名したことがきっかけです[7]。実は日本発祥の指数なのです。西村医師の論文から一部，文章を引用します。

「私は昭和 39 年 11 月，愛知県がんセンター開院のとき，肺がんを担当するため赴任したが，当初の 1～2 か月は体制づくりに没頭した。作業の一つは，集積されていくであろう肺がん症例の個人表作りである。当時はもっぱらパンチカードが用いられていた。私はその中にその症例の喫煙歴を上述の方法で記録する欄を設け，それに勝手に『Brinkman Index（BI）』と名づけた。実は私はその前，名古屋大学第 1 内科にいたとき，米国ヘンリーフォード病院 Dr. Brinkman の論文を目にしたことがあり，その中で氏が慢性気管支炎の肺機能の検討に際して，喫煙歴を上述の方法で表現しているのを知っていたのである。（中略）私は第 19 回（'79）日本肺癌学会総会で発表した。公式の学会で Brinkman Index の名が使われたのはそれが初めてである。（中略）私は遅ればせながら氏に手紙を書いて，了解を得ずに Brinkman Index と命名したことを詫び，ついでに氏の代表的論文を挙げてほしいとお願いした。私は米国宛てに出したのだが，返事はシドニーからで，1 年間ほど研究に来ているとのことであった。彼は日本の学会で Brinkman Index という言葉が使われているのを知っていたらしい。そして "Brinkman とは俺のことか" という意味のことが書いてあるのに思わず微笑んだが，続けて "喜んで代表論文をお知らせします" とあった。」

「勝手に」と正々堂々と表明されているところに非常に好感がもてます。Brinkman Index は日本でしか広まっていませんが，pack-years というのはなかなか日本人にはなじみが薄いため，定量化可能なわかりやすい指数を西村医師が提唱したことは大きな偉業だと思います。

その他にも COPD の原因はあるけれど…

その他にも COPD の原因はいくつか知られていますが，やはり実臨床では喫煙が最たる原因であると考えています。リスク因子を1つずつ解析した疫学研究もあるのですが，喫煙が発症に寄与している例が多いように感じます。

職業性曝露

喫煙の次に重要なのは職業性曝露だと思います。職場で周りがプカプカ喫煙しているような状態だと，当然これも COPD のリスクになりますが，職場で使用しているガス，フューム，浮遊粒子状物質，有機物質なども COPD のリスクとされています[8]。一見何がリスクかわからないような職業も COPD が多いという報告もあります（酪農農家など）[9]。

大気汚染

一時期「PM 2.5」という言葉がビックリするくらい流行しましたが，大気汚染も COPD のリスクを増加させる可能性があります。しかし，喫煙に比べて濃度が薄く，実臨床にインパクトを与えるほどリスクを増加させる作用があるのかどうかは不明です。最近取り沙汰されることの多くなったバイオマス燃料も COPD のリスクを増加させるかもしれません[10]。

遺伝子多型

もともと生まれもった体質によって COPD にかかりやすい人もいます。実際に，毎日30本喫煙している80歳の男性であっても，1秒量がほとんど低下しない患者さんがいます。タバコの煙による感受性が，人によって異なるのでしょう。COPD の発症にはいくつかの遺伝子多型が関連しています。TGF-β[11]，Serpine 2（プロテアーゼ抑制物質の一種）[12]などが知られています。その他にも，抗酸化酵素の個人差も COPD 発症にかかわっているものと考えら

れています[13]。

アトピー

　アトピーといえば気管支喘息のリスクであることは明白ですが，実はCOPDの単独のリスクである可能性も指摘されています[14]。もちろん，アレルギー素因と喫煙歴のある患者さんの場合，気管支喘息とCOPDが合併している病態(45ページ)も鑑別に挙げねばならないことはいうまでもありません。

POINT

- COPDの主たる原因は喫煙であり，その他にも職業性曝露や大気汚染など数々のリスク因子が知られている
- 呼吸器内科に限らず，初診の患者さんに対して1日当たりの喫煙本数と喫煙年数の問診を忘れないこと

ステップアップCOPD　調理で起こるCOPD

　COPDには，上記で述べた以外にもさまざまな原因が挙げられます。肺に悪そうな吸入物はだいたいそのリスクになることは容易に想像できますよね。意外な原因としては，たとえば調理に携わる東南アジアや中南米の女性スタッフもその職場環境からCOPDを発症するといわれています[15]。

文献

1) Doll R, et al: Mortality in relation to smoking:20 years' observations on male British doctors. Br Med J 2(6051):1525-1536, 1976
2) Xu X, et al: Smoking, changes in smoking habits, and rate of decline in FEV1: new insight into gender differences. Eur Respir J 7(6):1056-1061, 1994
3) Løkke A, et al: Developing COPD: a 25 year follow up study of the general population. Thorax 61(11):935-939, 2006
4) van Durme YM, et al: Prevalence, incidence, and lifetime risk for the development of COPD in the elderly: the Rotterdam study. Chest 135(2):368-377, 2009
5) American Thoracic Society: Cigarette smoking and health. Am J Respir Crit Care Med 153(2):861-865, 1996
6) Brinkman GL, et al: The effect of bronchitis, smoking and occupation on ventilation. Ann Rev Respir Dis 87:684-693, 1963
7) 西村　穣：Brinkman Index 登場のいきさつ. 気管支学 21(6):379-380, 1999

8) Korn RJ, et al: Occupational exposures and chronic respiratory symptoms. A population-based study. Am Rev Respir Dis 136(2):298-304, 1987
9) Stoleski S, et al: Chronic obstructive pulmonary disease in never-smoking dairy farmers. Open Respir Med J 9:59-66, 2015
10) Liu S, et al: Biomass fuels are the probable risk factor for chronic obstructive pulmonary disease in rural South China. Thorax 62(10):889-897, 2007
11) Wu L, et al: Transforming growth factor-beta1 genotype and susceptibility to chronic obstructive pulmonary disease. Thorax 59(2):126-129, 2004
12) Demeo DL, et al: The SERPINE2 gene is associated with chronic obstructive pulmonary disease. Am J Hum Genet 78(2):253-264, 2006
13) Bentley AR, et al: Genetic variation and gene expression in antioxidant related enzymes and risk of COPD: a systematic review. Thorax 63(11):956-961, 2008
14) Gottlieb DJ, et al: Skin test reactivity to common aeroallergens and decline of lung function. The Normative Aging Study. Am J Respir Crit Care Med 153(2):561-566, 1996
15) Salvi SS, et al: Chronic obstructive pulmonary disease in non-smokers. Lancet 374(9691):733-743, 2009

第 I 部 COPD 概論

4 ちょっと難しい2つの不均衡説

　たばこの煙は，肺の炎症を誘発します。これは正常な反応です。しかし，COPDを発症する患者さんでは，主に遺伝的因子によってこの反応が増強するとされています。そのため，どれだけたばこを吸ってもCOPDを発症しない患者さんもまれにいます。逆に，それほどヘビースモーカーでなくとも，立派な気腫肺ができあがってしまう患者さんもいます。肺の炎症は喫煙していないときにも持続し，肺胞組織が炎症によって破壊され，末梢気道が線維化してしまいます。

　肺の炎症がCOPDに至る経路として2つあります。医学生のときに習ったことがあるはずですが覚えていますか。1つめがオキシダント・アンチオキシダント不均衡説，2つめがプロテアーゼ・アンチプロテアーゼ不均衡説です。大丈夫です。大学時代に生化学の教科書を枕にしてテレビゲームをしていた私ですら理解できたので，さほど難しくありません。

オキシダント・アンチオキシダント不均衡説
アンチは悪者ではない ❶

　たばこの煙によって活性酸素（オキシダント）が産生されるため，たばこの煙を吸入した患者さんは酸化ストレスを受けることになります。

　活性酸素が良くないぞというのは医療従事者だけでなく世間一般の人でも知っていると思いますが，実は私は活性酸素がどういった作用で何が悪いのかを説明できません。みなさんはどうでしょうか。活性酸素とは文字どおり活性化された酸素のことです。マイナスの電子をもっているので非常に酸化力が強い。酸化力が強いということは，錆（さび）の原因になりやすいということですね。身体は金属のように錆びるわけではないのですが，私はイメージとして活性酸素は身体を錆びさせる効果があると理解しています。

　こうした活性酸素によるストレス（酸化ストレス）は，炎症性遺伝子の活性化，アンチプロテアーゼの不活化，血管透過性の亢進を惹起します。つまり，身体

で炎症を起こしやすい素地を作るわけです。

　アンチオキシダントとは,「アンチ」と名前がついていますが決して断固反対だとわめいているわけではありません。グルタチオンやビタミンC（アスコルビン酸）あたりがアンチオキシダントとして有名で,オキシダントを無害化するパワーをもっています。

　攻撃側の活性酸素（オキシダント）が増え,防御側のアンチオキシダントを量的・質的に凌駕するため,肺胞の構成に重要な基質であるエラスチンを壊して気腫病変が生じるということです。これをオキシダント・アンチオキシダント不均衡説といいます[1]。

　なお,酸化ストレスは,COPDの患者さんの肺組織でみられるヒストン脱アセチル化酵素（histone deacetylase；HDAC）活性の低下を引き起こします。HDAC活性の低下は,ステロイドの作用を弱める働きがあります。後述するテオフィリン（175ページ）は,このHDAC活性の低下を抑えるとされています。

🫁 プロテアーゼ・アンチプロテアーゼ不均衡説
アンチは悪者ではない ❷

　COPDの患者さんは,結合組織の構成要素を分解するプロテアーゼと,それを阻害するアンチプロテアーゼのバランスが乱れています（プロテアーゼ・アンチプロテアーゼ不均衡説）[2]。具体的にはプロテアーゼが優位に傾いています。プロテアーゼが優位になると,エラスチンが分解されるため,肺の気腫性変化が進行します。これは,上述したオキシダント・アンチオキシダント不均衡説とほぼ同じような構図です。アンチオキシダントと同様,アンチプロテアーゼも「アンチ」と名前がついていますが,とてもいいヤツなのです。α_1アンチトリプシンが,代表的なアンチプロテアーゼです。これがあるから,肺気腫が起こりにくいといっても過言ではありません。そのため,α_1アンチトリプシンを欠損した患者さんでは,喫煙していなくてもCOPDを発症します。その他にも,α_1アンチキモトリプシン,エラフィン,シスタチンといったアンチプロテアーゼが存在します。

　急性呼吸促迫症候群（Acute Respiratory Distress Syndrome；ARDS）の治療に詳しい人は,好中球エラスターゼというプロテアーゼを聞いたことがあるでしょう。エラスポール®という薬剤は,好中球エラスターゼ阻害薬ですね。

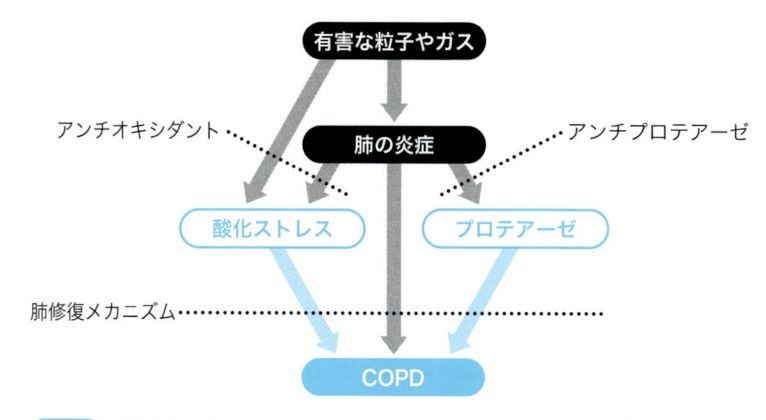

図6 酸化ストレスとプロテアーゼによるCOPDの発症

　好中球エラスターゼは肺結合組織を分解し，肺血管透過性を亢進させ，急性肺障害を誘発させます。これを阻害することでARDSによる肺傷害を抑制しようとしたのがエラスポールです。好中球エラスターゼなどのプロテアーゼは，エラスターゼ活性がありますからエラスチンを分解して肺をボロボロにしてしまいます。COPDの患者さんの肺にある炎症細胞や上皮細胞からこうしたプロテアーゼがどんどん産生されているため，COPDでは肺が破壊されていくものと考えられています（図6）。

アポトーシスとオートファジー

　カタカナばっかりでつまんない！　とおっしゃらずに，この項目もあと1つですから頑張りましょう。これまでのCOPDの病態生理は，末梢気道をぶっ壊すほうと防御するほうのせめぎ合いであると述べました。このアポトーシスとオートファジーは最近注目されているCOPDの病態生理です。
　アポトーシスは身体のどこでも起こりうる現象で，自己で細胞死を選択することを意味します。本来，ムダな細胞を切り捨てる，リストラのような役目を担っています。しかしながらCOPDでは，そのアポトーシスの機構がダメになっているかもしれないのです。これまでの研究によって，COPDの肺では肺胞上皮細胞・血管内皮細胞にアポトーシスを生じていることがわかっています。さらに，酸化ストレスの増加によって血管内皮細胞増殖因子（VEGF）シグ

ナルが低下し，アポトーシスが助長されることもわかっています．COPDはかなり品質管理をやりすぎた状態（アポトーシスしすぎ）の状況にあるわけです[3]．

さて，オートファジーですが，炊飯器の新商品の名前ではありません．オートファジーとは「自食作用」のことです．細胞内のタンパクを分解するための仕組みのことで，飢餓状態にはエネルギー源にもなりえます（飢餓状態にある新生児は産後直後にオートファジーによってタンパクを激しく分解していると考えられています）．COPDの患者さんでは，肺胞マクロファージでオートファジーが正常に機能していないことがわかっています[4,5]．タンパク分解が不十分になってしまい，結果的に細胞老化が進んでしまうということです．適切にオートファジーを亢進させることで，細胞老化が防げるのではないかと考えられています．これはあくまで一説であり，オートファジーそのものがCOPDにとって味方なのか敵なのかは，研究グループによって意見が分かれています．

POINT

▶ COPDの発症メカニズムとして，オキシダント・アンチオキシダント不均衡説，プロテアーゼ・アンチプロテアーゼ不均衡説が考えられている

▶ アポトーシスとオートファジーが近年COPDの病態生理において注目されている

ステップアップCOPD COPDの病態生理（補足）

たばこ煙には無数の有害物質（恣意的な表現ですが）が含まれています．そういった種々のオキシダントはNF-κBを介した炎症反応を起こします．NF-κBは肺胞においてアポトーシスを助長します．さらに，たばこによって誘発された炎症には主に好中球，マクロファージなどが関与し，これによって慢性炎症にさらされます．この慢性炎症は禁煙後も継続することがわかっています．特に高齢化が進むとNF-κBが発現しやすくなるため，これが高齢者のCOPDの悪化を加速させているのかもしれません[6]．

少ししかたばこを吸っていないのに COPD が前面に出てくる人と，いくら吸っても COPD にならない人になぜ差があるのかいまだ解明されていません。おそらくは遺伝的な素因によるものと思われます。難しい話なので割愛しますが，たとえば Hes 5, Pax 6 などの気道修復にかかわる遺伝子，CHRNA 5 などのニコチン依存にかかわる遺伝子，BICD 1 などの肺の気腫化にかかわる遺伝子など…。

複合的にいろいろな条件が組み合わさって COPD が発症しているものと考えられていますが，やはりその根っこには「たばこ」という悪の親玉がいるわけで，本書では「たばこ＝悪者」ということさえ覚えてもらえればよいと思います。

文献

1) Fischer BM, et al: COPD: balancing oxidants and antioxidants. Int J Chron Obstruct Pulmon Dis 10:261-276, 2015
2) Fischer BM, et al: Pathogenic triad in COPD: oxidative stress, protease-antiprotease imbalance, and inflammation. Int J Chron Obstruct Pulmon Dis 6:413-421, 2011
3) Yoshida T, et al: Rtp801, a suppressor of mTOR signaling, is an essential mediator of cigarette smoke-induced pulmonary injury and emphysema. Nat Med 16(7):767-773, 2010
4) Monick MM, et al: Identification of an autophagy defect in smokers' alveolar macrophages. J Immunol 185(9):5425-5435, 2010
5) Fujii S, et al: Insufficient autophagy promotes bronchial epithelial cell senescence in chronic obstructive pulmonary disease. Oncoimmunology 1(5):630-641, 2012
6) Moriyama C, et al: Aging enhances susceptibility to cigarette smoke-induced inflammation through bronchiolar chemokines. Am J Respir Cell Mol Biol 42(3):304-311, 2010

5 COPD に必要な検査
～三種の神器～

　私たちが外来で，喫煙歴や呼吸困難感の程度から COPD を疑ったときに行う検査は**表3**のとおりです。現実的に8つ同時に行うのは難しいので，まずはスクリーニングの意味合いで①～③(バイタル，レントゲン，スパイロ)だけを行います。この3つを三種の神器ということにします。三種の神器のうち最も重要なのが，③呼吸機能検査です。①バイタルサインのほうが大事だとおっしゃる人もいるでしょうが，そこはあまり突っ込まないでください。③呼吸機能検査(30 ページ)と②胸部X線写真，④胸部CT写真(67 ページ)については別の項目で扱いますので，まずはその他の検査について記載したいと思います。

表3　COPD を疑ったときに行う検査

❶ バイタルサインの測定
❷ 胸部X線写真
❸ 呼吸機能検査(余裕があれば気道可逆性試験，呼気一酸化窒素濃度 [FeNO] も)
❹ 胸部CT写真(高分解能 [HR] CT を撮影することもある)
❺ 血液検査，動脈血液ガス分析
❻ 心エコー検査
❼ 6分間歩行試験
❽ 喀痰検査(細菌，抗酸菌，細胞診)

三種の神器!

三種の神器　①バイタルサインの測定

　呼吸器診療において，バイタルサインで最も重要視するのはいわずもがな SpO_2 です。COPD を疑われた患者さんが来院したときに，SpO_2 がすでに90%を下回っている可能性もあるので，必ず初診時の数値を残しておいてください。労作時の SpO_2 の低下は⑦6分間歩行試験で精査します。

三種の神器　②胸部X線写真，④胸部CT写真(67 ページ)

　気腫型 COPD の同定のためには胸部 HRCT を撮影するほうが理想的かも

しれませんが，COPDを疑った患者さんすべてに胸部HRCTを行うのは推奨されているわけではありません．まずは胸部X線写真でCOPDに典型的な所見があるかどうかチェックすることが望ましいです．COPDの胸部X線写真の所見で最低限知っておきたいポイントは64ページにまとめていますので参照してください．

三種の神器　③呼吸機能検査，気道可逆性試験・呼気一酸化窒素濃度（FeNO）（32ページ）

　COPDにおいて，特に呼吸機能検査は不可欠な検査です．いわゆるスパイロと呼ばれているものです．これについては30ページに記載しましたので，そちらを参照してください．

⑤血液検査，動脈血液ガス分析

　COPDにおいて必ず測定しなければならない血液検査はありません．ただ，病院に通院する以上はベースラインの異常値がないかどうかチェックしなければならない施設が多いと思いますので，必要最低限の血液検査はしておきましょう．COPDの患者さんには，るいそうがみられることが多いので，アルブミンなどの栄養状態の指標も測定すべきです．胸部X線写真では同定しにくい肺がんを合併していることもあるため，疑いがあれば肺がんの腫瘍マーカー（CEA，CYFRA 21-1，ProGRPなど）も測定することをお薦めします．といっても，喫煙によってこれらの腫瘍マーカーが偽陽性になることがしばしばあるため当てになるのかどうか答えはないのですが…．正常値の2倍以上になることはほとんどないので，たとえば腫瘍マーカーのCEAが100 ng/mLといった高値の場合，COPDの患者さんでは肺がんの検索が重要です（もちろん他の臓器のがんの可能性もあります）．

　COPDの患者さんの全例に動脈血液ガス分析を行う必要はありません．結構痛いですしね…．在宅酸素療法（HOT）が必要になるだろうと想定される場合，あるいは身体障害者の申請を行う場合には動脈血液ガス分析が必要になります．明らかな慢性呼吸器疾患の場合，実は安定期には動脈血液ガス分析はあまり役に立ちません．SpO_2 でだいたいの PaO_2 が推測できますから．COPDで動脈血液ガス分析が有用だなと思うのは，$PaCO_2$ が高いケースです．身体が代償してしまって，ベースラインの $PaCO_2$ が高い患者さんもいますので，どこかで動脈血液ガス分析のために一度採血しておきたいのは確かです．また，

COPD 急性増悪で CO_2 ナルコーシスを発症して入院してきた場合に，以前のデータと比較することができます．そのため，私は安定期 COPD の患者さんであってもどこかで一度は動脈血液ガス分析を行う必要があると考えています．

⑥ 心エコー検査

COPD が重度の場合，うっ血性心不全や肺高血圧症になってしまうこともあるので，心エコーで右心系の評価はしっかりしておいたほうがよいでしょう．症状が強くなってきたときに肺動脈圧が高くなっていると，それがいつから存在していたのかわからなくなるからというのもその理由です．

⑦ 6 分間歩行試験

運動耐容能を調べるために，6 分間歩行試験が有用とされています[1]．ただし，これは必須ではありません．個人的には，HOT が必要な患者さんには積極的にお願いしています．HOT の適正な流量を判断するために(特に労作時)，こうした負荷試験を行う必要があります．加齢によって酸素必要量が増加することがしばしばあるため，今の酸素流量で問題ないのかを判定するためにも定期的に行うほうが望ましいでしょう．また，COPD は吸入療法によって労作時呼吸困難感が軽減することがあるので，その効果判定にもこうした運動耐容能試験は有用です．

POINT
- ▶ COPD を疑ったときの重要なスクリーニング検査(三種の神器)は，バイタルサインの測定，胸部 X 線写真，呼吸機能検査の 3 つである
- ▶ 在宅酸素療法を考慮する患者さんでは，6 分間歩行試験は必須である

文献
1) ATS Committee on Proficiency Standards for Clinical Pulmonary Function Laboratories: ATS statement: guidelines for the six-minute walk test. Am J Respir Crit Care Med 166(1):111-117, 2002

第 I 部　COPD 概論

6 COPDで最低限必要なスパイロの知識
〜逃げちゃダメだ！〜

三種の神器！

> ① バイタルサインの測定
> ② 胸部 X 線写真
> ③ 呼吸機能検査(余裕があれば気道可逆性試験，呼気一酸化窒素濃度［FeNO］も)
> ④ 胸部 CT 写真(高分解能［HR］CT を撮影することもある)
> ⑤ 血液検査，動脈血液ガス分析
> ⑥ 心エコー検査
> ⑦ 6 分間歩行試験
> ⑧ 喀痰検査(細菌，抗酸菌，細胞診)

　さて，前項の表 3 (26 ページ)に挙げた COPD の診療において最低限必要な検査のなかで，最も重要な三種の神器(①〜③)のうち，③呼吸機能検査について述べましょう。この呼吸機能検査が最も重要かつ不可欠な検査であることはいうまでもありません。そして最も理解しにくく毛嫌いされている検査でもあります。大きな病院でないと呼吸機能検査の設備がないという医師もいるでしょうが，COPD は超超超 common disease なので，簡易的なものでも構わないので呼吸機能検査ができることが望ましいです。

　気管支喘息の際にピークフローメーターというポケット機器を用います。200 L/分を下回ると「よくないなあ」といった感じ。この 200 L/分というピークフロー値は，ざっくり言うと 1 秒量(FEV$_1$)1.2 L に該当します。

　「1 秒間で 1.2 L なんだから 1.2×60 秒(1 分)でピークフロー値は 72 L/分になるんじゃないの？」という疑問が出てきますが，ピークフロー値はあくまで個人が出せる最大瞬間風速のようなもので，その状態を長く吹き続けることはできません。そのため，ピークフロー値が 200 L/分だとしても，1 秒量は 3.3 L/分にはなりえないのです。ちなみに，1 秒量 1 L 台はとても低いです。

　ピークフローで気管支喘息のフォローアップはできても COPD に対するエ

ビデンスはほとんどないため，プライマリケアではやはり独自に FEV_1 を測定する必要があると思います。ピークフローと FEV_1 を両方同時に測定できる電子式ピークフローメーターという機器もありますが，コンパクトな機器はおおまかな判定には使えても細かいフォローアップには役に立たないことを明記しておきます。

呼吸機能検査

★スパイロメトリーは嫌われている？

　COPDにおいて最も重要な客観的検査はまぎれもなく呼吸機能検査(スパイロメトリー)です。私たちは「スパイロ」と呼んでいます。これなくしてCOPDは語れないといっても過言ではありません。しかし，呼吸機能検査は物理がよほど大好きな人間でないかぎり，多くの非呼吸器内科医に避けられています。いや，もしかしたら呼吸器内科医でも避けている人がいるかもしれません。呼吸機能検査が嫌われる理由は，原理だけでなくその解釈が難解だからです。アルファベットも多いし，何だかイヤと言う人も多いと思います。かく言う私もあまり呼吸機能検査の解釈については得意なほうではありません。でも，どこかのアニメのセリフではありませんが，「逃げちゃダメだ！」なのです。

　非専門医レベルでCOPDを診断する場合，呼吸機能検査の解釈は簡単です。というのも，「呼気時に末梢気道が閉塞すること」を検出するだけでいいからです。呼吸機能検査は奥が深いのですが，ここではわかりやすく必要最低限のことを述べてみます。分厚い教科書は，難しい話を載せるからわかりにくくなってしまうのです。

　日本のガイドライン[1)]には，呼吸機能検査の種類として肺拡散能検査 (DLCO)，体プレチスモグラフ法，広域周波オシレーション法といった難しい項目が並んでいますが，実臨床では「(努力性)肺活量：FVC」と「1秒量 (FEV_1)」の2項目だけで事足ります(これで1秒率も計算可能)。特に後者，FEV_1 が大事です。これは基本事項なので，覚えておいてください。

　COPDの患者さんの末梢気道は，「吐くぞっ！」と息を吐いた瞬間にペチャっと閉塞してしまうのです。だから"閉塞"性肺疾患という名前がついているのです。吐いた瞬間にペチャっと閉塞してしまえば，健康な人よりも息を吐くスピードが遅くなります。そのため，1秒間の間に吐ける量(FEV_1)が減少するのです。ものすごく簡単な原理です。

第 I 部 COPD 概論

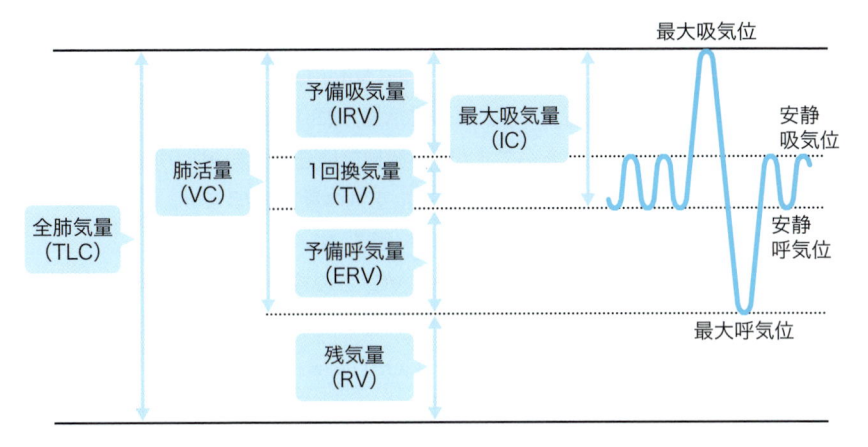

図7 肺気量分画測定

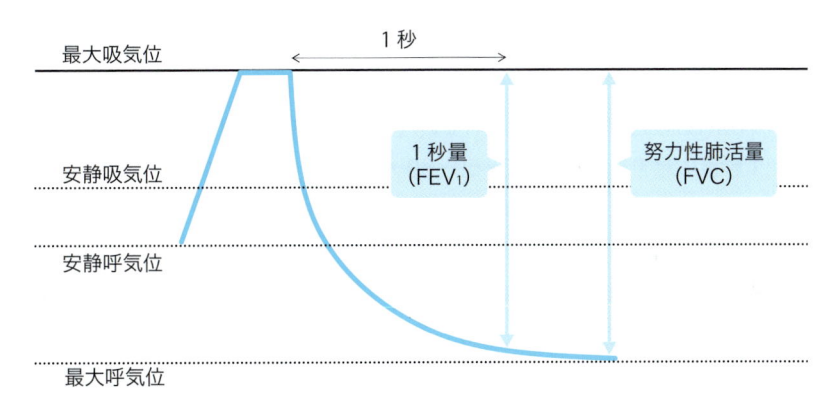

図8 努力性呼気曲線測定

★COPDで必要なのは2つだけ　〜FVC，FEV₁〜

　COPDの診断および病期診断のためには，FEV₁（特に%FEV₁［年齢・体格などから算出した予測1秒量に対する比率］が重要）と1秒率（FEV₁/FVC：FEV₁%）の測定が必要です。どちらも，呼気時に末梢気道がペチャっと閉塞する病態を検出するために行う検査です。FEV₁%の計算のためには，計算式上はFEV₁だけでなくFVCを測定する必要があるので，COPDを最低限評価す

031

るためには，FVC と FEV_1 の 2 つさえわかればいいということです。

　じゃあ，FVC って何ぞや？ FVC（Forced Vital Capacity，努力性肺活量）はその名のとおり「肺活量」です。この肺活量，思いっきり吸い込んだときのデータだと思っている人が多いですが，呼吸機能検査では思い切り吐いたときに測定します。努力したときの吐ききった空気の量が FVC です。FEV_1 は，その測定時の 1 秒間で吐いた量を表します（図 7, 8）。

　FVC と通常の肺活量（Vital Capacity；VC）との違いは，その名のとおり"努力"があるかないかです（笑）。ゆっくり吐くか，できるだけ勢いよく吐くか。正常なら FVC≒VC になりますが，COPD のように息が吐きにくい病気では努力性肺活量はその勢いに末梢気道が負けてしまう（ペチャっとなってしまう）ので，FVC＜VC の関係になります。

　まとめると，COPD の診断に際して重要なのは以下の 2 点です。

- 診断のため：1 秒率（FEV_1/FVC：FEV_1%）が 70% 未満かどうかをチェック
- 病期（重症度）診断のため：%FEV_1（年齢・体格などから算出した予測 1 秒量に対する比率）が 30-50-80 ルール（41 ページ）で GOLD のどのカテゴリーに入るか決定する

　COPD を診断するなら，この 2 つの作業だけで結構です。30-50-80 ルールについてはのちに 41 ページで詳しく述べますので，ここではとにかく呼吸機能検査には 2 ステップ必要だということを頭に入れておいてください。

気道可逆性試験，呼気一酸化窒素濃度（FeNO）
★気道可逆性試験　～気管支喘息の気道は可逆なのだ？～

　「気管支喘息との鑑別のために気道可逆性試験を絶対に行わなければならない」と言う方もいらっしゃいますが，厳密にはこれは間違いです。というのも，COPD にも可逆性はいくばくか認められるため，可逆性があるからといって COPD ではないという簡単な疾患ではないからです。確かに気管支喘息では気道可逆性は大きいですが，COPD の診断と可逆性の有無は実は無関係なので，この点は誤解のないようにしてください。COPD の患者さんでは，気道可逆性試験が陽性でもベースラインの 1 秒率は 70% を超えません。気道可逆

性試験は，私たちのような呼吸器内科医にとっては必須の検査ですが，重喫煙歴のある気腫肺バリバリの COPD 疑いのおじいさんに行うべき検査かと問われると，答えは NO だと思います．さて，気道可逆性試験について詳しく解説しましょう．

　気管支喘息の診断の場合，気道過敏性試験という検査も有用なのですが，市中病院では簡単にはできません．しかし，気道可逆性試験は比較的簡単にできます．その名のとおり，気道が可逆かどうかをみる検査です．気管支喘息発作を起こしていると，1秒量がびっくりするくらい低くなります．しかし，発作治療をしてあげると劇的に1秒量が改善します．ざっくり言うと，この改善があるかどうかをみる検査が気道可逆性試験です．

　ベネトリン® でもメプチン® でもサルタノール® でもよいので，短時間作用性 β_2 刺激薬 (Short Acting β_2 Agonist ; SABA) を準備してください．まず，ベースラインで1秒量を測ってください．その後，SABA を吸入します．ベネトリン® ネブライザーなら 0.3〜0.5 mL，メプチン® やサルタノール® なら 2〜4 吸入です．加圧式定量噴霧吸入器 (pMDI) の吸入デバイスを用いるときは息止めがしっかりできているか確認してください．気道可逆性試験を受ける患者さんの何人かは息止めができておらず，「可逆性なし」と診断されていることがあるためです．そのため，施設内でしっかりと吸入手技の情報を共有するよう心がけてください．SABA を吸入して，20 分経過したらもう一度1秒量を測定してください．ベースラインの1秒量から，吸入後の1秒量が 12% 以上かつ絶対値 200 mL 以上の改善があれば，「可逆性あり」と診断されます．すなわち，気管支喘息が強く疑われます．ただし，これで COPD が否定されるわけではありませんので，疑いが強くなる検査だということを覚えておいてください．あくまでも気管支喘息に対する補助診断目的での使用ということを忘れてはいけません．近年は気管支喘息と COPD が合併したややこしい疾患概念 (ACOS，45 ページ) も登場していますので，プライマリケアではこれら2つの疾患を広く理解しておくことが重要になります．なお，すでに気管支喘息や COPD の治療を導入されている患者さんの場合，気道可逆性検査の前に，短時間作用性気管支拡張薬は6時間前から，長時間作用性気管支拡張薬は 12 時間前から，テオフィリン徐放製剤は 24 時間前から中止しておきましょう (**表 4**)．

表 4　気道可逆性試験前に中止することが望ましい薬剤

薬剤	剤型・用法	休薬時間
β₂ 刺激薬	吸入(短時間作用性)	8 時間
	吸入(長時間作用性) 1 日 2 回 1 日 1 回	18 時間以上(24 時間が望ましい) 36 時間以上(48 時間が望ましい)
	内服	24 時間
	貼付	24 時間
抗コリン薬	吸入(短時間作用性)	8 時間以上(12 時間が望ましい)
	吸入(長時間作用性)	36 時間以上(48 時間が望ましい)
キサンチン製剤(テオフィリン)	内服 1 日 2 回 1 日 1 回	24 時間 48 時間
	(点滴)静注	8 時間
ステロイド薬	吸入 1 日 2 回 1 日 1 回	12 時間 24 時間
	内服, 注射	24 時間
ロイコトリエン拮抗薬	内服	48 時間
抗アレルギー薬	内服 1 日 2 回 1 日 1 回	24 時間 48 時間
	吸入	12 時間

〔日本アレルギー学会喘息ガイドライン専門部会(監修)：喘息予防・管理ガイドライン 2015, p65, 協和企画, 2015 より〕

★呼気一酸化窒素濃度(FeNO)　～ゲーム感覚で測定できる！～

　そんなジレンマを解消するのが呼気一酸化窒素濃度(FeNO)の測定です。海外の学会ではFeNOのことを「フィーノ」と呼んでいる医師もいますが(その人はイタリア人医師でした)，日本ではそのまま「エフイーエヌオー」と呼びます。「フェノ」とは呼びません。どうやってFeNOを測定するかというと，日本ではNIOXという製品が使われています。ニオックスじゃなくて，"ナイオックス"と恰好よく発音してください。

　このNIOX，子どもも楽しめるように，ゲーム感覚で測定できるようになっています。私もバルーンのゲームをやってみましたが，なかなか面白い。気球が落ちないように海峡を渡るには，一定の速度で息を吹き続けないといけません。近年NIOX VERO®という小型の測定器も発売されました(図9)。

　難しい話は省略しますが，一酸化窒素は好酸球性炎症のバイオマーカーとして呼気中で増加します。そのため，気管支喘息とCOPDを鑑別するうえでか

第 I 部 COPD 概論

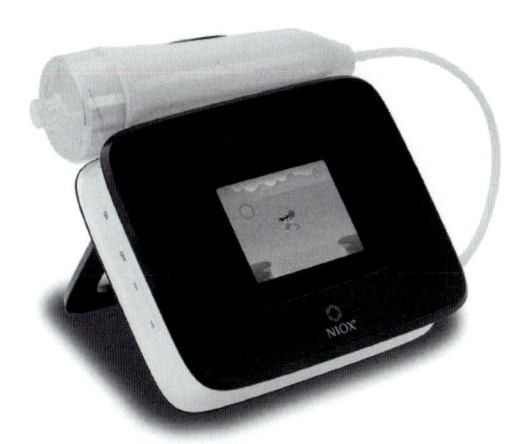

■3種類のアニメーションで，呼吸量の調節をサポート

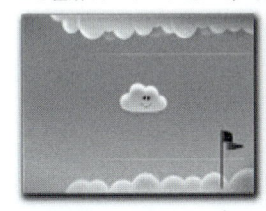

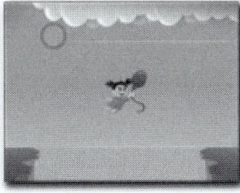

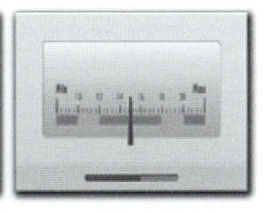

図9 NIOX VERO®

〔チェスト株式会社より許諾を得て掲載〕

表5 各疾患における平均呼気一酸化窒素濃度（FeNO）

疾患	患者数(%)	FeNO（ppb）
気管支喘息	26（36.6%）	80.3±48.5
感染後咳嗽	7（9.9%）	26.3±6.0
アトピー咳嗽	5（7.0%）	33.1±24.3
咳喘息	4（5.6%）	46.9±15.0
慢性副鼻腔炎	6（8.5%）	80.3±48.5
感染症	5（7.0%）	48.6±59.0
COPD	3（4.2%）	14.9±1.0
胃食道逆流症	2（2.8%）	21.1±9.1

〔清水大樹, 他：咳診療における呼気一酸化窒素測定の有用性. 日呼吸会誌 49(3):156-160, 2011 より〕

なり役に立ちます。FeNO の難点は特異度が低いことです。つまり，あらゆる疾患(感染症，副鼻腔炎など)で上昇してしまうのです(表5)[2〜5]。しかし，プライマリケアの現場では気管支喘息か COPD か迷ったとき，数値が高ければ気管支喘息の可能性がグンと高くなります。22 ppb が最も感度(91%)と特異度(84%)に優れたカットオフ値とされていますが[6]，FeNO の機種や報告者によってバラバラです。いくつか論文を読んで思ったことは，「20〜25 ppbを下回っていたら気管支喘息はないだろう」，「50 ppb を超えていたら好酸球性炎症がある(気管支喘息がある)だろう」ということです。アメリカ胸部学会(ATS)も同じような推奨をしています[7]。20〜50 ppb をどう扱うかについては結構難しいので，そこは主治医の総合判断かなと思います。

POINT

▶ COPD の診断のためには1秒量(FEV$_1$，特に %FEV$_1$ が重要)，病期(重症度)診断のためには1秒率(FEV$_1$/FVC：FEV$_1$%)の測定が必要である

▶ 気道可逆性試験と呼気一酸化窒素濃度(FeNO)測定(NIOX)は，気管支喘息と COPD の鑑別に迷ったときに有用である

ステップアップ COPD　%FEV$_1$ と FEV$_1$%

呼吸器内科の本では，1秒量(FEV$_1$)の前に % がついている用語と，後ろに % がついている用語と2種類あります。他科の医師にはこれが非常にわかりにくい。

結論を言うと，前に % がついている %FEV$_1$ は「年齢・体格などから算出した予測値に対する %」を表すもので，後ろに % がついているFEV$_1$% は1秒率(FEV$_1$/FVC)のことです。このルールは他の呼吸機能パラメータでも応用されますが，前に % をつけて使用する用語が多いです(%VC：年齢・体格などから算出した肺活量の予測値に対する %，%DLCO：年齢・体格などから算出した肺拡散能の予測値に対する %，など)。後ろに % をつけるのは，1秒率だけだと覚えてしまっても問題ないでしょう。

文献

1) 日本呼吸器学会COPDガイドライン第4版作成委員会(編):COPD診断と治療のためのガイドライン. 第4版, メディカルレビュー社, 2013
2) 清水大樹, 他:咳診療における呼気一酸化窒素測定の有用性. 日呼吸会誌 49(3):156-160, 2011
3) Kharitonov SA, et al: Increased nitric oxide in exhaled air of normal human subjects with upper respiratory tract infections. Eur Respir J 8(2):295-297, 1995
4) Tsujino I, et al: Exhaled nitric oxide--is it really a good marker of airway inflammation in bronchial asthma? Respiration 67(6):645-651, 2000
5) Dweik RA, et al: Use of exhaled nitric oxide measurement to identify a reactive, at-risk phenotype among patients with asthma. Am J Respir Crit Care Med 181(10):1033-1041, 2010
6) Matsunaga K, et al: Exhaled nitric oxide cutoff values for asthma diagnosis according to rhinitis and smoking status in Japanese subjects. Allergol Int 60(3): 331-337, 2011
7) Dweik RA, et al: An official ATS clinical practice guideline: interpretation of exhaled nitric oxide levels (FENO)for clinical applications. Am J Respir Crit Care Med 184(5):602-615, 2011

7 COPDの診断基準，言えますか

　COPDの診断基準は，意外にも医学生のほうがよく知っていたりします。読者の皆さんは呼吸機能検査の数値，覚えていますか。COPDの診断基準はいたってシンプルです[1]。

> 1. 気管支拡張薬投与後のスパイロメトリーで1秒率（FEV_1/FVC＝FEV_1%）が70%未満であること
> 2. 他の気流閉塞をきたしうる疾患を除外すること

　そう，たった2つだけなのです！
　私はこの診断基準に，「3. 長期の喫煙歴を有すること」という文言を入れたほうがよりわかりやすいと考えています。もちろん，$α_1$アンチトリプシン欠損症の患者さんがCOPDになることもあるわけですが，ほぼすべてのCOPD患者さんには喫煙歴があるという日本の呼吸器診療の特性を踏まえると，喫煙歴の問診は不可欠です。注意してもらいたいのは，加齢とともに呼吸機能検査がうまくできないお年寄りが増えてくることです。COPDではないのにCOPDという診断を受けてしまう"偽性COPD"の患者さんもいますので，その場合には繰り返し呼吸機能検査を行うか，胸部CTなどで気腫性病変を検索するのも一手かと思います。実際に，海外では肥満患者でCOPDの誤診が増えているという警鐘が鳴らされています[2]。

　気になった読者もいると思いますが，1. の「気管支拡張薬投与後」というのはどういう薬剤を使用すればよいのでしょうか。この場合，普段COPDに対して使用している長期管理薬（長時間作用性抗コリン薬［LAMA］や長時間作用性$β_2$刺激薬［LABA］）をイメージしてください。それら定期の吸入が終わったあとに呼吸機能を測定するべきとされています。なお，気道可逆性試験という気管支喘息との鑑別に必要な試験（32ページ）では，呼吸機能検査前に短時間作用性$β_2$刺激薬（SABA）を使用することが一般的です。この違いは覚えておいてください。1秒率の定義については41ページに詳しく述べました。

COPD の患者さんでは 1 秒間に吐くスピードが努力性肺活量(FVC)の 70% を下回ります。これが COPD の診断で最も重要なポイントです。

　本書は日本のガイドライン[1]に準じて書いていますので少し余談になりますが，COPD の診断基準は，国際的には GOLD の基準(1 秒率 70% 未満)と ATS/ERS の基準(正常下限 5 パーセンタイル未満)の 2 つが知られています。後者は日本ではなじみがありませんし，何より 1 秒率 70% 未満というのはわかりやすいというメリットがあります。どちらのほうが精度が高いかという問題が出てきますが，大して差はないだろうとされています。GOLD の基準のほうが感度が高く，ATS/ERS の基準は特異度が高いという報告[3]がありますが，実臨床ではそこまでの差は感じません。高齢の患者さんの多くが AST/ERS の基準を満たしてしまう可能性もあるので，個人的には GOLD の基準を信頼しています[4]。

　しかし，高齢者の場合，呼吸機能検査の信頼性が落ちますから，なんでもかんでも 1 秒率で判定するのはよろしくないとする意見もあります。高齢者の COPD の診断は複雑で，実際は COPD ではないのに慢性気管支炎をもつ人がいたり，カテゴリーにおさまらない慢性呼吸器疾患の患者さんはたくさんいます[5]。そのため，総合的に判断せざるをえないケースも多いです。

　そのため，喫煙歴があって息切れや喀痰の症状が強いときは，COPD をまず疑ってください。もちろん，慢性心不全や市中肺炎だったということもあるので，他の検査も併用して除外にあたってください。COPD を積極的に疑う場合，呼吸機能検査が必要になります。クリニックの場合，自院にその設備があればよいのですが，もしなければ近くの呼吸器内科に紹介するよりほかないでしょう。呼吸機能検査をすることなく，経験的に COPD の治療(LAMA の吸入，LABA の吸入・貼付，テオフィリン内服)を開始するケースもありますが，安易に処方するのではなく，やはり呼吸機能検査で重症度くらいは調べておきたいところです。なんとなく COPD っぽいなあということで治療を開始することもあるかもしれませんが，見逃してはならない疾患もいくつかあるので(特に胸部 X 線写真で同定しにくい肺がん)，診断の時点ではいったん呼吸器内科に紹介するほうがベターだと思います(病診連携，292 ページ)。その後，そのデータなどを参照しながら外来で診ていくスタンスのほうが診療しやすいかもしれません。

POINT

▶ COPD の診断基準は以下のとおりである
1. 気管支拡張薬投与後の1秒率が70%未満であること
2. 他の気流閉塞をきたしうる疾患を除外すること

▶ 長期の喫煙歴を有することも重要である

ステップアップCOPD 慢性気管支炎や肺気腫のすべてが COPD ではない

慢性気管支炎は，13ページに記載したように，咳嗽や喀痰の症状に基づいて診断されます。しかしながら，慢性気管支炎だからといってCOPDというわけではありません。COPDだと診断するためには，気流閉塞の存在が不可欠だからです。つまり，気流閉塞がない慢性気管支炎はCOPDではないということです。COPDを有する慢性気管支炎を閉塞性慢性気管支炎，COPDを有さない慢性気管支炎のことを単純性慢性気管支炎といいます。肺気腫も同様です。たとえ胸部CTで気腫肺がみられたとしても，気流閉塞がなければCOPDとはいえません。

文献

1) 日本呼吸器学会 COPD ガイドライン第4版作成委員会(編)：COPD 診断と治療のためのガイドライン．第4版, メディカルレビュー社, 2013
2) Collins BF, et al: The association of weight with the detection of airflow obstruction and inhaled treatment among patients with a clinical diagnosis of COPD. Chest 146(6):1513-1520, 2014
3) Bhatt SP, et al: Comparison of spirometric thresholds in diagnosing smoking-related airflow obstruction. Thorax 69(5):409-414, 2014
4) Luoto JA, et al: Incidence of airflow limitation in subjects 65-100 years of age. Eur Respir J 47(2):461-472, 2016
5) Regan EA, et al: Clinical and Radiologic Disease in Smokers With Normal Spirometry. JAMA Intern Med 175(9):1539-1549, 2015

8 COPDの病期分類・重症度分類，言えますか

　COPDの診断がついたら，次は病期分類と重症度分類を評価しましょう。呼吸器内科医でも実は正確に病期分類と重症度分類を言える人は多くないかもしれません。記憶する必要はないので，そのつど本書を参考にすればよいと思います。

病期分類　〜GOLD分類"サンゴッパ"〜（表6）

　COPDの診断には1秒率（FEV_1/FVC）を使いますが，病期分類には身長や体格などから算出した予測1秒量に対する比率（%FEV_1）を用います（32ページ）。この違いは非常に大事なので必ず覚えておいてください。いいですか，診断には1秒率（FEV_1/FVC），病期分類には予測1秒量に対する比率（%FEV_1）ですよ。

　1秒率（FEV_1/FVC）が70%未満であることがCOPDの診断に必須ですが，%FEV_1で病期分類をする場合，30-50-80という3つの数字を覚えておいてください。私はこれを「サンゴッパルール」と呼んでいます。サンキュッパではありません，サンゴッパです。別にこんな覚え方はどうでもいいので，30-50-80の3つの数字を覚えてください。

　%FEV_1が30%未満のきわめて高度の気流閉塞がある場合，GOLD IV期といいます。これは最重症のCOPDです。しかし，%FEV_1が80%以上の場合，GOLD I期の軽症COPDであり，多くが無症状のCOPDです。「4等分するなら25%ずつにしたらいいのに…」と思う方もいるでしょう。しかし，分け目は30, 50, 80なのです。エライ人がそう決めたのですから，それに従いましょう。

　臨床試験でよく登場する"moderate or severe COPD"という言葉は，中等度と高度の気流閉塞を有する群を組み込んでいますよ，という意味を表しています。試験によってはvery severe COPDもsevere COPDに組み込んでいることもあるので，論文を読む際は呼吸機能検査の登録基準をしっかり見ておきましょう。

表6　COPD の病期分類

病期		臨床試験上の定義	特徴
GOLD I 期	軽度の気流閉塞	mild COPD	%FEV$_1$≧80%
GOLD II 期	中等度の気流閉塞	moderate COPD	50% ≦ %FEV$_1$＜80%
GOLD III 期	高度の気流閉塞	severe COPD	30% ≦ %FEV$_1$＜50%
GOLD IV 期	極めて高度の気流閉塞	very severe COPD	%FEV$_1$＜30%

※ %FEV$_1$：性，年齢，身長から求めた FEV$_1$ の標準値に対する割合

　ちなみに日本のガイドライン[1]では病期分類の前に GOLD と冠しませんが，臨床的にはよく GOLD という言葉を前につけて病期を評価します。そのため，本書では GOLD I 期，II 期…といったように記載したいと思います。

重症度分類(A)～(D)　～日本ではちょっとマイナー～

　前述のように COPD は呼吸機能検査で測定した気流閉塞の程度が GOLD の I～IV 期に分類されています。しかし，症状が加味されていないため，実用的ではないという批判が結構あります。ものすごくしんどい GOLD I 期の患者さんもいれば，ケロッとしている GOLD IV 期の患者さんもいます。

　そのため，呼吸機能検査による病期分類とともに，症状の重症度と増悪リスクの要素を組み合わせて COPD を評価して，患者さんを A～D の 4 グループに分類する方法が推奨されています(図10)。症状の問診については，後述する mMRC と CAT を参照してください(51, 54 ページ)。

　ややこしくなってきました。つまり，呼吸機能検査上 COPD と診断された患者さんは，病期を GOLD I～IV に分類し，余力があればこの重症度を(A)～(D)で評価してくださいということです。日本ではあまりこの重症度分類は使われていないので，煩わしければこの(A)～(D)の分類はすっ飛ばしてもらって結構です。ただ，国際的にはこの分類の使用を推奨しています。

　図10 を見てもらうとわかりますが，増悪リスク(縦軸)は過去 1 年間の増悪回数・入院回数および GOLD I～IV 期によって分類されます。横軸は症状の強さです。つまり，重症度分類(A)が一番軽症で，重症度分類(D)が最も重症ということです。順番としては，①CAT スコアあるいは mMRC で自覚症状について問診をする(AC 群か BD 群かを判断する)，②過去の増悪頻度や呼吸

第Ⅰ部 COPD概論

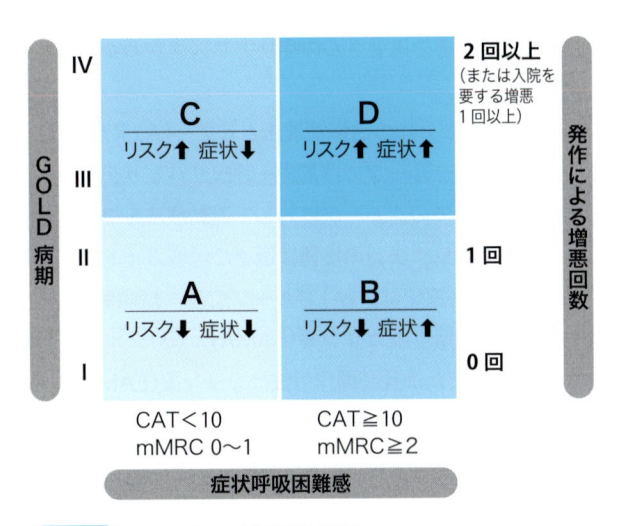

	CAT<10 mMRC 0〜1	CAT≧10 mMRC≧2	
GOLD Ⅳ	C リスク↑ 症状↓	D リスク↑ 症状↑	2回以上 (または入院を要する増悪1回以上)
GOLD Ⅲ			
GOLD Ⅱ	A リスク↓ 症状↓	B リスク↓ 症状↑	1回
GOLD Ⅰ			0回

（縦軸：GOLD病期、横軸：症状呼吸困難感、右軸：発作による増悪回数）

図10 COPDの重症度分類

機能検査によるGOLD病期を調べる（AB群かCD群かを判断する），③総合的に(A)〜(D)のどれに分類されるかを判定する，といった流れです。過去1年の急性増悪の既往が2回あるけど呼吸機能検査上はGOLD Ⅱ期だよ，という患者さんはどうすればいいのでしょうか。その場合は，どちらか悪いほうを採択してください。

そもそもこの重症度分類にどういった意味があるかといいますと，各グループに対する治療プランを組み立てるためです。個人的にはこの重症度分類は参考程度であり，厳格な基準とは思っていません。個々の患者さんに合わせて柔軟に考えるべきです。というのも，高齢のCOPD患者さんでは合併症が多く，低リスクと判断しがたい例も少なくないからです。

日本のガイドライン[1]ではこの(A)〜(D)の重症度分類法は記載されていませんが，海外ではGOLDだけでなく，(A)〜(D)の分類も記載されることがあります[2]。なお，日本の場合，GOLDはローマ数字(Ⅰ〜Ⅳ)で記載されていますが，海外ではGOLDは普通の数字(1〜4)で記載されています。

まとめ

COPDの現状を他人に伝える場合，「病期はGOLD Ⅲ期，重症度はグルー

プ(D)」ということで，その患者さんの症状とリスクがわかるのがこの分類の特徴です．

なお，この(A)〜(D)の分類の治療管理法として，(A)グループでは禁煙(薬物療法含む)，(B)〜(D)グループでは禁煙＋呼吸リハビリテーションが必須とされています．またすべてのグループに対して運動療法を推奨し，インフルエンザワクチンと肺炎球菌ワクチンの接種は個々の地域ガイドラインに従うと記載されています．薬物治療では，(A)グループでは，短時間作用性 $β_2$ 作動薬(SABA)または短時間作用性抗コリン薬(SAMA)，(B)グループでは長時間作用性 $β_2$ 刺激薬(LABA)または長時間作用性抗コリン薬(LAMA)，(C)・(D)グループでは吸入ステロイド薬(ICS)＋LABA または LAMA が第一選択として提示されています．治療の各論については後述します．

POINT

- COPD の病期分類として GOLD I〜IV 期を覚える．これらは予測 1 秒量に対する比率(%FEV_1)によって規定されている
- GOLD では重症度は(A)〜(D)に分類されている

ステップアップCOPD　CAT スコアと mMRC

重症度分類で CAT スコアと mMRC が同列に扱われていますが，実は CAT スコアは mMRC とさほど相関していないという報告もあります[3]．そのため，「一律に CAT 10 点以上，mMRC 2 以上というのを同列に記載するのはいかがなものか」という意見もあるようです．

文献

1) 日本呼吸器学会 COPD ガイドライン第 4 版作成委員会(編)：COPD 診断と治療のためのガイドライン. 第 4 版, メディカルレビュー社, 2013
2) Global Strategy for Diagnosis, Management, and Prevention of COPD-2016. December 2015
(http://www.goldcopd.org/uploads/users/files/GOLD_Report%202016.pdf)
3) Karloh M, et al: The COPD Assessment Test: what do we know so far?: A systematic review and meta-analysis about clinical outcomes prediction and classification of patients into GOLD stages. Chest. 2015 Oct 29. doi: 10.1378/chest.15-1752. [Epub ahead of print]

9 知っておきたい COPD ＋α の病態
〜ACOS, CPFE〜

ACOS (Asthma-COPD Overlap Syndrome)
〜気管支喘息＋COPD〜

　気管支喘息と COPD を合併した病態のことを ACOS と呼んでいます。

　さて，呼吸器の臨床では安易に ACOS と診断しないように気をつけなければなりません。呼吸器内科医を長くやっていると，気管支喘息と誤診された COPD，COPD と誤診された気管支喘息の患者さんをチラホラ見かけるからです。ACOS は，アトピー素因，大きな気道可逆性という気管支喘息に特徴的な閉塞性換気障害を有しながら，胸部 CT では気腫肺が著明で喫煙歴を有する患者さんに初めてその診断を下すべきものと考えています。COPD の患者さんの 15〜20％ に気管支喘息を合併しているという報告があります[1,2]。Thorax のシステマティックレビューでも，COPD の患者さんのうち 20％ くらいが ACOS を有していると記載されています（図11）[3]。ただ，個人的にはそこまで多いとは考えていません。臨床で実感するのは，せいぜい数％くらいかなと思っています（診断の裾野をどこまで広げるかで数字がブレそうですが）。

　ACOS は好酸球性炎症と好中球性炎症が入り混じった病態なのですが，患者さんによって気道炎症の主体がどの白血球なのかはまちまちであるため，画一化した疾患概念の定着にはもう少し研究が必要のようです。なお，ACOS は幼少期の気管支喘息から発展する可能性が示唆されており，小児喘息に対しては受動喫煙を避ける必要があります[4]。

　ACOS については，実は国際的な気管支喘息ガイドラインを刊行している GINA からもガイドラインが出ています[5]。喫煙歴を有した気管支喘息の患者さんにみられることが多い病態なのですが，プライマリケアではこの ACOS はなかなか診断できません。喫煙歴があるからといって，イコール COPD という簡単な世界ではありません。GINA は ACOS の診断に際して詳しい手順

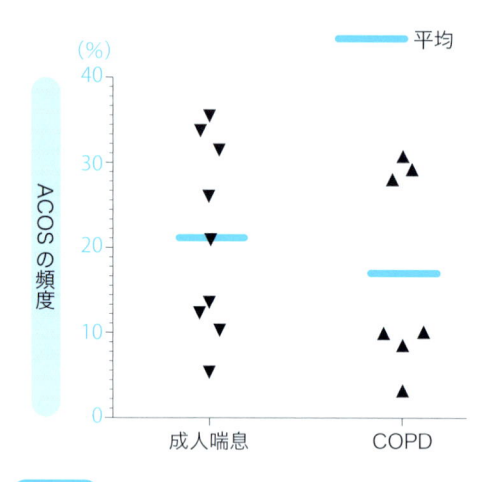

図 11　各疾患における ACOS の頻度
〔Gibson PG, et al: Asthma-COPD overlap 2015: now we are six.Thorax 70(7):683-691, 2015 より〕

を記載しています(図12)。

　ACOSと診断されれば，まず喘息コントロールから開始になるのでICSあるいはICS/LABAの治療を導入します(GINAガイドライン上はICS/LABAを推奨)。閉塞性肺疾患の治療で大事なのは，気管支喘息をLABA単独で治療しないこと，COPDをICS単独で治療しないことの2点です。これはとても大事なので覚えておいてください。

　そのため，気管支喘息なのか，COPDを合併しているACOSなのかよくわからない場合は，ICS/LABAの合剤を導入したほうがいいかもしれません。迷った場合は，まだ合剤のほうがいいでしょう。その後，私たち専門医の手によって不要な吸入薬をオフしたりすることもあります。ACOSはCOPD単独と比較して増悪リスクが高いとされているので[2,6]，発作を目の当たりにした場合，合剤か単剤かを悩んでいる悠長な時間がないかもしれません。

STEP 1 慢性気道疾患の診断
慢性気道疾患を示す症状があるか

症状なし → 他疾患を考慮する

症状あり

STEP 2 成人の症候群的診断
患者の状態を最も表す以下の喘息・COPD の特徴をチェックし，チェック数を比較し診断をくだす。3 項目以上で喘息あるいは COPD と診断，同点数であれば ACOS の診断を考慮

	喘息	COPD
年齢	☐ 20 歳以下	☐ 40 歳以上
症状パターン	☐ 分，時間，1 日単位での変化 ☐ 夜間・早朝の悪化 ☐ 運動，大笑いなどの感情変化，ほこり・アレルゲン曝露が引き金となる	☐ 治療にもかかわらず症状が持続 ☐ 日によって良し悪しがあるが，日常的に症状があり，労作時呼吸困難感がある ☐ 引き金に関係なく，慢性の咳嗽・喀痰が続く
呼吸機能	☐ 気流閉塞の変動がみられる（呼吸機能検査あるいはピークフロー）	☐ 持続的気流閉塞がみられる（気管支拡張薬使用後の 1 秒率が 70% 未満）
無症候時の呼吸機能	☐ 正常	☐ 異常
既往歴・家族歴	☐ 前医が喘息と診断 ☐ 喘息やアレルギー疾患の家族歴（アレルギー性鼻炎やアトピー性皮膚炎）	☐ 前医が COPD，慢性気管支炎，肺気腫と診断 ☐ たばこやバイオマス燃料といったリスク因子への過度の曝露
時系列変化	☐ 症状や経年的悪化はない。季節や年によって変動がみられる ☐ 自然に，または気管支拡張薬に速やかに，ICS に週単位で反応・改善しうる	☐ 症状は徐々に悪化する（年単位で悪化） ☐ 即効性の気管支拡張薬の効果は限定的
胸部 X 線写真	☐ 正常	☐ 重度の過膨張所見

診断	喘息	喘息の特徴がある	両方の特徴がある	COPD の特徴がある	COPD
確定診断	喘息	おそらく喘息	ACOS の可能性	おそらく COPD	COPD

図 12 ACOS の診断フローチャート（つづく）

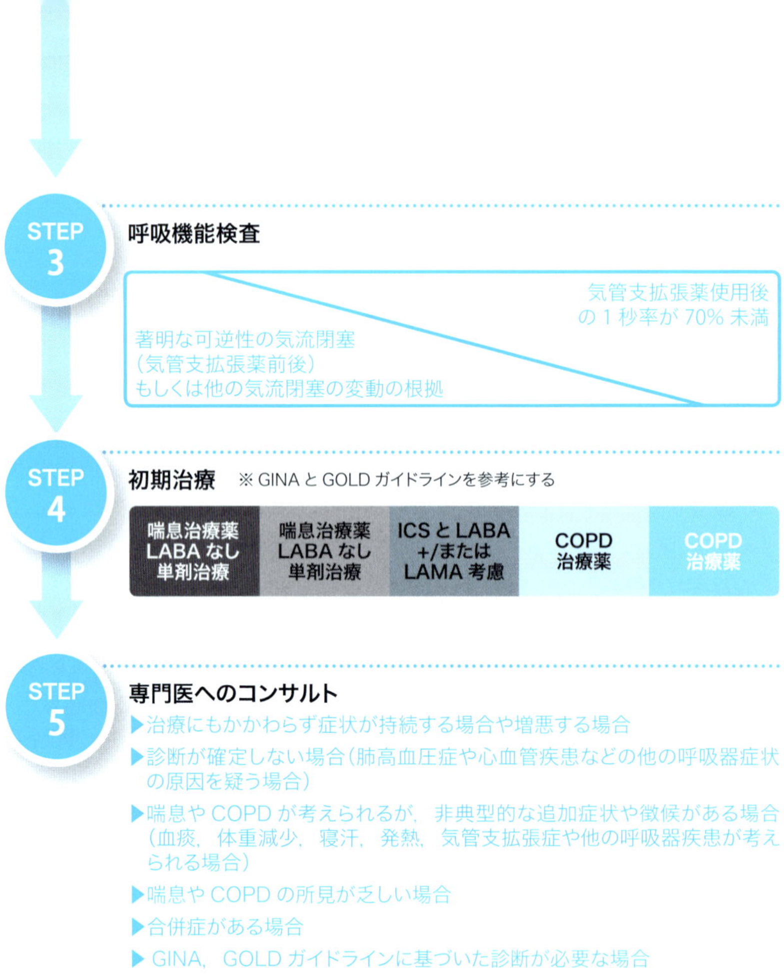

STEP 3	呼吸機能検査

著明な可逆性の気流閉塞
(気管支拡張薬前後)
もしくは他の気流閉塞の変動の根拠

気管支拡張薬使用後の1秒率が70%未満

STEP 4	初期治療　※GINAとGOLDガイドラインを参考にする

| 喘息治療薬 LABAなし 単剤治療 | 喘息治療薬 LABAなし 単剤治療 | ICSとLABA +/または LAMA考慮 | COPD 治療薬 | COPD 治療薬 |

STEP 5	専門医へのコンサルト

▶治療にもかかわらず症状が持続する場合や増悪する場合
▶診断が確定しない場合(肺高血圧症や心血管疾患などの他の呼吸器症状の原因を疑う場合)
▶喘息やCOPDが考えられるが,非典型的な追加症状や徴候がある場合(血痰,体重減少,寝汗,発熱,気管支拡張症や他の呼吸器疾患が考えられる場合)
▶喘息やCOPDの所見が乏しい場合
▶合併症がある場合
▶GINA,GOLDガイドラインに基づいた診断が必要な場合

図12 (つづき) ACOSの診断フローチャート

CPFE (Combined Pulmonary Fibrosis and Emphysema) 〜COPD+肺線維症〜

　ただでさえ鑑別が難しい,肺線維症と気腫が合併した病態のことをCPFEと呼びます。具体的には,上葉に気腫肺,下肺に線維化という2階建ての肺病変を有する疾患です[7]。私たち呼吸器内科医は,研修医に「特発性肺線維症(Idiopathic Pulmonary Fibrosis;IPF)とCOPDが混ざったような病態だよ」と説明しています。CPFEの特徴として覚えておきたいのは,以下の点です。

第 I 部　COPD 概論

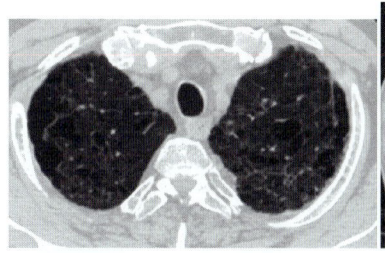

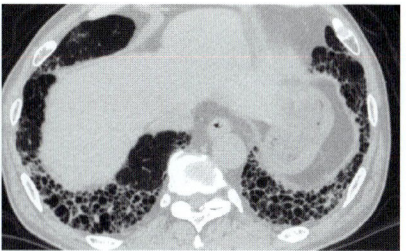

図 13　CPFE の症例

① 呼吸機能検査で同定しにくいことがある。線維化の合併によって気流閉塞がマスクされるため，評価が困難なことがある。
② ほぼ男性にみられる疾患である[8]。
③ 運動時の低酸素血症がよくみられ，進行すると酸素療法を要することが多い。
④ 二次性肺高血圧症は重要な予後規定因子である[7, 9]。
⑤ 肺がんの合併が高頻度でみられる[10]。

　典型的な症例を図 13 に提示します。上葉に気腫肺がありますが，下葉には蜂巣肺(honeycomb lung)がみられます。気腫肺と蜂巣肺の違いがわかりにくいかもしれませんが，壁が薄くて風船のように見えるものが気腫，規則的に幾重にも列を成したやや壁の厚い囊胞性病変が蜂巣肺です。蜂巣肺とは Fleischner Society の Glossary of Terms[11]には，「下葉背側の胸膜直下の末梢優位にみられる大きさ 3〜10 mm 程度(時に 25 mm 程度まで)，壁の厚みは 1〜3 mm 程度の囊胞の集簇で，間質性肺炎の末期にみられることが多い」と記載されています。

　CPFE の患者さんにおける肺高血圧や線維化の進行(composite physiologic index※増加)は予後不良因子として知られています[12]。

　なお，上葉優位型の肺線維症をきたす PPFE (pleuroparenchymal fibroelastosis)と CPFE を混同してしまうこともあるので注意してください。

※ Composite Physiologic Index；CPI[13]：91 −(0.65×％DLCO)−(0.53×％努力性肺活量)+(0.34×％1 秒量)

POINT

▶ 気管支喘息と COPD を合併した病態のことを ACOS と呼ぶ
▶ ACOS は COPD や気管支喘息のおよそ 20% に存在するといわれている
▶ 気管支喘息を LABA 単独で治療しないこと，COPD を ICS 単独で治療しないこと
▶ 肺線維症と気腫が合併した病態を CPFE と呼ぶ
▶ CPFE は高率に肺がんを合併する

文献

1) Barrecheguren M, et al: The asthma-chronic obstructive pulmonary disease overlap syndrome (ACOS): opportunities and challenges. Curr Opin Pulm Med 21(1):74-79, 2015
2) Chung WS, et al: Comparison of acute respiratory events between asthma-COPD overlap syndrome and COPD patients: a population-based cohort study. Medicine 94(17):e755, 2015
3) Gibson PG, et al: Asthma-COPD overlap 2015: now we are six. Thorax 70(7):683-691, 2015
4) Gibson PG, et al: The overlap syndrome of asthma and COPD: what are its features and how important is it? Thorax 64(8):728-735, 2009
5) Asthma, COPD, and Asthma-COPD Overlap Syndrome. GINA, May 2014 (http://www.goldcopd.org/uploads/users/files/AsthmaCOPDOverlap.pdf)
6) Menezes AM, et al: Increased risk of exacerbation and hospitalization in subjects with an overlap phenotype: COPD-asthma. Chest 145(2):297-304, 2014
7) Cottin V, et al: Combined pulmonary fibrosis and emphysema: a distinct underrecognised entity. Eur Respir J 26(4):586-593, 2005
8) Kitaguchi Y, et al: Clinical characteristics of combined pulmonary fibrosis and emphysema. Respirology 15(2):265-271, 2010
9) Mejía M, et al: Idiopathic pulmonary fibrosis and emphysema: decreased survival associated with severe pulmonary arterial hypertension. Chest 136(1):10-15, 2009
10) Kwak N, et al: Lung cancer risk among patients with combined pulmonary fibrosis and emphysema. Respir Med 108(3):524-530, 2014
11) Hansell DM, et al: Fleischner Society: glossary of terms for thoracic imaging. Radiology 246(3):697-722, 2008
12) 伊藤貴文, 他：気腫合併特発性肺線維症の臨床病理学的特徴. 日呼吸誌 1(3):182-189, 2012
13) Wells AU, et al: Idiopathic pulmonary fibrosis: a composite physiologic index derived from disease extent observed by computed tomography. Am J Respir Crit Care Med 167(7):962-969, 2003

10 COPDの症状

1に息切れ，2に息切れ

　日本のガイドライン[1]では呼吸困難と記載されていますが，個人的には息切れのことを呼吸困難感と呼んでいるので，ここではそう記載させていただきます。筆者の些細なこだわりだと思って流してください。「呼吸困難」に「感」をつけている理由は，餅を詰めて呼吸が難しくなったとしても物理的な「呼吸困難」になりますし，気管チューブが詰まってしまってバッキングしても「呼吸困難」になります。そのため，やはり主訴として「呼吸が困難であるという主観」を銘記したほうがよいのでは，と考えて「呼吸困難感」としています。

　さて，呼吸困難感の程度を評価するために国際的に用いられているのは，MRC（Medical Research Council）質問票というスケールです。日本では，国際的に用いられているものを少し修正したバージョン，修正MRC（mMRC）質問票（表7）が用いられています。

　MRCスケールは，国ごとに微妙に異なるという呼吸器内科医泣かせのスケールなので，海外の論文を読む際は，どのMRCスケールを使っているのかを意識しなければなりません[2]。共通しているのは，グレード分類が上がるほど症状が強くなるということです。

表7　修正MRC質問票（mMRC）

グレード分類	
0	激しい運動をしたときだけ息切れがある
1	平坦な道を早足で歩く，あるいは緩やかな上り坂を歩くときに息切れがある
2	息切れがあるので，同年代の人よりも平坦な道を歩くのが遅い，あるいは平坦な道を自分のペースで歩いているとき，息切れのために立ち止まることがある
3	平坦な道を約100 m，あるいは数分歩くと息切れのために立ち止まる
4	息切れがひどく家から出られない，あるいは衣服の着替えをするときにも息切れがある

個人的には，患者さんが感じたままのスコアを記載するVAS（Visual Analogue Scale）（図14），NRS（Numerical Rating Scale）（図15）のほうが使い勝手が良いと感じています。特にNRSはスタッフ同士口頭で情報交換できるため最も有用です。

　なお，11ページで紹介したフレッチャー医師らが当初提唱した呼吸困難感のスケールである，Fletcher-Hugh-Jones分類（ヒュー ジョーンズ分類）（表8）も過去に日本では頻繁に使用されていました。しかしながら，現在はほとんど使用されていません。ちなみにこの呼吸困難感のスケールの由来となった医師は，実はフレッチャーとヒュー ジョーンズという2人の医師です（3

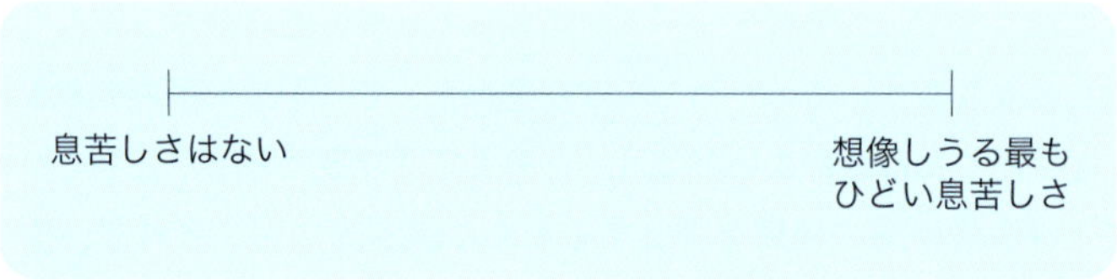

息苦しさはない　　　　　　　　　　　　想像しうる最も
　　　　　　　　　　　　　　　　　　　ひどい息苦しさ

図14 VAS（Visual Analogue Scale）

0　1　2　3　4　5　6　7　8　9　10

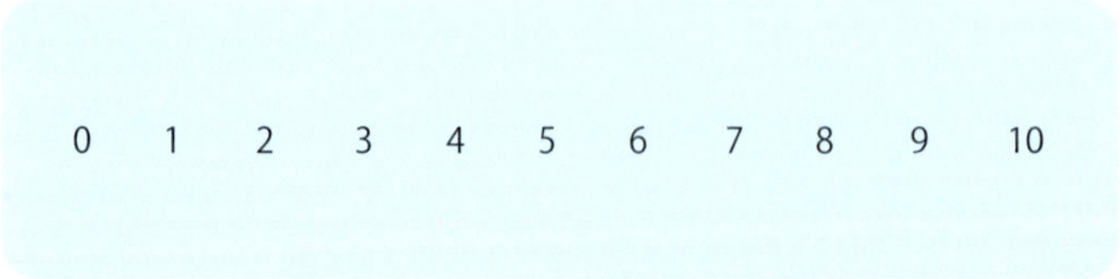

図15 NRS（Numerical Rating Scale）

表8 Fletcher-Hugh-Jones分類（F-H-J）

1度	同年齢の健常者とほとんど同様の労作ができ，歩行，階段昇降も健常者並みにできる
2度	同年齢の健常者とほとんど同様の労作ができるが，坂や階段の昇降は健常者並みにはできない
3度	平地でさえ健常者並みには歩けないが，自分のペースでなら1マイル（1.6 km）以上歩ける
4度	休みながらでなければ50ヤード（46 m）も歩けない
5度	会話，着物の着脱にも息切れを感じる。息切れのため外出ができない

人だと思っている人が多いですが…)[3,4]。

　COPD の世界では「労作時呼吸困難感(Dyspnea On Exertion；DOE)」という言葉をよく用います。学会などでは「DOE はありますか」と当たり前のように登場しますので，このアルファベット 3 文字は覚えておいたほうがよいでしょう。

　COPD 患者さんの呼吸困難感の細かい記述に関する論文では，「呼吸するのに努力を要する」や「空気が十分に入ってこない」という主観が特異度が 70％ 程度と高くなっており，喘息患者さんが感じやすい「胸がつまるような感じ」という主観とは呼吸困難感の性質が異なります[5]。

キレにくい咳嗽と喀痰　～知っておきたい PEACE 試験～

　COPD では慢性の咳嗽をきたします。喀痰を伴う咳嗽もありますが，個人的には"喀痰がキレにくい咳嗽"をきたすことが多いように感じます。特に寝起きの喀痰が硬いという患者さんが多いため，アンブロキソールの徐放製剤（ムコソルバン L®）などが効果的だと思います[6,7]。当然ながら，喫煙した状態だといわゆるヤニ痰が多いので，禁煙指導は COPD を診療するうえで必須条件と考えます。

　PEACE 試験という研究の結果，COPD の患者さんに対するカルボシステイン（ムコダイン®）の使用によって COPD 急性増悪を抑制できました（リスク比 0.75，95％ 信頼区間 0.62～0.92，p＝0.004）[8]。ただ，PEACE 試験が掲載された Lancet 誌に掲載されるほど影響力のある研究ではないものの，ムコソルバン® においても重症 COPD に対する有効性が示されているので，そこまで去痰薬ごとに大きな差はないのかなと感じています[9]。なお，「ムコダイン® が COPD 急性増悪を予防できるっていう報告があるのって知ってる？」というのは呼吸器内科医が研修医に質問する常套文句ですので，質問された研修医の方々は「PEACE 試験ですね！」と答えておきましょう。去痰薬については 183 ページにも詳述したので，参照してください。

体重が減るのは日本ならでは？

　COPD の患者さんは痩せ型になることが多いです。個人的には，日本人の

COPD 患者さんで肥満の方を目にしたことはほとんどありません。COPD は全身性の炎症をきたす疾患であるため，TNF-α と IL-6 の血中濃度が高く，これらのサイトカインがるいそうと関連していると考えられています[10]。そのため，日本の COPD の患者さんは多くが理想体重を下回っています。具体的には理想体重の 90% 未満が患者さん全体の 61～71%，80% 未満が 32.4～45.1% という報告があります[11]。

ちなみに肥満大国アメリカでは，肥満の COPD 患者さんも結構多いようですが，その一部は誤診ではないかという指摘もあります[12]。Up-To-Date には「体重増加と減少のどちらもありうる」と記載されています。欧米の教科書では「運動量が減るので肥満になることがある」と書かれていることが多く，日本ほどるいそうのイメージはなさそうですね。

QOL は CAT 質問票で評価するべし！

COPD の患者さんは著しく QOL が低下します。特に酸素療法を導入している患者さんは，外出を控えてしまうため，ADL も低下させてしまうという懸念があります。

COPD の QOL スケールとして有名なものは，CRQ（Chronic Respiratory Disease Questionnaire）[13] と SGRQ（St. George's Respiratory Questionnaire）[14]です。特に後者の SGRQ は COPD の論文には頻繁に登場するため，呼吸器内科医の間では有名なスケールです。ただし，質問票は 50 項目という多さで，症状，活動性，インパクトの 3 コンポーネントに分けてスコアを計算しなければならないため非常に煩雑です。

そのため，日常臨床では CAT（COPD Assessment Test）質問票（図 16）がよく用いられています。日本のガイドラインでも CAT 質問票の使用が推奨されています[1]。CAT 質問票は SGRQ スコアとよく相関することが知られており，重症度が高い患者さんほど点数が高くなります[15～18]。CAT を実施する頻度についてのデータはまだありませんが，現時点では 3～6 か月の間隔で定期的に患者さんに CAT 質問票を記入してもらうよう推奨されています。

CAT のスコアによる臨床像と，治療上考慮すべき内容は表 9 のとおりです。個人的には外来受診時の「最近どうですか」のくだりで CAT のスコアリングをするようにしています。

第Ⅰ部　COPD概論

			点数
まったく咳が出ない	⓪ ① ② ③ ④ ⑤	いつも咳が出ている	
まったく痰がつまった感じがない	⓪ ① ② ③ ④ ⑤	いつも痰がつまっている感じがする	
まったく息苦しくない	⓪ ① ② ③ ④ ⑤	非常に息苦しい	
坂や階段を上がっても息切れがしない	⓪ ① ② ③ ④ ⑤	坂や階段を上がると，非常に息切れがする	
家での普段の生活が制限されることはない	⓪ ① ② ③ ④ ⑤	家での普段の生活が非常に制限される	
肺の状態を気にせず外出できる	⓪ ① ② ③ ④ ⑤	肺の状態が気になって，外出できない	
よく眠れる	⓪ ① ② ③ ④ ⑤	肺の状態が気になって，よく眠れない	
とても元気だ	⓪ ① ② ③ ④ ⑤	まったく元気がない	

図16　CAT質問票

〔The COPD Assessment Test Website（http://www.catestonline.org）より〕

表9　CATスコアの評価と概要

点数	影響レベル	COPDに対する影響	治療上考慮すべきこと
31点以上〜	非常に高い	・日常生活でやりたいことがほとんどできず，調子の良い日がない。 ・入浴やシャワーは何とかできるが，時間がかかってしまう。 ・外出や家事ができない。 ・ベッドに寝たままのことが多く，寝たきりになったと感じる。	・改善の余地が十分ある。 ・影響レベルが「中程度」「低い」の項目に追加して 　―専門医へ紹介する。 　―薬物治療の追加も考慮する。
21〜30点	高い	・日常生活でやりたいことがほとんどできない。 ・歩行，洗顔，着替えなどで息切れを感じる。 ・会話のときに息切れを感じる。 ・呼吸器症状のために不眠を感じる。 ・運動にリスクを感じ，ほとんどの動作で大変な労力がいるように感じる。 ・不安や恐怖心に襲われ，呼吸器症状をコントロールできないと感じる。	

（つづく）

055

表 9 （つづき） CAT スコアの評価と概要

点数	影響レベル	COPD に対する影響	治療上考慮すべきこと
10〜20 点	中程度	・COPD が自身の大きな問題の一つである。 ・週に何日かは調子の良い日があるが，ほとんどの日は咳や痰があり，年に 1, 2 回は増悪する。 ・常時息切れを感じ，胸がしめつけられたり息苦しくなって就寝中によく目が覚める。 ・息切れのため，階段はゆっくりとしか上れない。 ・途中で休みながらでないと家事ができない。	・改善の余地がある。 ・影響レベルが「低い」の項目に追加して 　―安定期の治療が最適かどうかを再検討する。 　―呼吸リハビリテーション 　―増悪を最小限に抑えるための対策 　―喫煙などの悪化因子を再検討する。
9 点未満	低い	・ほとんどの日は調子が良いが，医学的問題が複数あり，やりたくてもできないことが 1〜2 つある。 ・週に何日かは咳が出ており，スポーツや力仕事をすると息切れを感じる。 ・坂を上るときだけでなく，平坦な道でも急いで歩くと，歩調を緩めたり立ち止まらなければならない。 ・全身が疲れやすい。	・禁煙 ・インフルエンザ予防接種（年 1 回） ・喫煙などの増悪リスク因子への曝露を減らす。 ・臨床検査に基づく治療を導入する。

〔http://www.catestonline.org/images/UserGuides/CATHCPUser%20guideEn.pdf を参考に筆者訳〕

POINT

▶ COPD の呼吸困難感の評価には mMRC や NRS を用いる
▶ 日本の COPD 患者の多くはるいそうを呈している
▶ CAT 質問票は SGRQ スコアとよく相関するといわれている

文献

1) 日本呼吸器学会 COPD ガイドライン第 4 版作成委員会（編）：COPD 診断と治療のためのガイドライン，第 4 版，メディカルレビュー社，2013
2) 宮本顕二：MRC 息切れスケールをめぐる混乱―いったいどの MRC 息切れスケールを使えばよいのか？．日呼吸会誌 46(8):593-600, 2008
3) Fletcher CM: The clinical diagnosis of pulmonary emphysema; an experimental study. Proc R Soc Med 45(9):577-584, 1952
4) Hugh-Jones P, et al: A simple standard exercise test and its use for measuring exertion dyspnoea. Br Med J 1(4749):65-71, 1952
5) Chang AS, et al: Prospective use of descriptors of dyspnea to diagnose common respiratory diseases. Chest 148(4):895-902, 2015
6) 藤原豊博：気道クリアランスの治療にサーカディアンリズムに基づく Chronotherapy を導入した気道潤滑去痰剤・塩酸アンブロキソール徐放剤（ムコソルバン® L カプセル）の基礎と臨床．薬理と治療 25(2):599-614, 1997

7) 原澤道美, 他：慢性呼吸器疾患患者の喀痰喀出困難に対する NA 872（塩酸アンブロキソール）徐放剤の臨床効果―塩酸アンブロキソール錠を対照とした多施設二重盲検群間比較試験. Therapeutic Research 14(1):311-335, 1993
8) Zheng JP, et al: Effect of carbocisteine on acute exacerbation of chronic obstructive pulmonary disease (PEACE Study): a randomised placebo-controlled study. Lancet 371(9629):2013-2018, 2008
9) Malerba M, et al: Effect of twelve-months therapy with oral ambroxol in preventing exacerbations in patients with COPD. Double-blind, randomized, multicenter, placebo-controlled study (the AMETHIST Trial). Pulm Pharmacol Ther 17(1):27-34, 2004
10) Godoy I, et al: Cytokines and dietary energy restriction in stable chronic obstructive pulmonary disease patients. Eur Respir J 22(6):920-925, 2003
11) 米田尚弘, 他：COPD の栄養評価の臨床的意義と栄養管理の有用性. 日胸疾会誌 34:79-85, 1996
12) Collins BF, et al: The association of weight with the detection of airflow obstruction and inhaled treatment among patients with a clinical diagnosis of COPD. Chest 146(6):1513-1520, 2014
13) Guyatt GH, et al: A measure of quality of life for clinical trials in chronic lung disease. Thorax 42(10):773-778, 1987
14) Jones PW, et al: A self-complete measure of health status for chronic airflow limitation. The St. George's Respiratory Questionnaire. Am Rev Respir Dis 145(6):1321-1327, 1992
15) Jones P, et al: Improving the process and outcome of care in COPD：development of a standardised assessment tool. Prim Care Respir J 18(3):208-215, 2009
16) Jones PW, et al: Development and first validation of the COPD Assessment Test. Eur Respir J 34(3):648-654, 2009
17) Gupta N, et al: The COPD assessment test：a systematic review. Eur Respir J 44(4):873-884, 2014
18) Tsuda T, et al: Development of the Japanese version of the COPD Assessment Test. Respir Investig 50(2):34-39, 2012

11 COPDの身体所見

　COPDの診療で覚えておきたいのは，身体診察からCOPDを除外することはほぼ不可能であるということです。可能だとおっしゃる方もいるかもしれませんが，私にはどうも無理そうです。つまり，COPDの診断に際して，身体所見に過度な感度は期待できません（洒落ではありません）。そのため，いかにCOPDらしいか（特異度が高いか）というのがCOPDを身体所見から見抜くうえで重要になります。

　しかしながら，重症のCOPDならばともかく，軽症や中等症のCOPDを身体所見から見抜くのはゴッドハンドでもないかぎり非常に難しいとされています[1]。

視診　〜痩せたビール胸〜

　視診だけでCOPDを診断することはできませんが，53ページにも記載したように，日本のCOPD患者さんでは理想体重よりも低いことが予想されますから，るいそうがないかどうかという第一印象が大事です。聴診するときに肋間が目立つかどうかチェックしましょう。

　樽状胸郭（barrel chest）という用語があります。これは，COPDによって肺が過膨張しているため，肋骨が水平になる（ビールの樽［barrel］状になる）ということを意味しています（図17）。ビール腹ならぬビール胸，でしょうか。とはいっても，ビールを飲んで胸郭がビール樽状になるわけではないですからね。

　そのほか，呼吸補助筋といわれる胸鎖乳突筋，斜角筋が異常に発達しているように見えるのも特徴です。また，呼吸のたびに口すぼめ呼吸をしていれば，COPDの陽性尤度比はグンと上がります。口すぼめ呼吸をすることで末梢気道の虚脱を無意識に防いでいるといわれていますが，そのためもあってか，呼気の時間がかなり長くなります（呼気延長）。

　視診のなかで陽性尤度比が高いのは，樽状胸郭，呼吸補助筋の使用，口すぼ

め呼吸，呼気延長といったあたりでしょうか[2, 3]）。

　また，Hoover 徴候（図18）も有名です[4〜6]）。これも比較的特異度の高い身体所見といわれています。Hoover 徴候は吸気時に肋間が陥凹し，呼気時にそれが解除されるという徴候ですが，COPD だけでなく閉塞性肺疾患全般に起こりうる徴候なので，個人的には参考所見程度にしています。

　教科書的に有名な気管短縮の所見は小柄な日本人で評価するのは難しいかもしれません。甲状軟骨の頂点から胸骨までの距離が 4 cm 未満の場合と定義されていますが，当院のようにさまざまな呼吸器疾患の患者さんが来院される病

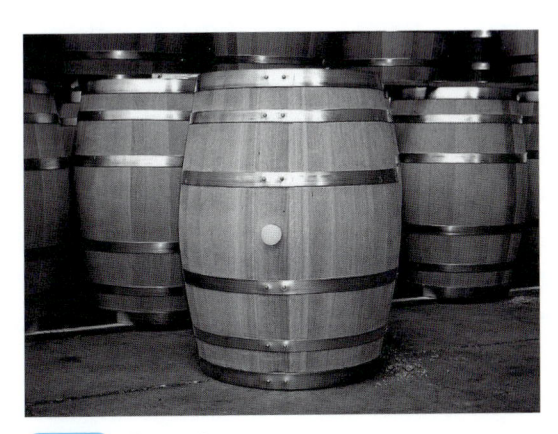

図17　Barrel

〔Wikipedia より〕

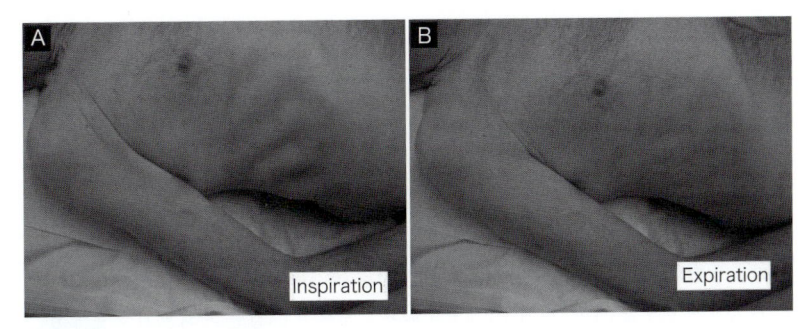

図18　Hoover 徴候

〔Johnston CR 3rd et al: The Hoover's Sign of Pulmonary Disease: Molecular Basis and Clinical Relevance. Clin Mol Allergy 6:8, 2008 より〕

院では特異度が高くないと感じるためです．もちろん，これは個人的な印象です．

　意外な身体所見として，たばこの吸い過ぎで手がヤニで黄色くなってしまうというものがあります．日本のたばこは品質が良いので，そこまで手が黄色くなった人を見たことはありませんが…．指に着目するなら，ばち指のほうが頻度は多いと思います．COPDでばち指を見たら肺がんを疑えという格言がありますが，肺がんはいかなる呼吸器疾患の鑑別でも見逃したくない疾患なので，ばち指の有無を問わず胸部CTで異常があったら積極的に疑う必要があります．

打診・触診・聴診　〜聴診器の故障と思ったら！〜

　打診・触診・聴診のなかで特異度が90％以上あると考えられるのは，心尖拍動や濁音界の心窩部への下方移動です[2]．普段から心尖拍動を診察し慣れていると，確かにCOPDの患者さんでは肺が過膨張するため心尖拍動や濁音界が押し下げられることがわかります．しかし，この下方移動は主観的なものであるため，慣れた医師でなければなかなか判断が難しいという問題があります．

　私は"深吸気時の呼吸音の減弱"が最もわかりやすく有用な身体所見だと考えます[7, 8]．いやいや減弱なんてしないよ，という意見もあります[9]．しかし，国立病院機構福岡病院の報告によると，深吸気時には確かにCOPD患者さんでは呼吸音は減弱するのですが，安静呼吸時だとむしろ増強するといわれているくらいなのです（図19）[8]．そのため"深吸気"というのが非常に重要になります．

　というわけで，COPDの患者さんに対して深呼吸を促して聴診していると，「あれ？聴診器の調子が悪いのかな？」と思ってチェストピースを指でトントンと叩いてしまうほど呼吸音が減弱することがあります．呼吸音の減弱は，私はPardeeらの手法を用いています[10]．これは40年も前の論文ですが，非常に重要なことが書かれています．口呼吸で息を吐ききった状態から息を速く深く吸わせることで，可能なかぎり大きな呼吸音を作らせます．Pardeeらは，このような状態でも呼吸音があまり聴取できない場合，聴診器の下には気腫肺があると考えてよいとしています（もちろん気胸ということもありえますが，あくまでCOPDを疑った場合の話です）．Pardeeらの論文では，具体的に胸部の6か所の聴診で，呼吸音が聴取できなければ0点，かろうじて聴取でき

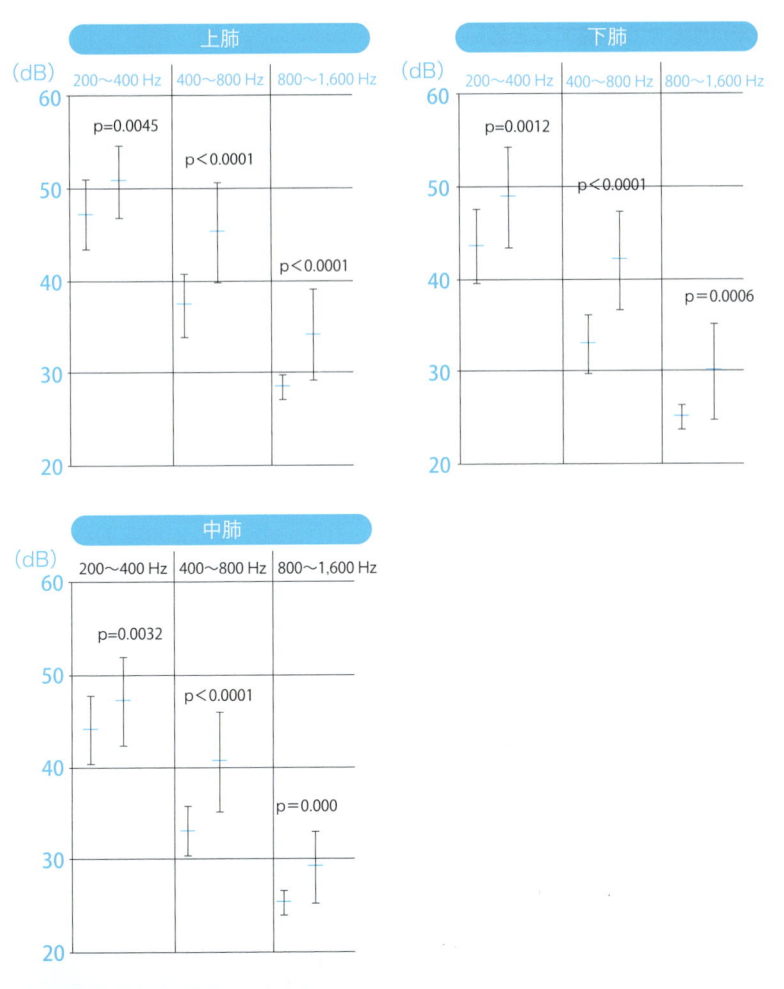

図19 安静吸気時の呼吸音

各呼吸音の左側：健常者，右側：COPD の患者

〔Ishimatsu A, et al: Breath Sound Intensity during Tidal Breathing in COPD Patients. Intern Med 54(10):1183-1191, 2015 より一部改変〕

れば1点，正常より減弱していれば2点，正常に聴取されれば3点，亢進していれば4点，という24点満点の評価を記載しています。6点以下なら1秒量(FEV_1)80%未満であるといえ，22点以上ならFEV_1 80%未満はないといえます。臨床でこの"Pardeeスコア"を用いることはまずありませんが，実

臨床に即した良い論文だと思います。

また，強制呼気（「ハーッ！」と吐いてもらいながら聴診する）は気管支喘息との鑑別に有用なことがあります。そのため，私は患者さんに大きく吸わせたときはその後「ハーッ！」と吐いてもらうようにしています。「フーッ！」よりも「ハーッ！」のほうがよいです。

患者さんに聴診器を当てるときは，通常の呼吸＋大きな呼吸の2パターンを実践してもらうのがよいかもしれませんね。

以上をまとめると，個人的に実臨床で重視している所見は以下に示した項目です。これらがあれば，COPD，少なくとも GOLD II 期以上の COPD を疑います（GOLD I 期はかなり軽症なので身体所見ではわからないことが多いです）。

- るいそう＋樽状胸郭
- 呼吸時における胸鎖乳突筋などの呼吸補助筋の過度な使用
- 呼気延長
- 深吸気時の呼吸音の減弱（聴診器の調子が悪いのかな？　と思うことがあるくらい）

POINT

▶ COPD の視診で有用な所見は，るいそう，樽状胸郭，呼吸補助筋の使用，口すぼめ呼吸，呼気延長である
▶ 浅い呼吸と深い呼吸の2パターンで聴診し，呼吸音が減弱していないか，強制呼気時に気管支喘息様の連続性ラ音が聴取されないか注意する

文献
1) Pauwels RA, et al: Burden and clinical features of chronic obstructive pulmonary disease (COPD). Lancet 364(9434):613-620, 2004
2) Holleman DR Jr, et al: Does the clinical examination predict airflow limitation? JAMA 273(4):313-319, 1995
3) Mattos WL, et al: Accuracy of clinical examination findings in the diagnosis of COPD. J Bras Pneumol 35(5):404-408, 2009
4) Johnston CR 3rd, et al: The Hoover's Sign of Pulmonary Disease: Molecular Basis and Clinical Relevance. Clin Mol Allergy 6:8, 2008

5) García Pachón E: Paradoxical movement of the lateral rib margin(Hoover sign)for detecting obstructive airway disease. Chest 122(2):651-655, 2002
6) García Pachón E, et al: Frequency of Hoover's sign in stable patients with chronic obstructive pulmonary disease. Int J Clin Pract 60(5):514-517, 2006
7) Badgett RG, et al: Can moderate chronic obstructive pulmonary disease be diagnosed by historical and physical findings alone? Am J Med 94(2):188-196, 1993
8) Ishimatsu A, et al: Breath Sound Intensity during Tidal Breathing in COPD Patients. Intern Med 54(10):1183-1191, 2015
9) Schreur HJ, et al: Lung sound intensity in patients with emphysema and in normal subjects at standardised airflows. Thorax 47(9):674-679, 1992
10) Pardee NE, et al: A test of the practical value of estimating breath sound intensity. Breath sounds related to measured ventilatory function. Chest 70(3):341-344, 1976

12 COPDの画像所見はムズカシイ

胸部X線写真では診断できない？

　医師国家試験の勉強をしているとCOPDの胸部X線写真のところには必ずこんなことが書いています。「横隔膜平低化」，「過膨張」，「滴状心」…。胸部X線写真だけでCOPDがあるとわかる人は，こんな本を読まなくてもよいくらいCOPDに精通していると思いますので，もっと難しい英語の教科書を読んでください。私は，胸部X線写真でCOPDの診断をつける自信はありません。「じゃあ呼吸器内科医なんてヤメチマエ！」と言われそうですね。COPD以外にもたくさんの呼吸器疾患を診療しているせいもありますが，COPDは肺炎や肺がんのように明らかに異常陰影がある！と研修医が即座に見抜けるような類の疾患ではないのです。プロの眼でもCOPDを診断できる感度が50％くらいといわれているのが胸部X線写真です。

　私は175 cm，59 kgと，そこそこ痩せ型の34歳です。そんな私の正常の胸部X線写真を研修医に見せてこう言います。「どこか異常があるかな？」と。研修医は見せられた胸部X線写真には必ず異常があると思って読影するクセがあるのでしょう，私のX線写真を見て皆こう言うのです。「肺の過膨張，滴状心があるのでCOPDです」。そう，COPDの胸部X線写真は，実は痩せ型の多くの健常者にも当てはまる所見があるのです（図20）。

　超重症のCOPDの患者さんの場合，教科書的な所見がたくさん観察されますが，通常外来で治療をしている平均的なCOPDの患者さんの胸部X線写真は図21のような感じです。横隔膜は健常者のそれと比較すると確かに平坦化しており，肋骨横隔膜角のエッジがあまり"効いて"いません。心臓は滴状になっており，大動脈弓とほとんど変わらない幅です。なんだか私のX線写真と大して変わりませんね。

　横隔膜平低化・肺過膨張・滴状心というのは，その名のとおり，胸部X線写真上，横隔膜が平低化し水平に近い角度になり（肋骨横隔膜角が比較的"鈍"になります），肺が膨張しているため心臓が比較的小さく見えることを指しま

第 I 部　COPD 概論

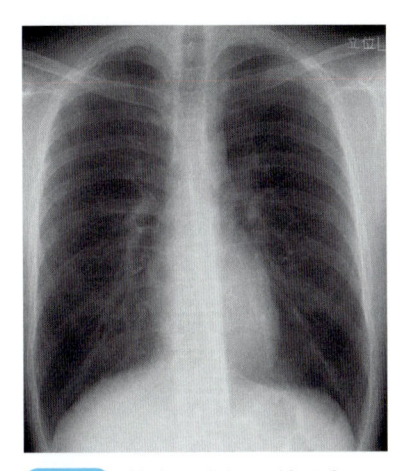

図 20　筆者の胸部 X 線写真
ちなみに肺尖部に胸膜肥厚と粒状影がありますが決して結核ではありません。

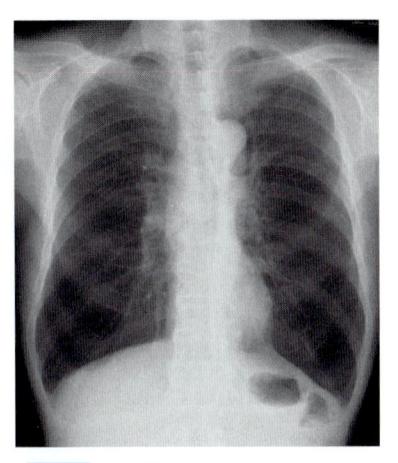

図 21　平均的な COPD 患者の胸部 X 線写真

す。これらは主観的な読影になってしまうため，私のような健常者の胸部 X 線写真であっても，その主観的なアンテナに引っかかってしまうことがあるのです。それゆえ，胸部 X 線写真だけで多くの医師が「これは COPD だ！」と自信をもって言える所見というのはあまり多くないのです。

　そのため，私は COPD を画像的にしっかり診断するのであれば，胸部 HRCT をお薦めします。ただの CT ではなく，高分解能(high resolution)の CT（HRCT）です。ここはお間違えなく。

　もちろん，胸部 X 線写真で COPD を疑えればそれにこしたことはありませんが，COPD 診療に自信のない若手医師の場合，読影力に磨きがかかるまで時間がかかるかもしれません。そのため，胸部 HRCT で気腫の確認をするほうが患者さんにとってメリットが大きいです。そして何より，胸部 CT では COPD で見逃されがちな早期の肺がんの有無を調べることができます。その評価は低線量でも可能です。

胸部 CT は高分解能で！

　COPD のうち，慢性気管支炎型は胸部 CT では診断が難しいと思います。そのため，ここでは COPD のうち肺気腫型の診断を前提に話を進めます。

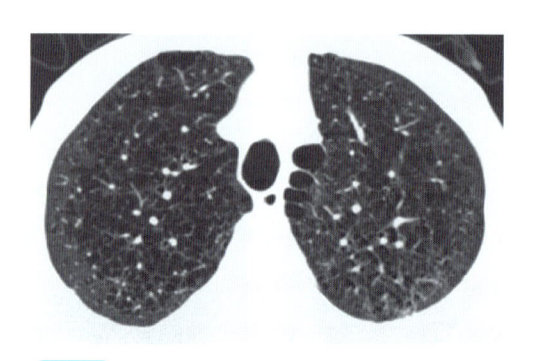

図22 気腫肺
真っ黒な LAA が散在している。

　何度も述べますが，COPD を胸部 CT で診断するなら胸部 HRCT のほうが望ましいです[1〜3]。

　胸部 HRCT で同定される気腫は，LAA（Low Attenuation Area）と呼吸器内科医は呼びます。カンファレンスでは「上葉にエルエーエーがあるね」などといいます。LAA の L は低吸収(low attenuation)という意味を指しますが，「肺はもともと空気で満たされているのだから，正常以上に低吸収(黒)にならないのでは？」と研修医からよく質問を受けます。実は，肺は完全に空気と同じ濃度というわけではありません。細かい血管や細気管支があるため，肺野条件では，真っ黒ではなくややグレイに見えるのです。LAA は気腫肺，つまり肺胞が壊れて空気だけが残っている状態のことですから，真っ黒に見えます。そのため，相対的に LAA は低吸収なのです。LAA は，基本的にブラ(囊胞)や気腫でしか観察されません。COPD の診断を胸部 CT で行う場合は，LAA がたくさんあるかどうかで判断しましょう(図22)。

　HRCT の場合，スライス厚が薄いので気腫肺がくっきり見えるのですが，何も指定しないと厚いスライスで CT を撮影するため気腫肺があるのかどうかよくわからなくなります。たとえば，次の CT 写真のどちらが気腫肺なのか同定しやすいかといえば，断然下側です。上側は 7 mm 厚スライスの胸部 CT，下側は 1 mm 厚スライスの胸部 HRCT です(図23)。そのため，気腫肺を同定したいときは，スライス厚を薄めに指定したほうがよいかもしれません(病院によっては気腫を定量評価してくれる放射線科もあります)。

　さて，気腫の定量評価としては，Goddard のスコアが有名です(表10)[4]。

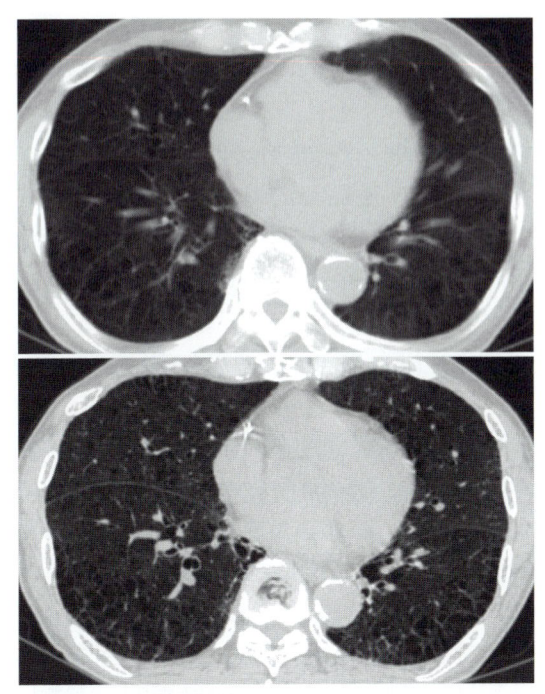

図 23 気腫肺の胸部CT(上：7 mm厚，下：1 mm厚)

表 10 Goddardの視覚的評価法

左右それぞれ上・中・下肺野の計6部位について，視覚的に各肺野の肺気腫病変の程度を5段階に分類

0点：肺気腫病変なし
1点：全肺野の25%未満
2点：全肺野の25%以上50%未満
3点：全肺野の50%以上75%未満
4点：全肺野の75%以上

各肺野の点数を合計(満点：24点)

〔Goddard PR, et al: computed tomography in pulmonary emphysema. Clin Radiol 33(4):379-387, 1982 より〕

通常の胸部CTだと気腫がぼやけてしまうので，HRCTを撮影しなければこの評価はできません．スコアは，24点満点で，高いほど気腫が多いというも

のです。ほかにも気道壁や肺内血管などの細かい画像解析が報告されていますが，日常臨床では COPD に対する画像診断としては胸部 HRCT が有用と考えます。

ただし，CT で気腫肺があっても呼吸機能検査でサルベージできない患者さんが 10 人に 1 人いいます[5]。そのため，呼吸機能検査ができない症例（僻地，気胸例など）では，気腫肺イコール COPD という診断は妥当かどうかわかりません。これは慢性気管支炎型の患者さんではありうる事態です。

実臨床ではさほど重要ではない気腫肺の分類

現在最もコンセンサスのある気腫肺の画像上の分類は，小葉中心性肺気腫（centrilobular emphysema）（細葉中心性と呼ぶこともある），傍隔壁性肺気腫（paraseptal emphysema），汎小葉性肺気腫（panlobular emphysema）（汎細葉性と呼ぶこともある）の 3 分類です（図 24）。読んで字のごとく，気腫肺のある場所によって分類しています。一般的に呼吸器内科で肺気腫と呼んでいるのは，小葉中心性肺気腫であることを覚えておいてください。

小葉中心性肺気腫は，呼吸細気管支の破壊が始まり，上葉を中心とした気腔の拡大が特徴的です。皆さんが頭にイメージしている肺気腫の画像は，おそらくこれでしょう。

傍隔壁性肺気腫は，胸膜直下に LAA が観察される，一風変わった COPD です。後述する蜂巣肺との鑑別が難しいケースもあるので注意しなければなりません。なぜ胸膜直下の肺胞がやられるのかというと，このタイプの肺気腫は，破壊が始まる場所が肺胞管や肺胞嚢という微細なエリアであるためです。

汎小葉性肺気腫は，α$_1$ アンチトリプシン欠損症で典型的とされていますが，通常の COPD の患者さんでも重症化すれば起こりうる肺気腫です。下葉にまで大きく気腫が膨らむものを汎小葉性と呼んでいます。

実はこの 3 つの病態は混在することが多く，また臨床上これらの分類が患者さんのマネジメントに影響しないことから，実用的ではありません（言い切っちゃいました）。MESA COPD 研究によれば，重症になればなるほど小葉中心性肺気腫と汎小葉性肺気腫が増えるとされています[6]。

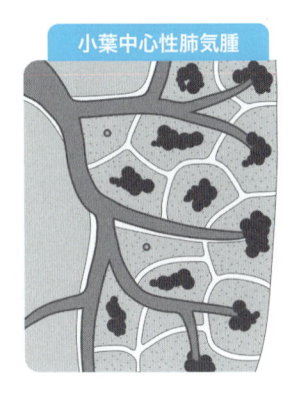

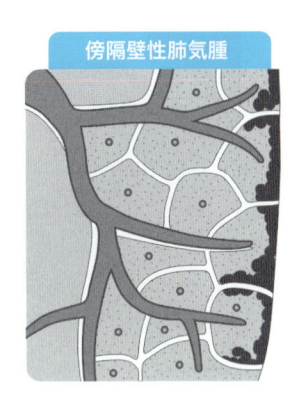

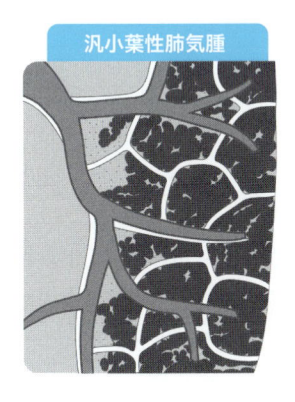

図24 気腫肺の分類

🫁 気腫肺と蜂巣肺が区別できません！

　話は少し変わりますが，特発性肺線維症（IPF）の胸部 HRCT では肺の下葉に蜂巣肺（honeycomb lung）と呼ばれる低吸収の囊胞性病変が多発します（図25）。呼吸器内科を学び始めた方は，気腫肺と蜂巣肺の区別があまりついていないことが多いので，ここでその違いを記載したいと思います。

　気腫肺は，上述したように上葉に多発する囊胞です。喫煙歴があれば確からしさは上がります。一方，蜂巣肺は，上葉ではなく下葉に多発します。重要なのは，気腫肺と違ってやや規則的に囊胞が集簇しているという点です。気腫肺は，上述のようにパターンによっていくらかかたまる傾向はあるもののバラバ

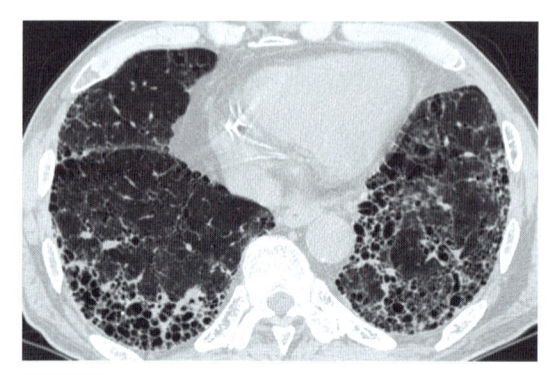

図25 IPFにおける蜂巣肺(honeycomb lung)

ラに存在することが多いです．しかし，蜂巣肺はまず間違いなく病変が集合しています．また，蜂巣肺は気腫肺よりも囊胞の壁がやや厚い(1〜3 mm)ことが特徴です(49ページ参照)．さすがに空洞とまではいいませんが，壁の分厚い囊胞といったイメージをもっておいてもよいでしょう．

話はかなりややこしくなりますが，COPDとIPFが合体したような病態であるCPFE(48ページ)という疾患概念も提唱されており，気腫なのか蜂巣肺なのかよくわからないケースも実臨床でしばしば経験します．

POINT

- 胸部X線写真でCOPDを診断するのは難しい
- 胸部HRCTでLAA（低吸収域）が上葉に多数あれば気腫肺の確からしさは増す
- 傍隔壁性肺気腫の場合，蜂巣肺との鑑別が難しいケースがある

ステップアップCOPD 太極拳がCOPDに効果的？

11の論文を集めたメタアナリシス[7]によれば，運動介入を行わないCOPDの患者さんと比べて，太極拳を呼吸リハビリテーションプログラムの一環として行った群では6分間歩行距離(平均差35.99，95%信頼区間15.63〜56.35，p=0.0005)，SGRQ(平均差−10.02，95%信頼区間−17.59，−2.45，p=0.009)の改善がみられたとされています．

文献

1) Klein JS, et al: High-resolution CT diagnosis of emphysema in symptomatic patients with normal chest radiographs and isolated low diffusing capacity. Radiology 182(3):817-821, 1992
2) Mair G, et al: Computed tomographic emphysema distribution: relationship to clinical features in a cohort of smokers. Eur Respir J 33(3):536-542, 2009
3) Park KJ, et al: Quantitation of emphysema with three-dimensional CT densitometry: comparison with two-dimensional analysis, visual emphysema scores, and pulmonary function test results. Radiology 211(2):541-547, 1999
4) Goddard PR, et al: Computed tomography in pulmonary emphysema. Clin Radiol 33(4):379-387, 1982
5) Lutchmedial SM, et al: How Common Is Airflow Limitation in Patients With Emphysema on CT Scan of the Chest? Chest 148(1):176-184, 2015
6) Smith BM, et al: Pulmonary emphysema subtypes on computed tomography: the MESA COPD study. Am J Med 127(1):94. e7-23, 2014
7) Wu W, et al: Effects of Tai Chi on exercise capacity and health-related quality of life in patients with chronic obstructive pulmonary disease: a systematic review and meta-analysis. Int J Chron Obstruct Pulmon Dis 9:1253-1263, eCollection 2014

13 COPD の予後は？

🫁 たばこを吸っているおじいさんは予後不良

　COPD の患者さんでは呼吸困難感が出現したのち，5 年生存率はおよそ 70%，10 年生存率はおよそ 40% とされています。発症した年齢にもよりますが，表 11 に示した予後不良因子が有名ですので覚えておきましょう[1〜11]。

表 11　COPD の予後不良因子

男性
高齢者
喫煙（特に現喫煙者）
るいそう（BMI 21 以下）
湿性咳嗽を呈している
気道過敏性の存在
運動耐容能の低下（歩行速度や歩行距離の減少）
1 秒量の低下
肺高血圧症の存在
市中肺炎の発症
HIV 感染症の存在
CRP（C 反応性タンパク）上昇
胸部 CT における気腫性病変の存在

〔文献 1〜11 をもとに作成〕

　個人的には高齢者や現喫煙者は予後がきわめて不良と考えています。在宅酸素療法を開始するのも早いです。

🫁 多すぎて困る予後指標
〜BODE スコア，ADO スコア，CODEX インデックス〜

　「ボデ」ではありません。ボードと読みます。COPD の予後推定は，GOLD の ABCD 分類（42 ページ）でもある程度可能ですが，BODE はこれよりも優れ

ています[12]。また1秒量の推移を観察するよりも，優れた予後推定能をもつことで知られています[1]。

BODE というのは，
- B（body mass index；BMI）
- O（obstruction）呼吸機能による気道の閉塞の程度
- D（dyspnea）呼吸困難感
- E（exercise）運動能力

の頭文字をとったものです。具体的なスコアリングは表12のようになっています。

表12　BODE スコア

	0点	1点	2点	3点
1秒率の予測値	65% 以上	50～64%	36～49%	35% 以下
6分間歩行距離	350 m 以上	250～349 m	150～249 m	149 m 以下
mMRC スケール	0～1	2	3	4
BMI	21 以上	21 以下		

表13　BODE スコアと4年生存率

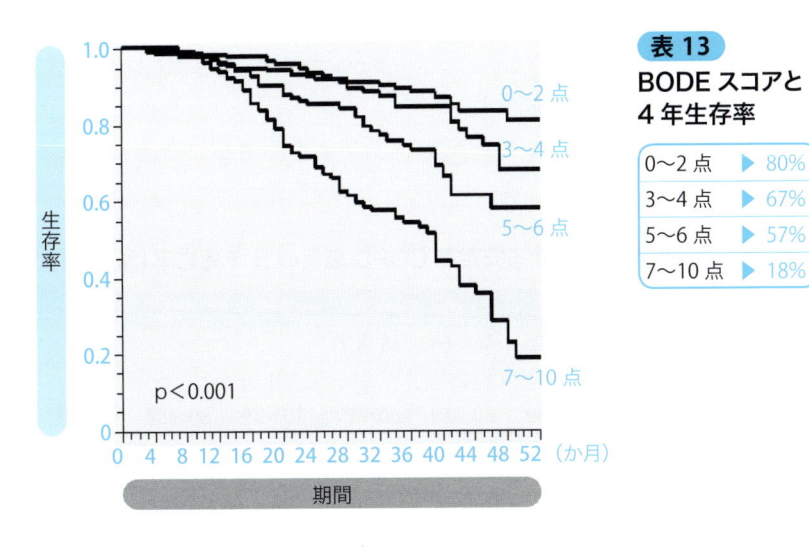

0～2 点	80%
3～4 点	67%
5～6 点	57%
7～10 点	18%

図26　BODE スコアと生存曲線

〔Celli BR, et al: The body-mass index, airflow obstruction, dyspnea, and exercise capacity index in chronic obstructive pulmonary disease. N Engl J Med 350(10):1005-1012, 2004 より〕

最大10点で最少0点です。見たとおり、点数が高いほど重症です。BODEスコアが高いほど、生存曲線は下に移動しているのがわかると思います（図26）[1]。4年生存率は表13のとおりです。

BODEスコアのなかでは呼吸機能検査が最も予後予測能が高いと考えられます。COPDの患者さんでは加齢も相まって年々1秒量が減少していきます[13]。それゆえ、1秒量が少ない高齢者は非常に予後が悪い。

BODEスコアは実はあまり臨床には用いられていません。これはなぜかといいますと、プライマリケアでは6分間歩行試験が簡単にできないからです。また、そこまでしてBODEスコアを算出する意義が乏しいと判断する医師が多いのかもしれません。BODEスコアが上昇するのは進行した重症の患者さんだけで、COPD全体からみれば1〜2割の患者さんしかスコア上昇がみられないことも問題点とされています[14]。

そこで修正BODEスコア[15]やADOスコア（表14）[16]といった新しい予後指標が登場しています。個人的には後者のADOスコアが簡便であるため頻用しています。ADOスコアは、BODEスコアよりもCOPDによる死亡率を正確に予測することができるとされており、現時点でオリジナルのBODEスコアを用いなければならない理由はありません。ADOスコアには、1秒量、mMRCスケール、年齢の3つのパラメータが必要です。呼吸機能検査さえできれば、スコアリングが可能です。

2014年にはBODEスコアやADOスコアよりもさらに有用とされる

表14　ADOスコアによる安定期COPD患者の3年死亡率（%）の目安

	0点	1点	2点	3点	4点	5点
1秒率の予測値（%）	65以上	36〜64	35以下			
mMRCスケール	0〜1	2	3	4		
年齢（歳）	40〜49	50〜59	60〜69	70〜79	80〜89	90以上

	0〜1点	2〜3点	4〜5点	6〜7点	8〜9点
長期COPD患者	10	15	30	45	60
COPD急性増悪入院患者	5	7	10	20	30

〔Puhan MA, et al: Expansion of the prognostic assessment of patients with chronic obstructive pulmonary disease: the updated BODE index and the ADO index. Lancet 374(9691):701-711, 2009を参考に作成〕

表15 CODEX インデックス

		変数	0点	1点	2点	3点
C	Comorbidity（合併症）	Charlson index	0〜4	5〜7	8以上	
O	Obstruction（気道閉塞）	1秒量(%予測値)	65以上	50〜64	36〜49	35以下
D	Dyspnea（呼吸困難感）	mMRC スケール	0〜1	2	3	4
EX	Excerbation（急性増悪）	過去1年の急性増悪の回数	0	1〜2	3以上	

〔Almagro P, et al: Short- and medium-term prognosis in patients hospitalized for COPD exacerbation: the CODEX index. Chest 145(5):972-980, 2014 より〕

CODEX インデックスが提唱されています（表15）[17]。結局 Charlson index も計算しなければならないため，現時点では ADO スコアのほうが使いやすいと考えています。また，Charlson index そのものが古い指標であり[18]，なんだかちぐはぐな印象を受けてしまいます。CODEX インデックスが5点以上の場合，4点以下と比べて3か月，1年時点で生存率が低くなると報告されています（図27）[17]。

時代とともにさまざまなスコアが出てくると思いますが，私はその中から簡便かつ有用なスコアを使おうと考えています。現時点で登場している予後推定スコアを表16 にまとめてみました。「オイオイ。どれを使えばいいんだ…」と悩んでしまいそうなくらいありますね。状況によって使い分けるべきだとする意見もありますが，あまりにも混沌としすぎているためか，GOLD もこれらの使用を積極的には推奨していないようです。

スコアリングが煩雑だなと思われる方は，以下のように覚えてもらってよいと思います。

GOLD I 期では3年死亡率は健常者と大して変わらない，GOLD II 期は3年死亡率が10%くらい，GOLD III 期は3年死亡率が15%くらい，GOLD IV 期は3年死亡率が25%くらい。1年間の急性増悪率はどの群でも1%くらい。

GOLD ガイドラインも，(A)〜(D)の分類については推奨していますが，これらの予後推定スコアはどれが良いとは言及していません[24]。

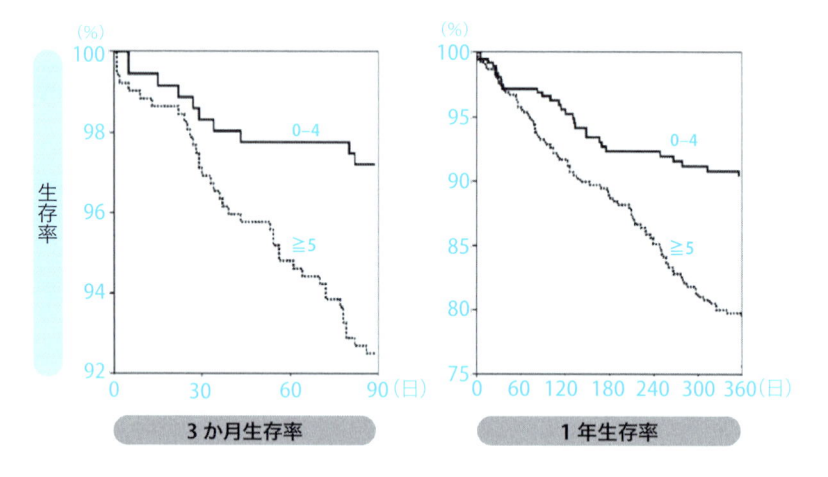

図 27 CODEX インデックスと生存率

〔Almagro P, et al: Short- and medium-term prognosis in patients hospitalized for COPD exacerbation: the CODEX index. Chest 145(5):972-980, 2014 より〕

表 16 BODE から派生した COPD の予後推定スコア

スコア	構成
BODE[1]	BMI, 1秒量, mMRC, 6分間歩行距離
mBODE[19]	BMI, 1秒量, mMRC, 最高酸素摂取量
eBODE[20]	BMI, 1秒量, mMRC, 6分間歩行距離, 急性増悪率
BODEx[21]	BMI, 1秒量, mMRC, 急性増悪率
inflammatory BODE[22]	BODE, 炎症性バイオマーカー, 年齢, 入院歴
ADO[16]	年齢, mMRC, 1秒量
DOSE[23]	mMRC, 1秒量, 喫煙歴, 急性増悪率
CODEX[17]	合併症, 1秒量, mMRC, 急性増悪率

たばこは10年寿命を縮める

　喫煙者のなかには途中で禁煙する人が多く，また喫煙年数によっても平均寿命が異なることは明らかですが，一般的に喫煙者と非喫煙者の平均寿命の差は約10年といわれています。今から60年以上前に始まった日本の寿命調査に参加した6万人以上の男女のプロスペクティブなコホート研究によれば，喫

煙者の平均寿命は非喫煙者に比べて男性で 8 年，女性で 10 年短かったとされています[25]。

　禁煙の効果については，35 歳より前に禁煙することでさまざまなリスクを回避でき，禁煙後 10～15 年で死亡リスクが非喫煙者とほぼ同じレベルに戻るとされています。禁煙を開始する年齢にもよりますが，禁煙によっておよそ平均寿命は男性で 1.8 年，女性で 0.6 年くらい延びるとされています[26]。

POINT

▶ 男性，高齢者，現喫煙者は主要な COPD 予後不良因子である
▶ 予後推定スコアは混沌としており，推奨されているものはない
▶ 喫煙によって寿命は約 10 年短くなるとされている

文献

1) Celli BR, et al: The body-mass index, airflow obstruction, dyspnea, and exercise capacity index in chronic obstructive pulmonary disease. N Engl J Med 350(10):1005-1012, 2004
2) Heffner JE, et al: COPD performance measures: missing opportunities for improving care. Chest 137(5):1181-1189, 2010
3) Hospers JJ, et al: Histamine airway hyper-responsiveness and mortality from chronic obstructive pulmonary disease: a cohort study. Lancet 356(9238):1313-1317, 2000
4) Wilkinson TM, et al: Airway bacterial load and FEV1 decline in patients with chronic obstructive pulmonary disease. Am J Respir Crit Care Med 167(8):1090-1095, 2003
5) Diaz PT, et al: Increased susceptibility to pulmonary emphysema among HIV-seropositive smokers. Ann Intern Med 132(5):369-372, 2000
6) Dahl M, et al: C-reactive protein as a predictor of prognosis in chronic obstructive pulmonary disease. Am J Respir Crit Care Med 175(3):250-255, 2007
7) de Torres JP, et al: Sex differences in mortality in patients with COPD. Eur Respir J 33(3):528-535, 2009
8) Haruna A, et al: CT scan findings of emphysema predict mortality in COPD. Chest 138(3):635-640, 2010
9) Gómez-Junyent J, et al: Clinical features, etiology and outcomes of community-acquired pneumonia in patients with chronic obstructive pulmonary disease. PLoS One 9(8):e105854, 2014
10) Lindberg A, et al: Subjects with COPD and productive cough have an increased risk for exacerbations and death. Respir Med 109(1):88-95, 2015
11) Karpman C, et al: Gait speed as a measure of functional status in COPD patients. Int J Chron Obstruct Pulmon Dis 9:1315-1320, 2014
12) de Torres JP, et al: Prognostic evaluation of COPD patients: GOLD 2011 versus BODE and the COPD comorbidity index COTE. Thorax 69(9):799-804, 2014
13) Vestbo J, et al: Changes in forced expiratory volume in 1 second over time in COPD. N Engl J Med 365(13):1184-1192, 2011
14) Casanova C, et al: The progression of chronic obstructive pulmonary disease is het-

erogeneous: the experience of the BODE cohort. Am J Respir Crit Care Med 184(9):1015-1021, 2011

15) Martinez FJ, et al: Longitudinal change in the BODE index predicts mortality in severe emphysema. Am J Respir Crit Care Med 178(5):491-499, 2008

16) Puhan MA, et al: Expansion of the prognostic assessment of patients with chronic obstructive pulmonary disease: the updated BODE index and the ADO index. Lancet 374(9691):704-711, 2009

17) Almagro P, et al: Short- and medium-term prognosis in patients hospitalized for COPD exacerbation: the CODEX index. Chest 145(5):972-980, 2014

18) Charlson ME, et al: A new method of classifying prognostic comorbidity in longitudinal studies: development and validation. J Chronic Dis 40(5):373-383, 1987

19) Cote CG, et al: The modified BODE index: validation with mortality in COPD. Eur Respir J 32(5):1269-1274, 2008

20) Soler-Cataluña JJ, et al: Severe exacerbations and BODE index: two independent risk factors for death in male COPD patients. Respir Med 103(5):692-699, 2009

21) Marin JM, et al: Multicomponent indices to predict survival in COPD: the COCOMICS study. Eur Respir J 42(2):323-332, 2013

22) Celli BR, et al: Inflammatory biomarkers improve clinical prediction of mortality in chronic obstructive pulmonary disease. Am J Respir Crit Care Med 185(10):1065-1072, 2012

23) Jones RC, et al: Derivation and validation of a composite index of severity in chronic obstructive pulmonary disease: the DOSE Index. Am J Respir Crit Care Med 180(12):1189-1195, 2009

24) Global Strategy for Diagnosis, Management, and Prevention of COPD-2016. December 2015
(http://www.goldcopd.org/uploads/users/files/GOLD_Report%202016.pdf)

25) Sakata R, et al: Impact of smoking on mortality and life expectancy in Japanese smokers: a prospective cohort study. BMJ 345:e7093, 2012

26) 渋谷健司:我が国の保健医療制度に関する包括的実証研究. 厚生労働省 政策科学総合研究事業（政策科学推進研究事業）, 2011

第II部

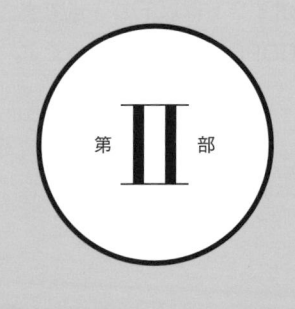

COPDの治療

A COPDの安定期治療

1 ガイドライン上の治療手順を知っておこう

　日本でCOPDを診療する以上，日本呼吸器学会の『COPD診断と治療のためのガイドライン第4版』の内容を理解しておく必要があります(**図1**)[1]。ぜひとも覚えてもらいたいポイントは以下の3点です。禁煙＋吸入治療開始，というパターンが最も多いCOPDの診療スタイルです。

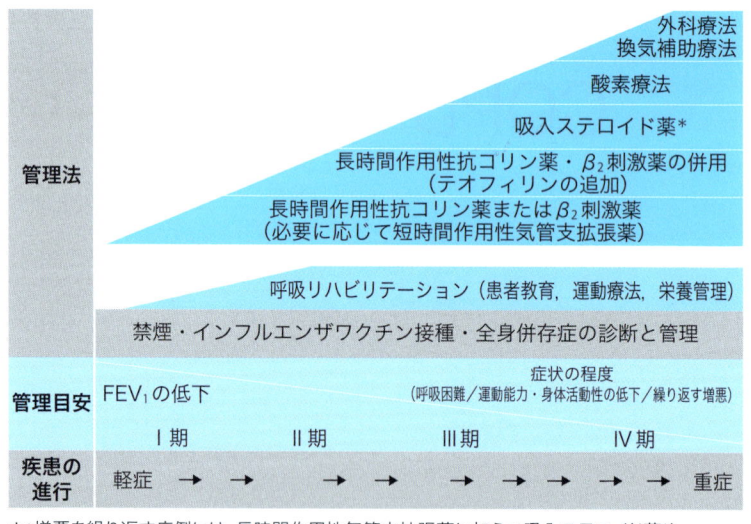

管理法					外科療法 換気補助療法
					酸素療法
					吸入ステロイド薬*
				長時間作用性抗コリン薬・β_2刺激薬の併用 (テオフィリンの追加)	
			長時間作用性抗コリン薬またはβ_2刺激薬 (必要に応じて短時間作用性気管支拡張薬)		
	呼吸リハビリテーション（患者教育，運動療法，栄養管理）				
	禁煙・インフルエンザワクチン接種・全身併存症の診断と管理				
管理目安	FEV_1の低下		症状の程度 (呼吸困難／運動能力・身体活動性の低下／繰り返す増悪)		
	Ⅰ期	Ⅱ期	Ⅲ期	Ⅳ期	
疾患の進行	軽症 → →	→ →	→ →	→ → 重症	

＊：増悪を繰り返す症例には，長時間作用性気管支拡張薬に加えて吸入ステロイド薬や喀痰調整薬の追加を考慮する．

図1　安定期COPDの管理
〔日本呼吸器学会COPDガイドライン第4版作成委員会（編）: COPD診断と治療のためのガイドライン. 第4版, p.64, メディカルレビュー社, 2013より〕

第 II 部　COPD の治療

- 治療は禁煙第一！
- 薬物治療は長時間作用性抗コリン薬（LAMA）か長時間作用性 β_2 刺激薬（LABA）のいずれかを用いるが，日本では LAMA 単独使用例が多い
- 吸入ステロイド薬（ICS）あるいは ICS を含む合剤は，LAMA あるいは LABA でコントロールができない場合にのみ用いる

　早期からの呼吸リハビリテーションも推奨されているのですが，日本では外来リハビリテーションが難しいという実状もあって，なかなか早期に導入・維持ができないという問題点があります。
　ガイドラインに基づく安定期 COPD の管理アルゴリズムは図 2[1]のように

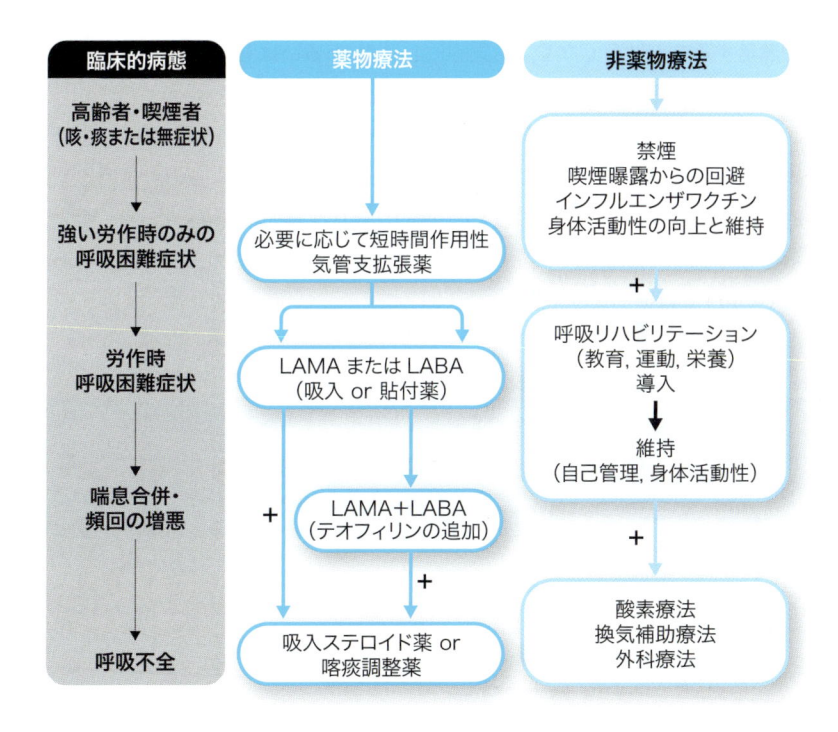

LAMA：長時間作用性抗コリン薬, LABA：長時間作用性 β_2 刺激薬, ＋：加えて行う治療

図 2　安定期 COPD の管理アルゴリズム
〔日本呼吸器学会 COPD ガイドライン第 4 版作成委員会（編）: COPD 診断と治療のためのガイドライン. 第 4 版, p.65, メディカルレビュー社, 2013 より〕

表1 重症度分類，病期別の治療

重症度分類	特徴	病期	治療（第一選択）	治療（第二選択）
A	リスク低 症状レベル低	GOLD I〜II	SAMA頓用または SABA頓用	LAMAまたはLABAまたは SAMA/SABA
B	リスク低 症状レベル高		LAMAまたはLABA	LAMA/LABA
C	リスク高 症状レベル低	GOLD III〜IV	LAMAまたはLABA	ICS/LABAまたは LAMA/LABA
D	リスク高 症状レベル高		LAMAまたはLABA またはLAMA/LABA	ICS＋LAMAまたは ICS＋LAMA/LABAなど

* 一部個人的な意見も含む

なります。発作時の短時間作用性気管支拡張薬の導入を行うこともありますが，息切れ（Dyspnea On Exertion；DOE）があって来院する患者さんがこれだけで満足することは多くなく，結果的にLAMAあるいはLABAといった長時間作用性の吸入薬が導入されることがほとんどです。

重症度分類，病期別の治療をまとめると，**表1**のようになります（一部に個人的な意見を含みます）。ただし，私はSAMA頓用またはSABA頓用は個人的にはあまり有効と考えておらず（長期的な症状改善効果がないため），吸入治療としてLAMA単剤でスタートすることが多いです。また，私はICSもあまりCOPDでは使いません。

POINT

▶ 安定期COPDの管理アルゴリズムを理解する
▶ COPDの治療は，禁煙，LAMAあるいはLABAの吸入で始まることが多い

文献
1) 日本呼吸器学会COPDガイドライン第4版作成委員会（編）：COPD診断と治療のためのガイドライン．第4版，メディカルレビュー社，2013

2 禁煙と禁煙補助薬

なかなか達成できない禁煙

　「COPDの治療法は何ですか」と質問すると，「LAMAです！」と元気よく返答してくれる研修医は多いです。しかし，一番の治療は何かと問われれば，私なら迷わず「禁煙です！」と答えるでしょう。禁煙は治療というよりも，むしろ薬物治療を行うための絶対条件と考えています。たばこを吸いながらCOPDの薬物治療を行うのは，医師としては到底容認できません。家族でドライブに行こう，忘れ物はない，さあ出発だ！という矢先に車を持っていないことに気づくくらい，本末転倒なことです。

　というわけで，COPDの患者さんには何が何でも禁煙してもらいましょう（COPDに限らずすべての疾患でそうあるべきですが）。医療従事者のなかにも喫煙している人は多数いますが，すべてのヘルスプロフェッショナルは喫煙すべきではないと日本のガイドラインに明記されています[1]。自分の将来の健康へ投資するつもりで，これから先の人生たばこだけは吸わないと私は心に決めています。かく言う私も，若かりし頃にヤンチャしていた時代がありまして，一時期たばこをくわえて恰好つけていたことは時効にさせてください…。

なぜ禁煙しなければならないの？

　では，なぜ禁煙が必要なのでしょう。「たばこは身体に悪いんだから，禁煙が大事なのは当たり前じゃん！」というのは子どもでもわかる理由なので，この際ですから禁煙がもたらす利益について考えてみましょう。

　日本のガイドライン[1]では，「禁煙はCOPDの発症リスクを減少させ，進行を抑制する最も効果的で経済的な方法である」と記載されています。まさにザ・正論。万有引力の法則に匹敵するくらい，反論の余地はありません。

　COPD急性増悪の分類を提唱したことで呼吸器内科医にとってそこそこ有名なAnthonisen医師の論文によれば，喫煙し続けたCOPD患者さんの年間

の 1 秒量減少は，禁煙した COPD 患者さんのおよそ 2 倍だったそうです（男性：66.1 mL/年 vs 30.2 mL/年，女性：54.2 mL/年 vs 21.5 mL/年）[2]。数値にしてみれば数十 mL なので，大したことないと思われる人もいるかもしれませんが，これが経年的に蓄積していくのであれば結構な差が出てきます。ちりも積もればナンとやら。

　Anthonisen 医師は禁煙の重要性も訴えており，別の論文で禁煙による長期死亡率の低下についても報告しています[3]。成人になってから喫煙をした人が，30 代，40 代，50 代で禁煙すると余命がそれぞれ 10 年，9 年，6 年延びるとされており[4]，若ければ若いほど禁煙する意義があることがわかります。寿命を延ばすためには禁煙は必須条件です。逆にいえば，喫煙し続けるほど寿命は短くなります。ただし，重症の COPD の患者さんに対して，禁煙が本当に有効なのか（治療が間に合うのかどうか）というのはまだエビデンスがないことを付け加えておかねばなりません。これは現時点でも未解決のリサーチクエスチョンです[5]。

　ところで，最近は喫煙スペースすらなくなってしまい，たばこ族の方々は肩身の狭い思いをしているのではないでしょうか。これは「受動喫煙＝悪」という，やはり反論の余地のない圧倒的な正論が立ちはだかっているからです。受動喫煙によって，周囲にも COPD のリスクを広めます。非喫煙者において，自宅や職場で受動喫煙にさらされている人は，COPD の頻度が 2 倍に増えるとされています[6,7]。そのため，自分の周りの人たちの健康被害を減らすためにも禁煙はとても重要なのです。

　以上をまとめると，自分だけでなく周囲の人も含めて COPD を発症させるリスクを減らし，なおかつ COPD の患者さんでは 1 秒量の経年的減少を食い止めるために禁煙を行う必要があるのです。ひいてはそれが健康寿命の延長につながります。

禁煙外来に通う条件

　禁煙治療では禁煙補助薬を使用することがあります。禁煙外来の 5 条件をすべて満たした場合，一定期間の禁煙治療の受診に保険が使えます。12 週間の治療で 2 万円以内に収まります（12,000〜19,000 円）。

1) 直ちに禁煙しようと考えていること
2) タバコ依存症スクリーニング (The Tobacco Dependence Screener ; TDS) によりニコチン依存症と診断 (TDS が5点以上) されていること
3) Brinkman index（ブリンクマン指数：1日の喫煙本数×年数）が200以上であること*
   *2016年2月時点の情報では，Brinkman index が保険適用の要件となるのは今後35歳以上とし，34歳以下は指数と無関係に保険の範囲とする見込み。
4) 禁煙治療を受けることを文書により同意していること
5) 1年以内に健康保険を使って禁煙治療を受けていないこと

外来で TDS を問診することが重要です。TDS は，東京ディズニーシーじゃありません。タバコ依存症スクリーニングです。TDS は**表2**のとおりです[8]。

表2 タバコ依存症スクリーニング (TDS)

1	自分が吸うつもりよりも，ずっと多くタバコを吸ってしまうことがありましたか
2	禁煙や本数を減らそうと試みてできなかったことがありましたか
3	禁煙したり本数を減らそうとしたとき，タバコがほしくてほしくてたまらなくなることがありましたか
4	禁煙したり本数を減らそうとしたとき，次のどれかがありましたか（イライラ，神経質，落ちつかない，集中しにくい，憂うつ，頭痛，眠気，胃のむかつき，脈が遅い，手のふるえ，食欲または体重増加）
5	上の症状を消すために，またタバコを吸い始めることがありましたか
6	重い病気にかかって，タバコは良くないとわかっているのに吸うことがありましたか
7	タバコのために健康問題が起きているとわかっていても吸うことがありましたか
8	タバコのために精神的問題が起きているとわかっていても吸うことがありましたか
9	自分はタバコに依存していると感じることがありましたか
10	タバコが吸えないような仕事や付き合いを避けることが何度かありましたか

「はい」(1点)，「いいえ」(0点)で回答を求める。
「該当しない」場合(質問4で，禁煙したり本数を減らそうとしたことがないなど)には0点を与える。
〔Kawakami N, et al: Development of a screening questionnaire for tobacco/ nicotine dependence according to ICD-10, DSM-III-R, DSN-IV. Addict Behav 24(2): 155-166, 1999 より〕

合計5点以上の場合，タバコ依存症である可能性が80%くらいとされています。また，得点が高い人ほど禁煙成功の確率が低い傾向にあります。

禁煙補助薬のチャンピオンはチャンピックス®

禁煙の治療としては，カウンセリング＋薬物療法という，日本の禁煙外来で行われている治療スタイルが最も効果的であると報告されています[9]。ただ，禁煙治療のカウンセリングをどういった手法で行えばよいのか，研究グループによって意見が分かれているのは事実です[5]。

禁煙の薬物療法は，イコール禁煙補助薬です。禁煙補助薬にはいくつか種類がありますが（**表3**），禁煙外来で使用する保険適用のある禁煙補助薬はニコチンパッチとバレニクリンの2種類です。貼付剤と錠剤なのでそれぞれ特徴が

表3 禁煙補助薬の種類と特徴

	ニコチンパッチ		バレニクリン	ニコチンガム
商品名	ニコチネル® TTS	ニコチネル®パッチ ニコレット®パッチ シガノン®CQ	チャンピックス®	ニコレット® ニコチネル®
入手	病院	薬局・薬店	病院	薬局・薬店
保険適用	あり	なし	あり	なし
使用期間	8週間	8週間	12週間	3か月
特徴	・使用法が簡単 ・安定した血中濃度が維持できる ・皮膚からニコチンを吸収させることで，禁煙時のニコチン離脱症状を緩和できる ・使用開始と同時に禁煙を始める ・食欲抑制効果があり，体重増加の軽減が期待できる ・汗をよくかく人，皮膚疾患のある患者に使いにくい ・貼付場所を毎日変える ・不眠や悪夢を訴えることがある		・使用法が簡単 ・ニコチンを含まない ・ニコチン受容体に働きかけ，禁煙時のニコチン離脱症状を抑えるほか，喫煙による満足感を抑制する ・最初の1週間は喫煙してもよい ・循環器疾患患者にも使用できる ・突然の喫煙欲求に対処できない ・嘔気，頭痛，不眠，異夢などの副作用がある	・使用法が難しい ・口腔粘膜からニコチンを吸収させることで禁煙時のニコチン離脱症状を緩和できる ・ニコチンパッチと比較して血中濃度の上昇が早いため，突然の喫煙欲求に対処できる ・喫煙を完全に中止してから使用する ・食欲抑制効果があり，体重増加の軽減が期待できる ・嘔気や咽頭刺激などがある ・口腔内が酸性のときは吸収が悪い ・歯の状態や職業によっては使用しにくい場合がある

表4 ニコチン置換療法

ニコチネル® TTS	1日1枚貼付。最初の4週間はTTS 30、次の2週間はTTS 20、最後の2～4週間はTTS 10を使用。24時間貼付。
シガノン® CQ	1日1枚貼付。最初の6週間はCQ1、パッチ20、次の2週間はCQ2、パッチ10を使用。就寝中は貼付しない。
ニコチネル® パッチ	1日1枚貼付。最初の6週間はCQ1、パッチ20、次の2週間はCQ2、パッチ10を使用。就寝中は貼付しない。
ニコレット® パッチ	1日1枚貼付。最初の6週間はパッチ1、次の2週間はパッチ2、次の2週間はパッチ3を使用。就寝中は貼付しない。

異なりますが、効果はさほど変わりません。いくぶんバレニクリンのほうが勝る、といったところでしょうか。そのため、禁煙補助薬のチャンピオンはその名のとおりチャンピックス®なのです。

本書はCOPDの本なので、禁煙補助薬についてはちょっと触れておくくらいにしておきます。詳しい手順や治療についてはその他の書籍を参照してください。

日本の禁煙外来で最も使用されている禁煙補助薬はバレニクリンですが、運転中の交通事故が報告されているため、運転に従事する患者さんへは使用しないほうがよいでしょう。また、抑うつ症状がある患者さんにもバレニクリンは避けるべきです[10]。ニコチン置換療法もうつ病のある患者には用いるべきではありませんが、ニコチネル®TTSは医師の診断に基づいて適正に処方されるという観点から、うつ病に対して規制は設けられていません。

ニコチン置換療法(**表4**)では、ニコチネル®TTSが最も使用されています。TTS 30、TTS 20、TTS 10の順番に使用するのですが、結構ややこしいです。薬局に置いているシガノン®CQ、ニコチネル®パッチ、ニコレット®パッチも、期間によって使用量が変わりますが、就寝中に使用しないというややこしい条件つきです。アドヒアランスと難易度を考えると、禁煙外来で処方してもらうほうが安全だと思います。

チャンピックス®の使用法も結構難しく、1～3日目は0.5 mg錠を1錠 分1、4～7日目は0.5 mg錠を2錠 分2、8日目以降は1 mg錠を2錠 分2、というなかなか煩雑な処方をしなければなりません(**図3**)。治療期間は12週間です。12週間を超えて服用することもできますが、ニコチン依存症管理料は算定できませんので医療従事者の方々は注意してください。

チャンピックス®は、禁煙補助薬として海外では定評のあるブプロピオンよ

標準的な使用法

1週 禁煙の開始予定日を決め、その1週間前から服用
- 1〜3日目：0.5 mg 錠／1日1回 ▶食後（朝昼夕は問わない）
- 4〜7日目：0.5 mg 錠／1日2回 ▶朝・夕食後

2週 8日目に禁煙を開始
- 8日目〜：1 mg 錠／1日2回 ▶朝・夕食後

12週 禁煙に成功した場合、必要に応じてさらに12週間延長して投与できる

図3 チャンピックス® の処方例

りも効果が高いとされており[11, 12]、禁煙補助薬の第一選択となっています。

最近は2種類の禁煙補助薬を併用する手法も注目されています。

減煙には効果があるのか

減塩ならぬ"減煙"。「一気にやめないとダメですよ、たばこは」と禁煙外来で諭される患者さんも多いと思いますが、本当に減煙はダメなのでしょうか。

実は、どうしても喫煙をやめられない患者さんに対する減煙には、一定の効果があるのではないかと考える研究グループもあります。たとえば、減煙は呼吸器症状を改善させる効果[13]や将来的な禁煙達成の可能性を向上させる効果[14]があるのではないかという報告があります。呼吸機能検査上の改善がみられたり、生存期間が延長したりするわけではありませんが、将来的には減煙も良いではないか、という流れになる……かもしれません。結論は、これからの研究で明らかになるでしょう[5]。

POINT

- ▶ COPDの最も重要な治療は禁煙である
- ▶ 禁煙補助薬による禁煙治療が受けられるのは条件を満たした患者のみである
- ▶ 日本で使用できる禁煙補助薬のなかではバレニクリン(チャンピックス®)が最も有効とされている

ステップアップCOPD 電子たばこで禁煙できる？

　Wikipediaによれば，電子たばこは「電熱線で液体を加熱して発生させた少量の蒸気を吸引する，たばこに似せた吸引器である」と書かれています。よく誤解を受けるのですが，禁煙パイポとは別物です。禁煙パイポは禁煙治療としてマルマンが発売している商品です。電子たばこは禁煙パイポとは異なり，ニコチンを含んだもので，健康に対しては悪いものであるという点は断言しておきたいと思います。ホルムアルデヒドを含む商品もあるため，健康への懸念がどのくらいかわかっていない現状では決して手を出すべきではないと私は考えます。

　アメリカ胸部学会（ATS）/ヨーロッパ呼吸器学会（ERS）から電子たばこに対するステートメント[15]が出ていますが，業者からの反論が怖いのか，実はそこまで否定的な文章を書いていません。2015年のリサーチクエスチョンステートメント[5]では，電子たばこに関する研究が少なく，安全性の評価がされていない現状でこれほど広まっていることは問題であると書かれています。

　電子たばこの使用によってたばこの本数が減った！ とする報告もありますが，禁煙の障害になっているニコチン依存が治っているのかどうかよくわからないうえ，ニコチンを含む電子たばこもザラにあるので，安易に禁煙目的に使用しないほうがよいでしょうね[16,17]。ただし，有害物質の少ない電子たばこに限れば，良い報告もあります。そのため，イギリスでは製品を絞って認可していく見通しです。

文献

1) 日本呼吸器学会COPDガイドライン第4版作成委員会（編）：COPD診断と治療のためのガイドライン. 第4版, p.59, メディカルレビュー社, 2013
2) Anthonisen NR, et al: Smoking and lung function of Lung Health Study participants after 11 years. Am J Respir Crit Care Med 166(5): 675-679, 2002
3) Anthonisen NR, et al: The effects of a smoking cessation intervention on 14.5-year mortality: a randomized clinical trial. Ann Intern Med 142(4): 233-239, 2005
4) Jha P, et al: Global effects of smoking, of quitting, and of taxing tobacco. N Engl J Med 370(1): 60-68, 2014
5) Celli BR, et al: An Official American Thoracic Society/European Respiratory Society Statement: Research questions in chronic obstructive pulmonary disease. Am J Respir Crit Care Med 191(7): e4-e27, 2015/Eur Respir J 45(4): 879-905, 2015

6) Hagstad S, et al: Passive smoking exposure is associated with increased risk of COPD in never smokers. Chest 145(6): 1298-1304, 2014
7) Yin P, et al: Passive smoking exposure and risk of COPD among adults in China: the Guangzhou Biobank Cohort Study. Lancet 370(9589): 751-757, 2007
8) Kawakami N, et al: Development of a screening questionnaire for tobacco/nicotine dependence according to ICD-10, DSM-III-R, DSM-IV. Addict Behav 24(2): 155-166, 1999
9) Warnier MJ, et al: Smoking cessation strategies in patients with COPD. Eur Respir J 41(3): 727-734, 2013
10) Moore TJ, et al: Suicidal behavior and depression in smoking cessation treatments. PLoS One 6(11): e27016, 2011
11) Gonzales D, et al: Varenicline, an alpha4beta2 nicotinic acetylcholine receptor partial agonist, vs sustained-release bupropion and placebo for smoking cessation: a randomized controlled trial. JAMA 296(1): 47-55, 2006
12) Jorenby DE, et al: Efficacy of varenicline, an alpha4beta2 nicotinic acetylcholine receptor partial agonist, vs placebo or sustained-release bupropion for smoking cessation: a randomized controlled trial. JAMA 296(1): 56-63, 2006
13) Buist AS, et al: The effect of smoking cessation and modification on lung function. Am Rev Respir Dis 114(1): 115-122, 1976
14) Hughes JR, et al: Does smoking reduction increase future cessation and decrease disease risk? A qualitative review. Nicotine Tob Res 8(6): 739-749, 2006
15) Schraufnagel DE, et al: Electronic cigarettes. A position statement of the forum of international respiratory societies. Am J Respir Crit Care Med 190(6): 611-618, 2014
16) Kralikova E, et al: Do e-cigarettes have the potential to compete with conventional cigarettes?: a survey of conventional cigarette smokers' experiences with e-cigarettes. Chest 144(5):1609-1614, 2013
17) Kalkhoran S, et al: E-cigarettes and smoking cessation in real-world and clinical settings: a systematic review and meta-analysis. Lancet Respir Med. 2016 Jan 14. doi: http//dx.doi.org/10.1016.S/2213-2600(15)00521-4. [Epub ahead of print]

第II部 COPDの治療

3 吸入薬まとめ
～まずはどんな薬剤があるのか知っておこう～

🫁 COPDの吸入薬ツートップ，LAMAとLABA

　まず，現時点でCOPDに使用できる吸入薬を「吸入長時間作用性抗コリン薬(LAMA)」，「吸入長時間作用性β_2刺激薬(LABA)」，「LAMA/LABA」，「吸入ステロイド薬(ICS)」，「ICS/LABA」，「短時間作用性β_2刺激薬(SABA)」の順にまとめてみましょう。この中で最もエビデンスが豊富で安全かつ世界中で汎用されているのは，LAMA単剤です。ガイドライン上はLAMAとLABAは同等と位置づけられていますが[1]，私がCOPDの長期管理薬(コントローラー)として使用する吸入薬は圧倒的にLAMAが多いです。治療薬の使用については私の個人的な意見も含まれていますので注意してください。

　私はサッカーにそこまで詳しくないのですが，サッカーにたとえてみると以下のような感じです。スミマセン，これ以外にたとえが思いつかなかったのです。

LAMA	…………	ホンダ選手
LABA	…………	カガワ選手
LAMA/LABA	…………	ホンダ選手＋カガワ選手(最強ツートップ)
ICS	…………	控え選手
ICS/LABA	…………	控え選手＋カガワ選手
SABA	…………	サッカー好きの若者

　LAMAをはぐれメタル，LABAをメタルスライムにして…いや，LAMAをキン肉マン，LABAをテリーマンにして…とかいろいろたとえを考えてみたのですが，しっくりくるものがなかったのです。この本が皆さんに読まれている頃にこれらの有名サッカー選手が引退していないことを祈ります。見てわかるとおり，サッカーでいうところのツートップはLAMAとLABAですね。サッカーに詳しくない人もホンダ選手とカガワ選手という名前を聞けば，顔が

思い浮かぶのではないでしょうか（一応この2人は架空のサッカー選手と設定しておきます）。

🫁 最初から最強のサムライブルーで治療しなくてよい

　COPDの患者さんには軽症から重症の方までたくさんいます。COPDの治療がサッカーの試合だとしたら，練習試合から国際試合までのすべて，LAMA/LABA（ホンダ選手＋カガワ選手）のツートップをもってくる必要はありません。アマチュア選手との交流試合程度であれば，前線はLAMA（ホンダ選手）だけでも十分に戦えます。そう，すべてのCOPDにおいて最強の治療であるサムライブルーは必要ないのです。一般的なCOPDの治療では，まずLAMAかLABAの単剤でよいとされていますので，ホンダ選手かカガワ選手のいずれかを起用すれば問題ありません。

🫁 LAMA（表5）（→109ページ）

　サッカー選手にたとえると，ホンダ選手です。最前線で活躍するプレイヤーですね。短時間作用性の抗コリン薬をSAMAといいますが，COPDの長期管理薬でSAMAを使用するエビデンスはさほど多くなく，現実的にはLAMAを用いることが多いです。表5にはSAMAとLAMAの両方を掲載しておきます。各LAMAのエビデンスは後述します。SAMAは発作時にSABAとともに使用されることがあります。

🫁 LABA（表6）（→129ページ）

　サッカー選手にたとえるとカガワ選手です。ホンダ選手と比べても遜色のない最前線プレイヤーです。LABA単剤でCOPDをコントロールすることは個人的にはあまり多くありませんが，上述したようにLAMAと同等のパワーを有する吸入薬であることは間違いありません。COPDの治療においてLABA単剤治療にはあまり人気がないように思いますが，そのエビデンスや理由についても後述したいと思います。色文字の製品は，執筆時点において日本では販売されていません。

表5 SAMA, LAMA

一般名	商品名	1回量	用法	使用可能噴霧回数	剤形
SAMA					
イプラトロピウム臭化物水和物	アトロベントエロゾル 20μg	1回 1〜2吸入	1日 3〜4回	200	pMDI
オキシトロピウム臭化物	テルシガンエロゾル 100μg	1回 1〜2吸入	1日3回	84	pMDI
LAMA					
チオトロピウム臭化物水和物	スピリーバ吸入用カプセル 18μg	1回1カプセル	1日1回	——	DPI
	スピリーバ 2.5μg レスピマット 60吸入	1回2吸入	1日1回	60	MDI（ソフトミスト）
グリコピロニウム臭化物	シーブリ吸入用カプセル 50μg	1回1カプセル	1日1回	——	DPI
アクリジニウム臭化物	エクリラ 400μg ジェヌエア 30吸入用, 60吸入用	1回1吸入	1日2回	30, 60	DPI
ウメクリジニウム臭化物	エンクラッセ 62.5μg エリプタ 7吸入用, 30吸入用	1回1吸入	1日1回	7, 30	DPI

表6 LABA

一般名	商品名	用法用量	使用可能噴霧回数	剤形
サルメテロールキシナホ酸塩	セレベント 25 ロタディスク セレベント 50 ロタディスク	1回1吸入（50μg） 1日2回	1枚4回	DPI
	セレベント 50 ディスカス		60	DPI
インダカテロールマレイン酸塩	オンブレス吸入用カプセル 150μg	1回1カプセル（150μg）1日1回	1シート 7カプセル	DPI
ホルモテロールフマル酸塩水和物	オーキシス 9μg タービュヘイラー28吸入, 60吸入	1回1吸入（9μg） 1日2回	28, 60	DPI
オロダテロール塩酸塩	Striverdi レスピマット	1回2吸入1日1回	60	ソフトミスト

LAMA/LABA（表7）（→136ページ）

　最強サムライブルーとしてCOPDに戦いを挑むのがツートップのLAMA/LABA（ホンダ選手＋カガワ選手）です。合剤を用いるのは基本的に単剤でコントロールできないCOPD患者さんです。このエビデンスについても後述し

表7　LAMA/LABA

一般名	商品名	1回量	用法	使用可能噴霧回数	剤形
グリコピロニウム臭化物/インダカテロールマレイン酸塩	ウルティブロ吸入用カプセル	1回1カプセル	1日1回	——	DPI
ウメクリジニウム臭化物/ビランテロールトリフェニル酢酸塩	アノーロ　エリプタ7吸入用, 30吸入用	1回1カプセル	1日1回	7, 30	DPI
チオトロピウム臭化物/オロダテロール塩酸塩	スピオルト　レスピマット28吸入	1回2吸入	1日1回	28	ソフトミスト
アクリジニウム臭化物/ホルモテロールフマル酸塩	Duaklir	1回1吸入	1日2回	60	DPI

ます。色文字の製品は，執筆時点において日本では販売されていません。スピオルト®は，2015年12月に発売されました。Duaklirは海外で販売されているLAMA/LABAのジェヌエア製剤です。

ICS（表8）（→149ページ）

　ICSは控え選手です。そんなに強くはありません。ICSといえば気管支喘息なのですが，COPDでもきちんとエビデンスが存在します。吸入抗コリン薬やLABAによってコントロールが不良の場合，ICSを使用してもよいとされています。どの時点でICS使用に踏み切るかというポイントも含めて後述したいと思います。ICSはおそらくACOS（45ページ）に対しても有効と考えられます。

ICS/LABA（表9）（→155ページ）

　控え選手（ICS）は，カガワ選手（LABA）と組んで結構いいプレイをすることもあります。LABA単剤でコントロールできなかったCOPD患者さんで，LAMAが使いにくいケースではICS/LABAを処方することがあります。エビデンスについては後述します。

表8 ICS

一般名	商品名	用法用量	使用可能噴霧回数	剤形	吸入残量確認
シクレソニド	オルベスコ50μgインヘラー112吸入用	1回100～400μg 1日1回(1日800μgの場合，400μg 1日2回)	112	pMDI	ピヨスケ
	オルベスコ100μgインヘラー56吸入用		56		
	オルベスコ100μgインヘラー112吸入用		112		
	オルベスコ200μgインヘラー56吸入用		56		
ブデソニド	パルミコート100タービュヘイラー112吸入	1回100～400μg 1日2回	112	DPI	赤い小窓で確認
	パルミコート200タービュヘイラー56吸入		56		
	パルミコート200タービュヘイラー112吸入		112		
	パルミコート吸入液0.25 mg パルミコート吸入液0.5 mg	0.5 mg（1日2回）または1 mg（1日1回）1日1～2回	―	ネブライザー	―
フルチカゾンプロピオン酸エステル	フルタイド50ディスカス フルタイド100ディスカス フルタイド200ディスカス	1回100μg 1日2回	60	DPI	カウンター付き
	フルタイド50ロタディスク フルタイド100ロタディスク フルタイド200ロタディスク		1枚4回		
	フルタイド50μgエアゾール120吸入用		120	pMDI	シール貼付
	フルタイド100μgエアゾール60吸入用		60		
ベクロメタゾンプロピオン酸エステル	キュバール50エアゾール キュバール100エアゾール	1回100μg 1日2回	100	pMDI	キュバール残量計
モメタゾンフランカルボン酸エステル	アズマネックスツイストヘラー100μg 60吸入 アズマネックスツイストヘラー200μg 60吸入	1回100μg 1日2回	60	DPI	カウンター付き

表9 ICS/LABA

一般名	商品名	用法用量	使用可能噴霧回数	剤形	残量確認
フルチカゾンプロピオン酸エステル/サルメテロールキシナホ酸塩	アドエア100ディスカス(28吸入用, 60吸入用) アドエア250ディスカス(28吸入用, 60吸入用) アドエア500ディスカス(28吸入用, 60吸入用)	1回1吸入 1日2回	28, 60	DPI	カウンター付き
	アドエア50エアゾール アドエア125エアゾール アドエア250エアゾール	1回2吸入 1日2回	120	pMDI	カウンター付き
ブデソニド/ホルモテロールフマル酸塩水和物	シムビコートタービュヘイラー30吸入 シムビコートタービュヘイラー60吸入	1回1吸入 1日2回あるいは発作時 (SMART療法)	30, 60	DPI	小窓に簡易カウンター付き
フルチカゾンプロピオン酸エステル/ホルモテロールフマル酸塩水和物	フルティフォーム50エアゾール56吸入用, 120吸入用 フルティフォーム125エアゾール56吸入用, 120吸入用	1回2〜4吸入 1日2回	56, 120	pMDI	色カウンター付き
フルチカゾンフランカルボン酸エステル/ビランテロールトリフェニル酢酸塩	レルベア100エリプタ(14吸入用, 30吸入用) レルベア200エリプタ(14吸入用, 30吸入用)	1回1吸入 1日1回	14, 30	DPI	カウンター付き

SABA・SAMA（表10）（→254ページ）

　SABAはサッカー好きの若者です．ピッチに飛び出せば，1〜2分はいい動きをするかもしれませんが，すぐにバテますよね．SABAはCOPDの患者さんでは早期の段階か急性増悪時に用います．SABAは気管支喘息発作のときにも活躍します．COPD急性増悪の治療については別途記載しています（244ページ）．SAMAを使用することもありますが，登場頻度はSABAほど多くありません．色文字の製品は，執筆時点において日本では販売されていません．

組み合わせは無限大！？

　吸入デバイスの種類が多すぎて，またLAMAやらLABAやらどれがどれだかわからないという意見も多いので，現時点でCOPDに対して用いることが

表10 SABA および SAMA

一般名	商品名	1回量	1日最大量	可能噴霧回数	剤形
\multicolumn{6}{c}{SABA}					
サルブタモール硫酸塩	サルタノールインヘラー 100 μg	1回2吸入	8吸入	200	pMDI
	アイロミールエアゾール 100 μg	1回2吸入	8吸入	200	pMDI
	ベネトリン吸入液 0.5%	1回 0.3～0.5 mL (1.5～2.5 mg)	—	—	ネブライザー
プロカテロール塩酸塩水和物	メプチンエアー10 μg 吸入 100 回	1回2吸入	8吸入	100	pMDI
	メプチンキッドエアー 5 μg	1回4吸入（成人）	16吸入（成人）	100	pMDI
	メプチン吸入液 0.01% メプチン吸入液ユニット 0.3 mL メプチン吸入液ユニット 0.5 mL	1回 0.3～0.5 mL（30～50 μg）	—	—	ネブライザー
	メプチンスイングヘラー 10 μg 吸入 100 回	1回2吸入	8吸入	100	DPI
フェノテロール臭化水素酸塩	ベロテックエロゾル 100	1回1～2吸入	8吸入	200	pMDI
\multicolumn{6}{c}{SAMA}					
イプラトロピウム臭化物	アトロベントエロゾル 20 μg	1回1～2吸入（定期使用時は1日3～4回）	—	200	pMDI
オキシトロピウム臭化物	テルシガンエロゾル 100 μg 1回1～2吸入	1回1～2吸入（提示使用時は1日3回）	—	84	pMDI
\multicolumn{6}{c}{SAMA・SABA}					
イプラトロピウム臭化物/サルブタモール硫酸塩	Combivent レスピマット	1回1吸入	6吸入	60, 120	ソフトミスト

ある DPI 製剤を分類してみました（**表11**）。pMDI の ICS を入れると表がわかりにくくなるので，あえて DPI 製剤だけを抽出してみました。また，最低吸入回数も提示します（**表12**）。

"カプセル非充填で1日1回吸入"，というのが患者さんにとっては一番楽ですよね。それに該当するのは，LAMA のエンクラッセ®，LAMA/LABA のアノーロ®，ICS のオルベスコ®（これは pMDI ですが），ICS/LABA のレルベア® の計4種類です。そのうちの3剤がエリプタ製剤であることを考えると，

表11 COPDに用いることがあるDPI製剤（ただし保険適用外のものも含む）

	ディスカス	ロタディスク	タービュヘイラー	ブリーズヘラー	ハンディヘラー	エリプタ	ジェヌエア
LAMA	─	─	─	シーブリ®	スピリーバ®	エンクラッセ®	エクリラ®
LABA	セレベント®	セレベント®	オーキシス®	オンブレス®	─	─	─
LAMA/LABA	─	─	─	ウルティブロ®	─	アノーロ®	─
ICS	フルタイド®	フルタイド®	パルミコート®	─	─	─	─
ICS/LABA	アドエア®	─	シムビコート®	─	─	レルベア®	─

表12 COPDに用いることがある製剤の最低吸入回数

	1日1回	1日2回
1回1吸入（カプセル非充填）	エンクラッセ®，アノーロ®，オルベスコ®，レルベア®	エクリラ®，セレベント®，オーキシス®，パルミコート®，フルタイド®，キュバール®，アズマネックス®，アドエア®ディスカス，シムビコート®
1回1吸入（カプセル充填）	スピリーバ®ハンディヘラー，シーブリ®，オンブレス®，ウルティブロ®	─
1回2吸入	スピリーバ®レスピマット，スピオルト®レスピマット	アドエア®エアゾール，フルティフォーム®

いかに閉塞性肺疾患の領域にエリプタが台頭してきているかおわかりでしょう。

　ここまで製剤が増えてしまうと，一体どのようにして製剤を選べばいいのか，わからなくなってしまいますよね．しかし，何事も慣れてしまえば大丈夫です．AKB 48も，ブームになった当初はメンバーが多すぎて誰が誰かわからなかったと思います．しかし，慣れればなんとなく名前を知っているメンバーも出てきたはずです．ちなみに私は嵐や関ジャニ∞のメンバーすら言えないくらいアイドルに弱いことを付け加えておきます．

各吸入デバイスの吸入法

　COPDで使用することのある吸入薬の各吸入デバイスごとの吸入法について記載します．非呼吸器内科医はここまで知らなくてもいいですが，呼吸器内科医を目指す方々は知っておいたほうがいいでしょう．

1. ハンディヘラー（図4）

> スピリーバ® 吸入用カプセル

① 吸入直前にブリスターを1カプセルだけ取り出す。
② キャップを開けて吸入口を持ち上げ，カプセルをセットし，カチッと音がするまでしっかり容器を閉める。
③ 側面の緑色のボタンを1回だけ押し，カプセルに穴をあける。
④ 吸入口に息を吹きかけないように息を吐いてから吸入口をくわえ，ゆっくりと深く吸い込む。
⑤ 吸入口から口を離して5秒間息を止め，ゆっくりと息を吐く。
⑥ カプセル内の薬剤をすべて吸入するため，もう一度④，⑤を繰り返す。吸入後は容器を逆さまにしてカプセルを廃棄する。

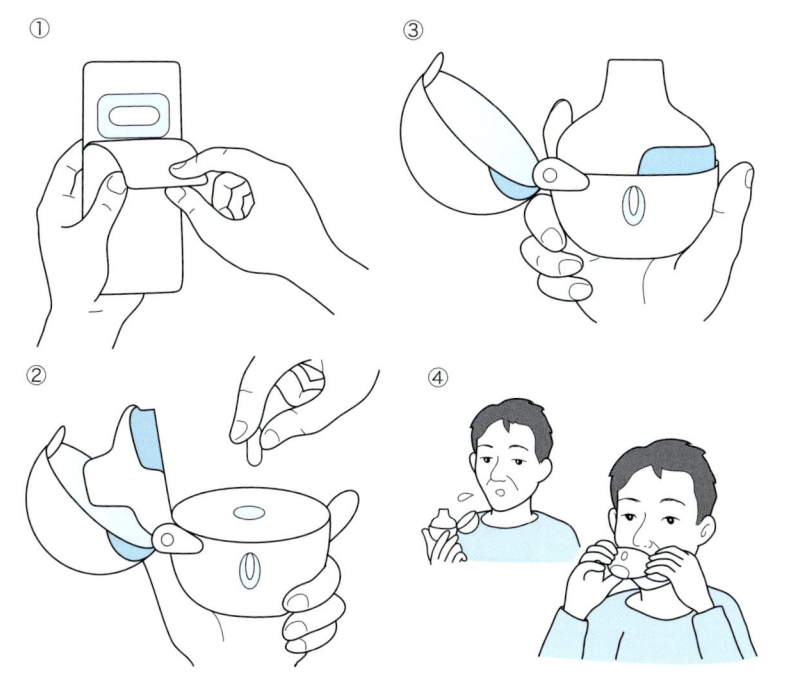

図4 ハンディヘラーの吸入方法

2. レスピマット（図5）

スピリーバ®レスピマット，スピオルト®レスピマット

【初回吸入時】
① キャップを閉じた状態で安全止めを押しながら透明ケースを外し，カートリッジ本体に挿入する。
② 硬い机の上などでカートリッジを垂直にしてカチッと音がするまでゆっくり押し込み，透明ケースを戻す。
③ キャップを閉じた垂直の状態で，透明ケースをカチッと音がするまで時計回りに180度回転させ，キャップを開ける。
④ 下に向けて噴霧ボタンを押す（③，④を3回繰り返す）→難しければ薬局でやってもらいましょう。

【吸入方法】
⑤ ③を行い，息を吐いてから通気孔を塞がないように吸入口をくわえ，ゆっくり深く吸い込みながら噴霧ボタンを押す。

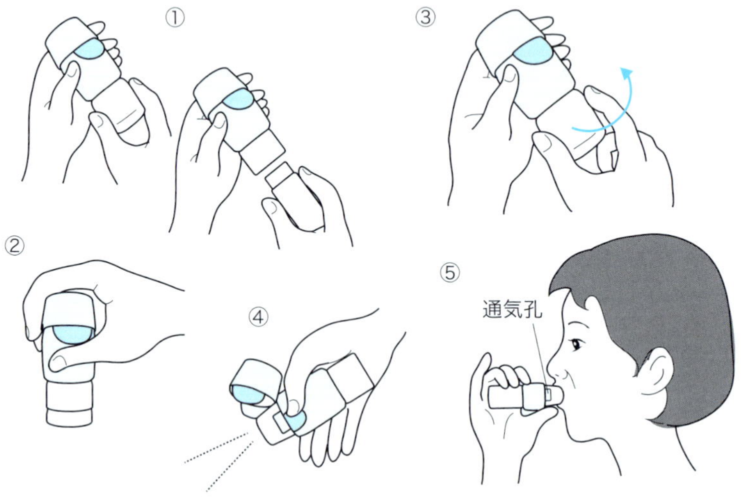

図5 レスピマットの吸入方法

⑥ 吸入口から口を離して 5～10 秒間息を止め，ゆっくりと息を吐く。
⑦ 1 回 2 吸入のため，③，⑤，⑥ を繰り返す。

3．ブリーズヘラー（図 6）

> オンブレス®吸入用カプセル，シーブリ®吸入用カプセル，ウルティブロ®吸入用カプセル

① 容器の下部を持ってキャップを外す。
② 吸入口を押し倒して充填部にカプセルをセットする。
③ 吸入口をカチッと音がするまで戻す。
④ 両側のボタンをカチッと音がするまで同時に押してカプセルに穴を開ける。

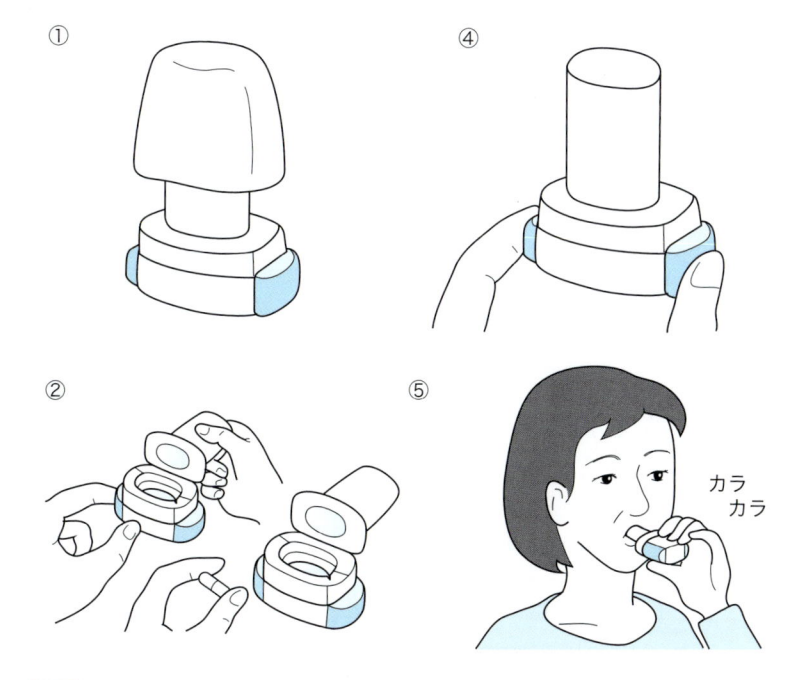

図 6 ブリーズヘラーの吸入方法
※オンブレスは青色，シーブリはオレンジ色，ウルティブロは黄色のボタン

⑤ 吸入口に息を吹きかけないように息を吐いてから吸入口をくわえ，カプセルが「カラカラ」と音がする速さで吸い込む。
⑥ 吸入口から口を離して5秒間息を止め，ゆっくりと息を吐く。
⑦ 吸入口を押し倒し，カプセル内に薬が残っていれば⑤，⑥を繰り返し，吸入後は容器を逆さまにしてカプセルを廃棄する。

4．ジェヌエア（図7）

エクリラ® ジェヌエア

① キャップを取り外す。このとき，カウンター下の小窓が赤色になっていることを確認する（赤色のときは吸えない）。
② ボタンを押して，離す。このとき，カウンター下の小窓が緑色に変わっていることを確認する。
③ 軽く息を吐いたのち，水平に口にくわえて速く深く吸い込む。このとき，カチっという音とともにカウンター下の小窓が緑色から赤色に変わるのを確認する。

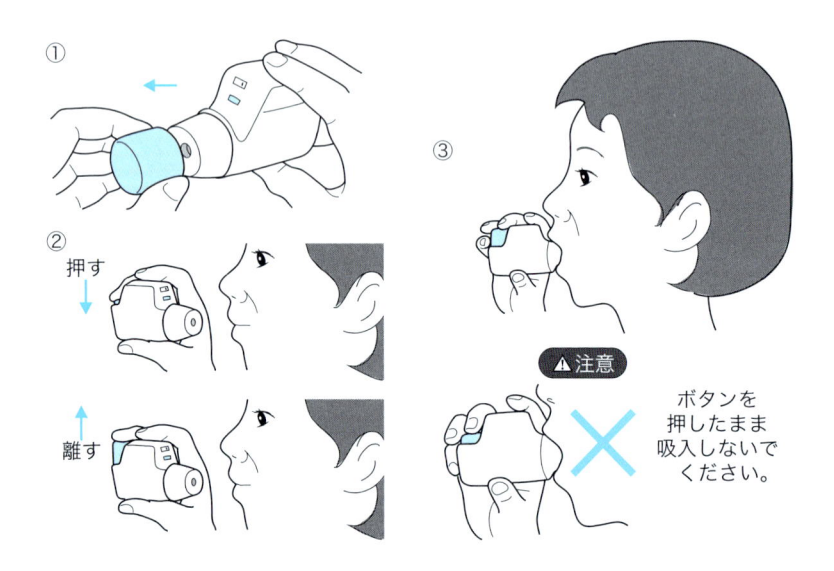

図7 ジェヌエアの吸入方法

④ 吸入口から口を離して 5 秒間息を止め，ゆっくり息を吐く。

5．エリプタ（図 8）

レルベア® エリプタ，エンクラッセ® エリプタ，アノーロ® エリプタ

① カバーを「カチッ」と音がするまで開ける（少し固いので注意）。
② 息をはき出してから，吸入口をくわえ速く深く息を吸い込む
③ 吸入口から口を離して 5 秒間息を止め，ゆっくりと息を吐く。

6．エアゾール製剤（pMDI）（図 9）

フルタイド® エアゾール，オルベスコ® インヘラー，キュバール® エアゾール，アドエア® エアゾール，フルティフォーム® エアゾール，サルタノール® インヘラー，アイロミール™ エアゾール，メプチン® エアー，メプチン® キッドエアー，ベロテック® エロゾル，アトロベント® エロゾル，テルシガン® エロゾル

① 吸入器をよく振ってキャップを外す。

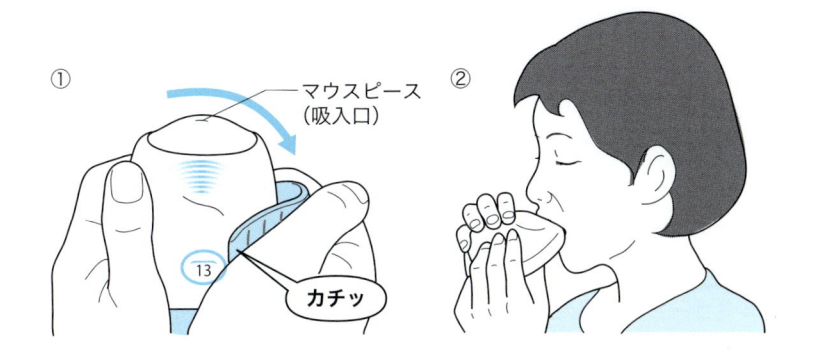

図 8　エリプタの吸入方法
※レルベアは水色，エンクラッセは緑色，アノーロは赤色

オープンマウス法　　　　クローズドマウス法

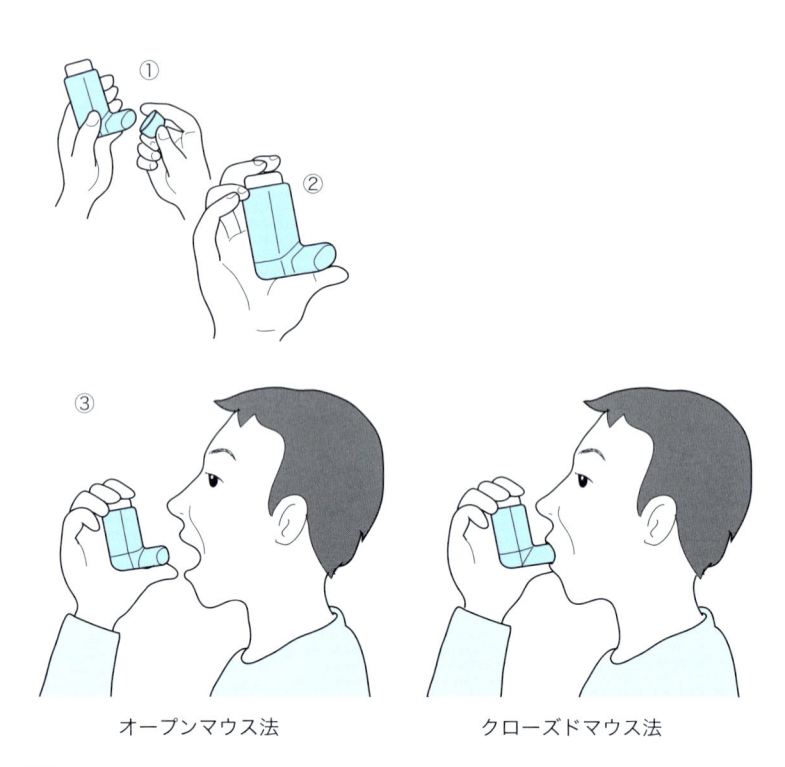

図9 エアゾール(pMDI)の吸入方法

② イラストのように垂直に吸入器を持ち，息を軽く吐く。
③ 息を吸い始めると同時にボンベの底を1回押し，ゆっくり吸い込む(吸入口をくわえてもくわえなくてもよい，くわえない方法をオープンマウス法，くわえる方法をクローズドマウス法という)。
④ 吸入口から口を離して5秒間息を止め，ゆっくりと息を吐く。

7．タービュヘイラー(図10)

> パルミコート®タービュヘイラー，オーキシス®タービュヘイラー，シムビコート®タービュヘイラー

① キャップを外し，吸入器を垂直に立てた状態で回転グリップを右手で止

第Ⅱ部 COPDの治療

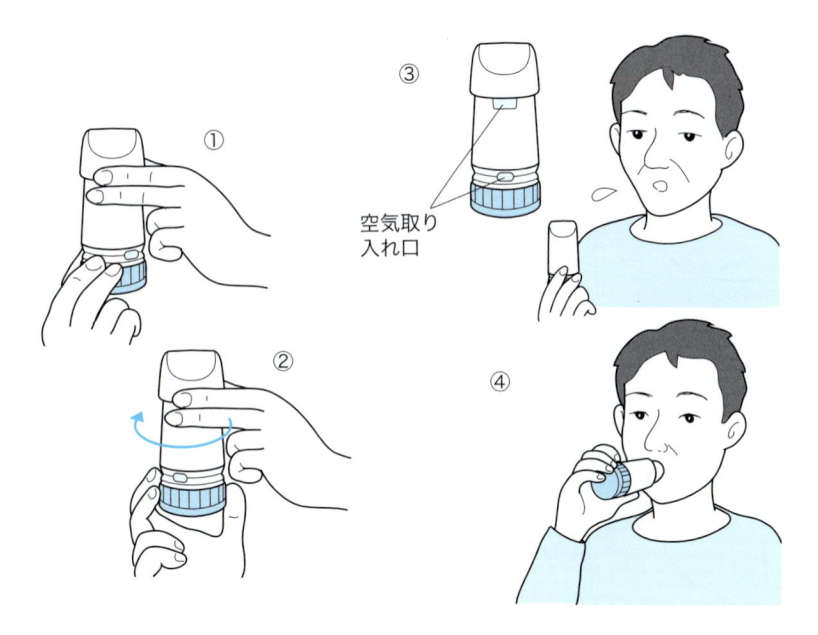

空気取り入れ口

図10 タービュヘイラーの吸入方法
※グリップは，パルミコートは茶色，オーキシスは水色，シムビコートは赤色

まるまで右回転に回す。
② 次に左回転にカチッと音がするまで戻す。
③ グリップを持ち，吸入口に息を吹きかけないように息を吐く。
④ 吸入口をくわえ，速く深く吸い込む。
⑤ 吸入口から口を離して，ゆっくり吐き出す。
※タービュヘイラーは息止めが必要ありませんが，息を止めても別に問題ないので"息は止めるもの"と覚えてしまうほうがベター。

8. ディスカス（図11）

フルタイド® ディスカス，セレベント® ディスカス，アドエア® ディスカス

① 吸入口を自分のほうに向けて吸入器を水平にして持ち，右手でカバーグリップを回して開ける。

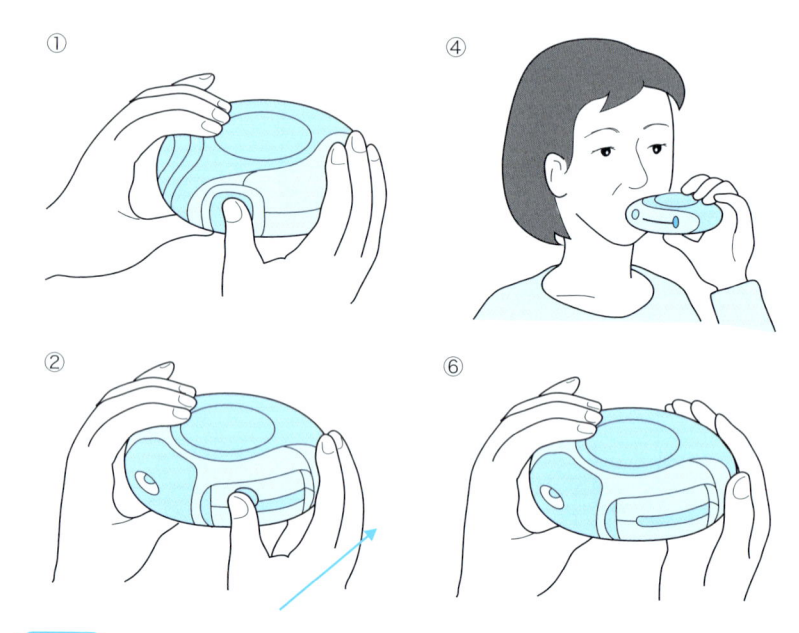

図11　ディスカスの吸入方法
※フルタイドはオレンジ色，セレベントは緑色，アドエアは紫色

② 右手でレバーをグリップのほうにカチッと音がするまで押し込む。
③ 吸入器を水平にしたまま，吸入器に息がかからないように息を軽く吐く。
④ 吸入口をくわえ，速く深く吸い込む。
⑤ 吸入口から口を離して5秒間息を止め，ゆっくりと息を吐く。
⑥ 吸入が終わったら，カチっと音がするまでグリップを戻す。

9．ディスクヘラー(図12)

フルタイド® ロタディスク，セレベント® ロタディスク

① カバーを外し，白いトレーを引き出し，側面のギザギザ部分を押し引いて取り出す。
② 引き出した白いトレーの4つの穴に薬剤の突出した部分を合わせてセットし，カチっと音がするまで本体に押し込む。

第Ⅱ部 COPDの治療

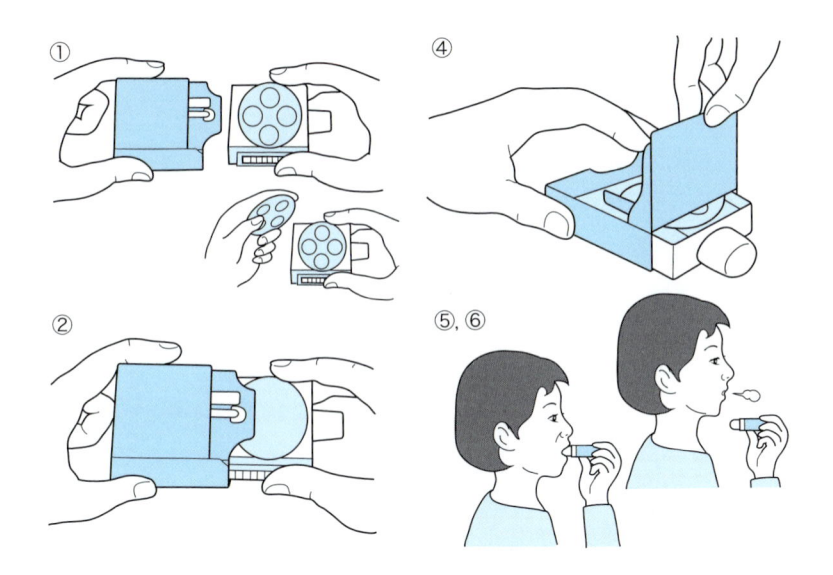

図12 ディスクヘラーの吸入方法
※フルタイドはオレンジ色，セレベントは緑色

③ トレーの両端を持って，カチっと音がするまで戻し，ディスクを回転させる。
④ 吸入器を水平にしたまま垂直になるまで蓋を立て，また閉じる（このときディスクに穴が開く）。
⑤ 水平状態のまま吸入口に息を吹きかけないように息を吐き，吸入口をくわえて深く速く吸い込む。
⑥ 吸入口から口を離して5秒間息を止め，ゆっくりと息を吐く。

POINT
- ▶ COPDの吸入治療の根幹はLAMAあるいはLABAだが，日本ではLAMAの処方例が多い
- ▶ 代表的な吸入薬の名前と使用法を覚える

ステップアップCOPD 息止めは5秒? 10秒?

　吸入薬を使用する際に息を止める理由は，吸気のあとにすぐに呼気に移ってしまうと肺胞に薬剤が充満しないためです．しかし，デバイスごとに息止めの時間を覚えるのは大変ですから，105ページに，「タービュヘイラーは息止めが必要ありませんが，息を止めても別に問題ないので"息は止めるもの"と覚えてしまうほうがベター」と書きました．そのため，私はすべての吸入デバイスについて息止めを指導しています．

　吸入後に4秒，10秒，20秒で息止めをした場合の気管支拡張効果について比較した試験がありますが，これによれば10秒は4秒と比較して気管支拡張作用が2倍になりました[2]．ただ，10秒と20秒では差はありませんでした．じゃあ10秒でいいじゃんということになるかと思いますが，COPDの患者さんにとって10秒の息止めは結構しんどいもので，5秒程度が妥当なラインではないかというのが国際的なコンセンサスです．

文献
1) 日本呼吸器学会COPDガイドライン第4版作成委員会（編）：COPD診断と治療のためのガイドライン．第4版，メディカルレビュー社，2013
2) Newhouse MT: 閉塞性気道疾患に対するエアゾル療法の原理とデリバリーシステム．中島重徳（監修）：吸入療法の進歩　日常臨床に生かす基礎知識と臨床の実際．メディカルレビュー社，1989

第 II 部 COPD の治療

4 吸入治療
~長時間作用性抗コリン薬（LAMA）~

🫁 LAMA　~最前線で活躍するトッププレイヤー　①~

　前述したとおり，LAMA はサッカー選手にたとえるとホンダ選手です。

　現時点で COPD を単剤で治療するならば，LAMA は最強の選択肢の1つということになります。そんな最前線で活躍するトッププレイヤー，LAMA のことを私たち呼吸器内科医は「ラマ」と呼びます。アンデスに住んでいる癒し系の動物とは関係ありません。COPD の薬物治療を1つだけ選べと言われたら，私は迷うことなく LAMA を選ぶでしょう。それほど，LAMA は COPD に不可欠な治療なのです。

　81 ページに示した管理アルゴリズムのように，強い労作時のみの呼吸困難感がある場合には，必要に応じて短時間作用性気管支拡張薬を用いることが推奨されています。一般的にこういったときは短時間作用性 $β_2$ 刺激薬（SABA）を用いるのですが，短時間作用性抗コリン薬（SAMA）を用いるこ

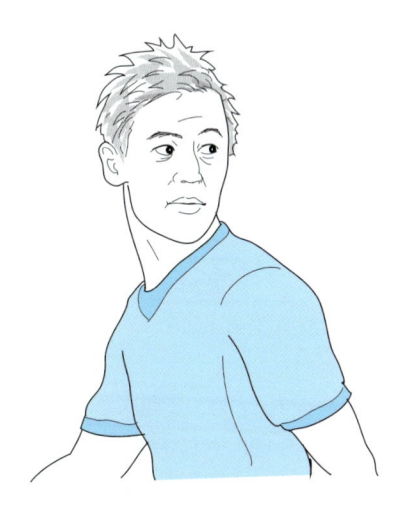

ホンダ選手

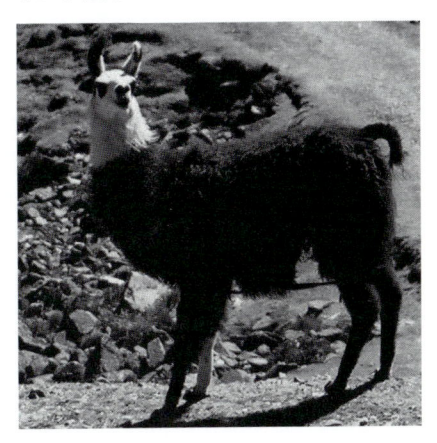

Lama（ラマ，リャマ）
〔Wikipedia より〕

表13 SAMA，LAMA

一般名	商品名	1回量	用法	使用可能噴霧回数	剤形
SAMA					
イプラトロピウム臭化物水和物	アトロベントエロゾル 20 μg	1回 1～2 吸入	1日 3～4回	200	pMDI
オキシトロピウム臭化物	テルシガンエロゾル 100 μg	1回 1～2 吸入	1日3回	84	pMDI
LAMA					
チオトロピウム臭化物水和物	スピリーバ吸入用カプセル 18 μg	1回1カプセル	1日1回	—	DPI
	スピリーバ 2.5 μg レスピマット 60 吸入	1回2吸入	1日1回	60	MDI（ソフトミスト）
グリコピロニウム臭化物	シーブリ吸入用カプセル 50 μg	1回1カプセル	1日1回	—	DPI
アクリジニウム臭化物	エクリラ 400 μg ジェヌエア 30 吸入用，60 吸入用	1回1吸入	1日2回	30，60	DPI
ウメクリジニウム臭化物	エンクラッセ 62.5 μg エリプタ 7 吸入用，30 吸入用	1回1吸入	1日1回	7，30	DPI

ともあります。ただ，実臨床では結局長時間作用性の吸入薬を導入することが多いので，SABAやSAMAの出番はさほど多くありません。

🫁 近年は新人プレイヤーが台頭

　抗コリン薬の種類は**表13**のとおりです。COPDの長期管理として使用しているのは，LAMAの4剤(シーブリ®，スピリーバ®，エンクラッセ®，エクリラ®)です。この中で最も歴史が古いのはスピリーバ® ハンディヘラーで，レスピマット製剤と他の3つは最近開発された薬剤です。スピリーバ® の独断場だったLAMAの世界に，他の薬剤が一気に殴り込みをかけてきたわけです。昔はLAMA＝スピリーバ® という構図だったのですが，ホンダ選手だけでなく，新しい若手プレイヤーがどんどん参入してきているのがこのLAMAなのです(**図13**)。そう，世は吸入薬戦国時代なのです！

第 II 部 COPD の治療

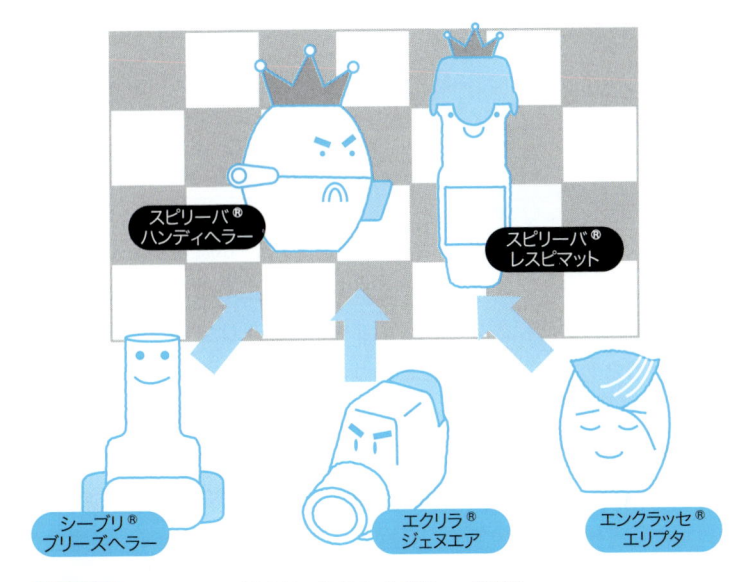

図13 LAMA の世界に参入した新しい薬剤

なぜ抗コリン薬が気管支を拡張させるのか

　抗コリン薬による気管支拡張効果は M3 受容体の阻害によって起こります。LAMA はこの M3 に対して強力に結合する作用があるため，気管支が拡張するわけです。M3 受容体を阻害すると，副交感神経節後線維末端から放出されるアセチルコリンの作用が阻害されます。アセチルコリンはカルシウムイオンの流入などによって気管支を収縮させる作用があることは医学生の頃に習ったと思います。現在 COPD で使用されている LAMA のすべてが M3 受容体に強く結合するため，相対的にアセチルコリンが減って気管支が弛緩するのです[1]。これが COPD の治療に用いられている理由です。

　SAMA がなぜ COPD に現在ほとんど用いられていないかというと，M3 受容体の結合時間が短いからです。LAMA としての地位を確立した期間が最も長い王者スピリーバ®は，M3 受容体と非常に解離しにくいため，SAMA よりも有意性があります。そのため，吸入回数の観点，トラフ値の観点から長時間作用性のほうが COPD を管理するうえで都合が良いのです。実際に，コクランレビューでも LAMA（チオトロピウム）は SAMA（イプラトロピウム）より

111

有効であると結論づけられています[2]。

そのため，私は個人的に SAMA を COPD の長期管理に用いることはありません。

各 LAMA のエビデンス

★チオトロピウム（スピリーバ® ハンディヘラー）　～伝説の UPLIFT 試験

　COPD に対する LAMA が 1 秒量の減少を食い止めただけでなく，生存期間まで延長したという伝説の UPLIFT 試験[3]。COPD で知っておくべき研究を 1 つ挙げるとしたらこの試験だというくらい，超有名な研究です。この試験により，スピリーバ® は長らく不動の地位を築いています（図14）。以下に，UPLIFT 試験の概要を説明しましょう。

　UPLIFT 試験は，世界 37 か国から 5,993 人の COPD 患者が参加したプラセボ対照二重盲検比較試験です。登録されたのは 40 歳以上で，喫煙歴が 10 pack-years 以上（Brinkman Index が 200 以上）の COPD 患者さんです。患者さんはスクリーニング時に呼吸機能検査を受けたあと，チオトロピウム群（2,987 人）あるいはプラセボ群（3,006 人）のいずれかにランダムに割り付けられました。当時はレスピマット製剤なんてありませんでしたから，チオトロピウムはハンディヘラーで吸入しています。治療開始から 4 年後まで呼吸機能検査をフォローアップしました。結果，プライマリアウトカムであるトラフ

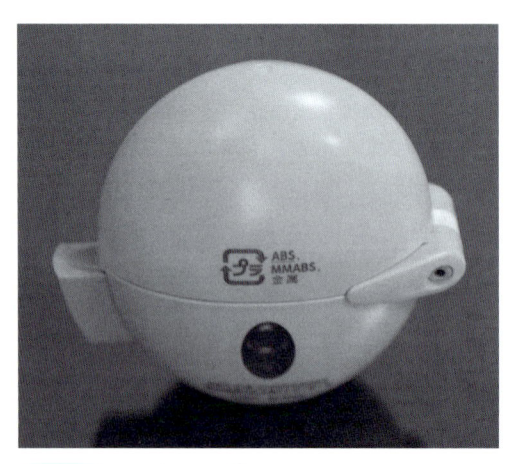

図14　スピリーバ® ハンディヘラー

表14 UPLIFT試験の死亡率とハザード比

	死亡数	死亡率 チオトロピウム群(%)	死亡率 コントロール群(%)	ハザード比(95%信頼区間)（コントロール群と比較）	p値
治療投与期間中	792人	12.8	13.7	0.84 (0.73〜0.97)	0.016
ITT解析(1,440日)	921人	14.4	16.3	0.87 (0.76〜0.99)	0.034

〔Tashkin DP, et al: A 4-year trial of tiotropium in chronic obstructive pulmonary disease. N Engl J Med 359(15): 1543-1554, 2008 より〕

1秒量の経年的低下については有意な差はみられませんでした。チオトロピウムもプラセボも年間30 mLくらいの減少でした（いわゆるnegative study）。

オイ，オイnegative studyって，何が伝説の試験だよ！とお思いの方。ちょっとお待ちを。あくまでプライマリアウトカムを満たせなかったというだけであり，実はこの試験では，チオトロピウム群では4年間にわたって1秒量や努力性肺活量が常にプラセボよりも上に位置していたのです。そしてこの研究で重要なのは，プライマリアウトカムではないとはいえ，チオトロピウム群において全死亡率が有意に低下したことです。チオトロピウム群において，4年間の試験期間のITT (intent-to-treat)解析で13%減少しました（表14）[3]。

コクランのメタアナリシスでは，16人にチオトロピウムの治療を適用することで1人のCOPD急性増悪を予防することができるとされています（NNT＝16）。このレビューでは，UPLIFT試験と同様にハンディヘラーによる死亡率の低下を認めていますが，レスピマット製剤と一緒に解析するとチオトロピウム全体の死亡率の低下について統計学的な差はなかったそうです[4]。

なお，現喫煙者ではスピリーバ®を使用しても死亡率の低下をもたらさないので注意してください[5]。やはりCOPDの治療では禁煙が最優先ということです。

★チオトロピウム（スピリーバ® レスピマット）〜無実の証明 TIOSPIR試験

スピリーバ® レスピマット（図15）はスピリーバ® ハンディヘラーをソフトミストとして吸入する薬剤で，カプセル充填が必要ないという大きなメリットがあります。これは非常に画期的でした。煙がモクモク出てきたのを目の当たり

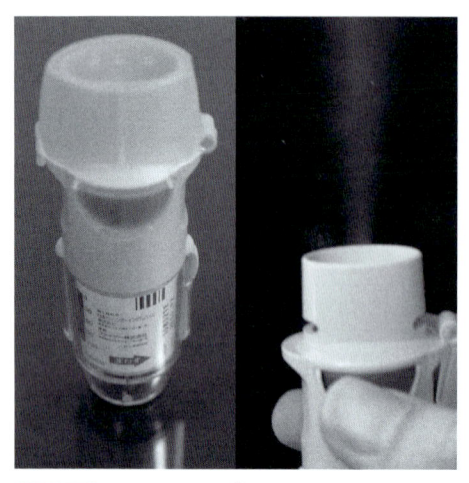

図15 スピリーバ®レスピマット

にしたときはびっくりしました。スピリーバ®レスピマットは，チオトロピウムを効率良く肺へ到達させることができるため，ハンディヘラーで使用するカプセル製剤18 μgよりもはるかに少ない5 μgで呼吸機能を改善させる効果があるとされています[6,7]。また1日1回の吸入で済むため，患者さんからの人気は高いです(ただし，1回2吸入ですが…)。

　過去にレスピマット製剤による死亡リスクの上昇がニュースになりました。BMJやThoraxのメタアナリシスにおいて，プラセボと比較してスピリーバ®レスピマットによる死亡リスクの上昇が報告されています[8,9]。いずれのメタアナリシスも，レスピマット製剤がドライパウダー吸入ではなくミスト製剤であるため，これが抗コリン薬の吸収率を高めていることが原因ではないかと考察されています。

　そこでTIOSPIR試験が実施されました。これは，レスピマット製剤とハンディヘラーを直接比べた臨床試験です。その結果，レスピマットとハンディヘラーの間には安全性や効果に差はないと結論づけられました(死亡リスクは非劣性：レスピマット5 μg vs ハンディヘラー，ハザード比0.96，95%信頼区間0.84〜1.09/レスピマット2.5 μg vs ハンディヘラー，ハザード比1.00，95%信頼区間0.87〜1.14)[10]。この研究は，安全性をプライマリエンドポイントに設定したランダム化比較試験であり，エビデンスレベルは申し分ないと

思われます．しかし，ハイリスクの循環器疾患の患者さんは除外された研究であるため，本当にすべての患者さんに安心して使えるのかはこの研究からはわかりません．

その後，いくつかの臨床試験やメタアナリシスが発表されていますが，レスピマット製剤はやはり死亡リスクを上昇させるという報告[4, 11]と安全性に問題はないとする報告[12, 13]に分かれています．ホルター心電図を用いた臨床試験を集めた4試験の解析に基づき，レスピマットもハンディヘラーも有意な不整脈の増加はないとする意見もあります[14]．また，2015年のアメリカ胸部学会（ATS）では，TIOSPIR試験の参加者のうち元来ハンディヘラーを用いていた患者さんがレスピマットに変更したとしても，追加的な有害事象の増加は認めなかったと報告されています[15]．

個人的にはよほど循環器疾患のリスクがなければ，躊躇するほどではないかなというのが実感です．現時点で使用していて困った有害事象はありません．ただ，頻脈性不整脈を有する患者さんには注意が必要と考えます．心房細動の74歳男性に使用したことで5日にわたる難治性頻脈を起こした事例も報告されています[16]．また，腎不全の状態にある患者さんではチオトロピウムの血中濃度が上昇しやすいため，心房細動＋腎機能障害の組み合わせではさらに注意が必要かもしれません[17]．スピリーバ® レスピマットは，吸入手技が簡単なので（ハンディヘラーのようにカプセル充填が必要ない），アドヒアランスは向上するのではないかと考えています．カプセル充填の必要がない＝アドヒアランスが良好という観点では，後述するエンクラッセ® エリプタがライバルになるでしょう．

ちなみにCOPDにしか用いられていないスピリーバ® レスピマットですが，日本で気管支喘息に対して保険適用が認められています．ICSやLABAに勝るとは思いませんが，難治性の気管支喘息に対する治療選択肢として考慮してもよいかもしれませんね[18, 19]．

★グリコピロニウム（シーブリ® ブリーズヘラー） 〜追撃のGLOW試験

シーブリ® はブリーズヘラーというデバイスを用いて吸入します．ブリーズヘラーは，LABAであるオンブレス，LAMA/LABAであるウルティブロ® にも採用されているデバイスです（図16）．カプセル充填が必要という点が煩雑ですが，COPD治療のためにある吸入デバイスといっても過言ではなく，全

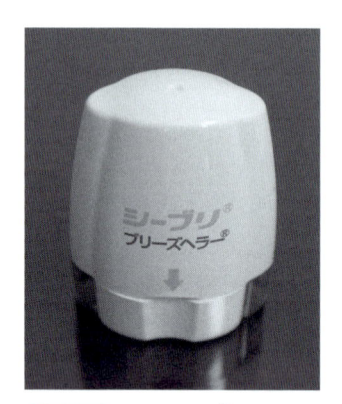

図16　シーブリ® ブリーズヘラー

　ブリーズヘラー製剤ともに1日1回の吸入で済むという点はかなりのアドバンテージです．私もブリーズヘラーがコンパクトで気に入っているため，よく処方をしています．気をつけたい点は，ブリーズヘラーはキャップを外して使用するため，キャップがなくなったという患者さんがチラホラいることでしょうか．

　シーブリ®で最も有名な研究は，GLOW試験です．GLOWは，現在結果が確認できるだけでGLOW 1〜7試験[20〜26]まであり，そのすべてがグリコピロニウムに関する臨床試験です．トリプル吸入療法の可能性について検証しているのがGLOW 8試験だと聞いています．さて，その数あるGLOW試験の中で最も有名なのがGLOW 2試験です．これは1日1回50 μg投与，プラセボ，または非盲検チオトロピウム1日1回18 μgの3群に2：1：1にランダムに割り付けられたものです．グリコピロニウムはプラセボと比べて，投与後12週における平均トラフ1秒量※が97 mL改善しています（95%信頼区間64.6〜130.2，p＜0.001）．チオトロピウムと比較しても遜色ない結果でした（図17）[21]．

　GLOW 5試験ではチオトロピウムとの直接比較が実現していますが，これについては非劣性が報告されています（図18）[24]．ただ，立ち上がりはグリコピロニウムのほうが早いことがアピールされています．販売元も「シーブリ®

※トラフ1秒量とは，反復投与薬剤の次の投与直前の1秒量のことです．

第II部 COPDの治療

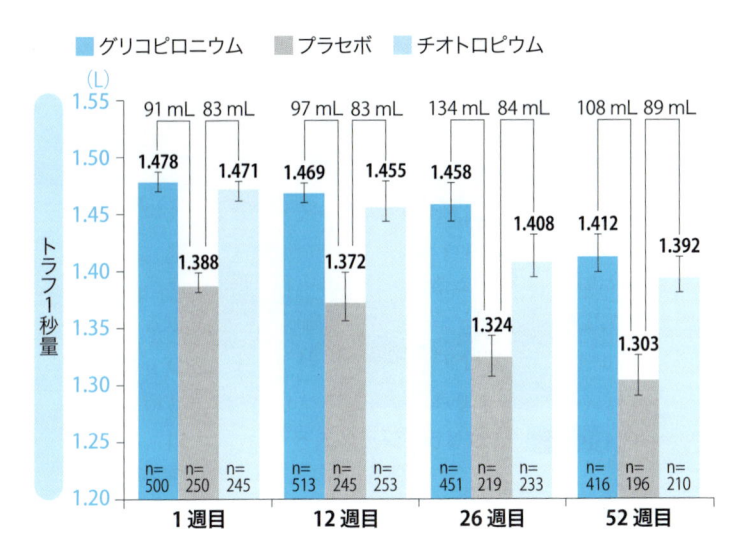

図17 GLOW 2 試験：グリコピロニウム，プラセボ，チオトロピウムのトラフ1秒量

〔Kerwin E, et al: Efficacy and safety of NVA 237 versus placebo and tiotropium in patients with COPD: the GLOW 2 study. Eur Respir J 40(5): 1106-1114, 2012 より〕

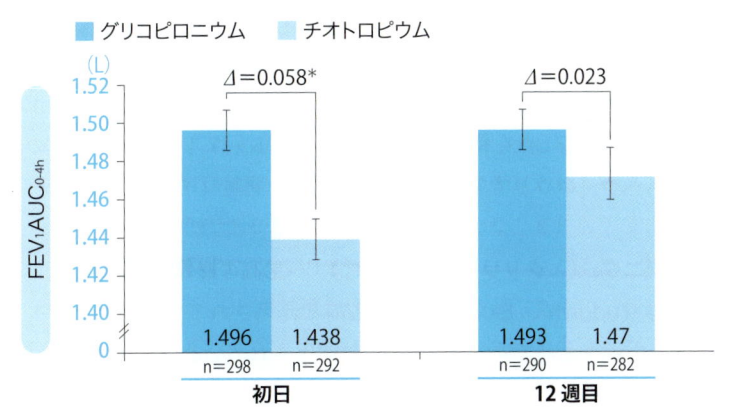

※FEV_1AUC_{0-4h}(L)：投与4時間までの1秒量の時間平均

図18 GLOW 5 試験：グリコピロニウムとチオトロピウムの FEV_1AUC_{0-4h} の比較

〔Chapman KR, et al: A blind evaluation of the efficacy and safety of glycopyrronium, a once-daily long-acting muscarinic antagonist, versus tiotropium, in patients with COPD: the GLOW 5 study. BMC Pulm Med 14: 4, 2014 より〕

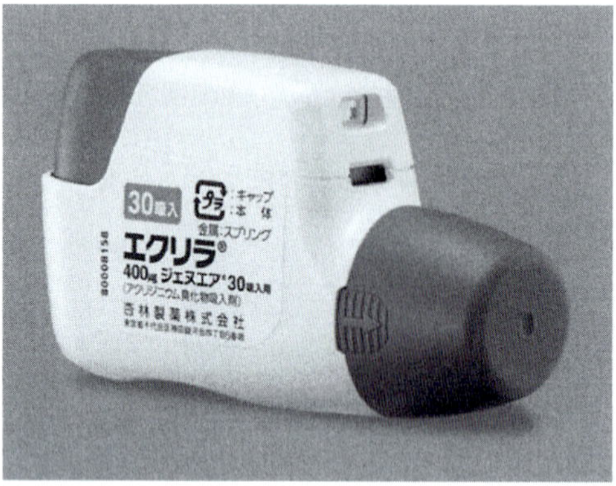

図 19 エクリラ®ジェヌエア®
〔杏林製薬株式会社より許諾を得て掲載〕

の立ち上がりの速さ」をウリにしています。ただ，個人的には COPD の患者さんの長期管理薬としてそこまで立ち上がりの速さを優先しているわけではないので，オマケのようなものと捉えています。

　シーブリ®はスピリーバ®と比較して優越性が示されているわけではなく，また長期試験において死亡率の低下というベネフィットが示されているわけではありません。ただ，ブリーズヘラーの吸入は 1 日 1 回で済むことから，アドヒアランスの向上には強い製剤だと思います。また，すべての製剤で同一規格のブリーズヘラーを採用していますので，シーブリ®やオンブレス®がイマイチならウルティブロ®を使用する，といったスムーズな変更ができるのがこのブリーズヘラーのウリです。

★アクリジニウム（エクリラ®ジェヌエア®）　～最高の操作性を追求

　海外では Tudorza®，Eklira® という名前で発売されていますが，日本ではエクリラ®という名前です。エクリラ®に使用されているジェヌエアという吸入器(図 19)はユニバーサルデザイン賞 2015 エキスパート部門，コンシューマ部門を受賞しており，製薬メーカーもそこをアピールしています。実際に使ってみると，確かにジェヌエアの操作性は非常に良く，もしかすると現存する吸入デバイスのなかで一番使いやすいかもしれません。だてに受賞はしてないなと思いました。エリプタも操作性は良いのですが，ジェヌエアを一度使ってみるとその使いやすさに驚かされます。

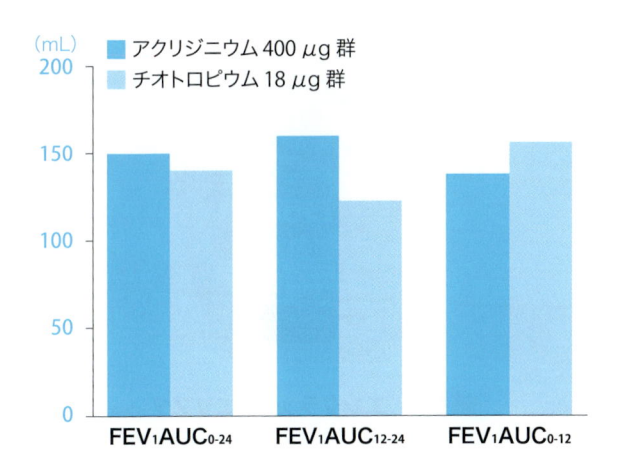

図20 アクリジニウムとチオトロピウムのベースラインからの標準化1秒量AUCの変化量のプラセボとの群間差

〔Beier J, et al: Efficacy and safety of aclidinium bromide compared with placebo and tiotropium in patients with moderate-to-severe chronic obstructive pulmonary disease: results from a 6-week, randomized, controlled Phase IIIb study COPD 10(4): 511-522, 2013 より〕

　アクリジニウムというLAMAは日本ではマイナーですが，海外ではグリコピロニウムと並んで有名です．アクリジニウムは投与6週目の標準化1秒量AUC$_{0-24}$をプラセボと比較して有意に改善させました．また，チオトロピウムとの比較でも同等の効果が示されています（**図20**）[27]．また，COPDの症状である喀痰，呼吸困難感，喘鳴，咳などを有意に減少させました．特に朝の活動制限を軽快させる作用が大きかったと報告されています．

　また，プラセボと比較したトラフ1秒量のアウトカムについても，ATTAIN試験で有意な改善がみられています[28]．この試験では，COPD急性増悪の抑制効果，SGRQスコア改善効果も観察されています．

　コクランレビューでは，QOLやCOPD急性増悪による入院の減少効果はあるとしながらも，死亡率に関しては有意な低下は現時点では観察されないと結論づけられています[29]．

　アクリジニウムは，ホルモテロールとの合剤がいずれ発売されると思います．これもジェヌエアで吸入するようです（102ページ）．

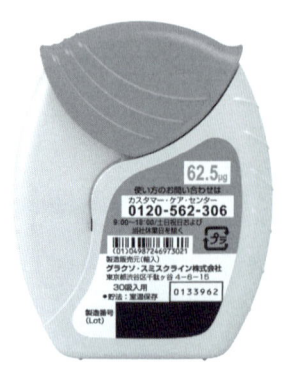

図21 エンクラッセ® エリプタ
〔グラクソ・スミスクライン社より許諾を得て掲載〕

★ウメクリジニウム(エンクラッセ® エリプタ) 〜最もアドヒアランスが高いLAMA

　ウメクリジニウムは医学論文の世界では2012年に登場したばかりの歴史の浅いLAMAです[30]。ウメクリジニウムとビランテロールの合剤であるアノーロ®が先行販売されていたこともあって，販売当初から長期処方ができるというコマース手法には驚かされました。承認・販売の流れが驚くほどスピーディです。

　海外ではIncruseという名前で発売されていますが，日本ではそれをカッコよく読んだエンクラッセ®が採用されました。エリプタ(図21)は，ジェヌエアやレスピマットと同様にカプセル充填が必要ないだけでなく，1日1回の吸入で済むというメリットがあるため，閉塞性肺疾患の長期管理において最もアドヒアランスが高い吸入デバイスだと思います。吸入をサボって長期間放ったらかしにしておくと，エリプタの操作がちょっと固くなることがあるので注意してください。

　エンクラッセ®の臨床試験で覚えておきたいものがある，というわけではないのですが，ERJの論文がよく引用されますので紹介しましょう。この研究は中等症以上のCOPD患者さんを対象に，1日1回のウメクリジニウムを12週間にわたって投与し，プラセボと比較して各種アウトカムがどう変化したのか調べたランダム化比較試験です。その結果，12週間にわたってトラフ1秒量(図22)やSGRQスコアを有意に改善させました[31]。

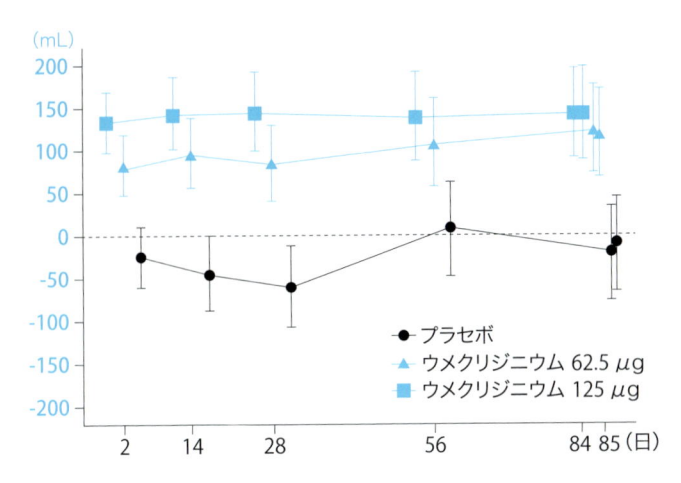

図22 ウメクリジニウムによるベースラインからのトラフ1秒量の変化

〔Trivedi R, et al: Umeclidinium in patients with COPD: a randomized, placebo-controlled study. Eur Respir J 43(1): 72-81, 2014 より〕

また，ウメクリジニウムとチオトロピウム，ウメクリジニウムとグリコピロニウムを直接比較した試験があります（201316試験，201315試験）。85日間という短い治療期間であることに留意は必要ですが，前者の試験でウメクリジニウムはチオトロピウムよりもトラフ1秒量を統計学的に有意に改善したことが示されています。後者の試験では，ウメクリジニウムのグリコピロニウムに対する非劣性が示されています*。

（*執筆時点では論文化されておらず，グラクソ・スミスクライン社のプレスリリースを参照）

結局どのLAMAを使う？

最もエビデンスが蓄積されているのは，スピリーバ® です。これを重視するのであればスピリーバ® を使用するケースが最も多いはずです。現時点のエビデンスに基づけば，スピリーバ® レスピマットが最も簡便かつ有用な長期管理薬ということになります。ただし，循環器疾患のある患者さんへの処方には注意が必要です。

アドヒアランスの観点からはカプセル充填型でないもののほうがよいと考えます。また1日1回の吸入という簡便な長期管理は魅力的です。その点，エ

ンクラッセ®は一歩抜きんでていると思います。ただ，エンクラッセ®がスピリーバ®と比較してどのくらいの位置にあるLAMAなのかというのは明らかにされていません。間接的にスピリーバ®よりも"強い"のかなと示唆する研究はありますがhead-to-headで比較した研究は論文化されていません[32]。1回2吸入になるスピリーバ®レスピマット，1日2回の吸入になるエクリラ®ジェヌエアはエンクラッセ®にアドヒアランスの観点からは及ばないかもしれませんが，いずれも吸入デバイスが秀逸であり，特にジェヌエアは個人的に最高の操作性を有する吸入デバイスだと考えています。

　ハンディヘラーやブリーズヘラーのようなカプセル充填型はダメかというとそういうわけではなく，吸っている実感があるという点ではそういった吸入デバイスを求める患者さんがいるのは事実です。

　そのため，現時点ではそれぞれのメリットに応じて使い分けるしかないと思いますが，私は総合得点で判断するならば，スピリーバ®レスピマットかエンクラッセ®エリプタを第一選択として選ぶかもしれません。

　なお，LAMAは4剤とも薬価がほとんど同じです。

　以上をまとめると，執筆時点での個人的なLAMAの使い分けは以下のとおりです。

- 一般的な初期選択肢の1つ　……　スピリーバ® ハンディヘラー
- 循環器疾患（特に心房細動）がない/吸気流速不足
　　　　　　　　　　　……　スピリーバ® レスピマット
- 一般的な初期選択肢の1つ　……　シーブリ® ブリーズヘラー
- 吸入手技に不安　　　　　　……　エンクラッセ® エリプタ
- 吸入回数にこだわらずデバイスの操作性を重視
　　　　　　　　　　　……　エクリラ® ジェヌエア

🫁 LAMAはLABAより優れているのか

　LAMAとLABAはツートップのトッププレイヤー選手と言ってきました。しかしサッカーの監督とはいえ，どちらか1人を選びなさいと問われれば，苦渋の決断を下さねばなりません。私が監督であれば，COPDと戦うには

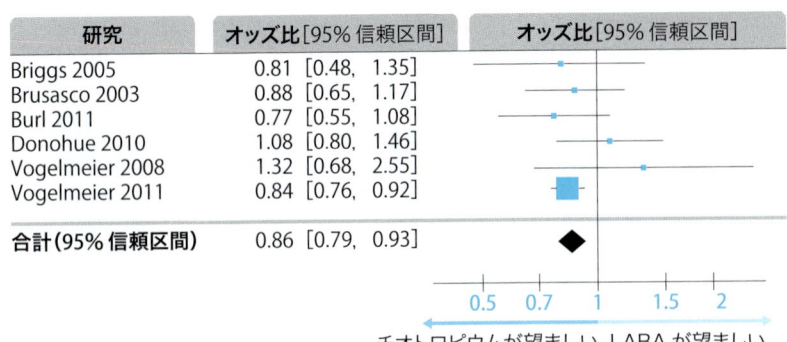

研究	オッズ比 [95% 信頼区間]
Briggs 2005	0.81 [0.48, 1.35]
Brusasco 2003	0.88 [0.65, 1.17]
Burl 2011	0.77 [0.55, 1.08]
Donohue 2010	1.08 [0.80, 1.46]
Vogelmeier 2008	1.32 [0.68, 2.55]
Vogelmeier 2011	0.84 [0.76, 0.92]
合計 (95% 信頼区間)	0.86 [0.79, 0.93]

チオトロピウムが望ましい　LABA が望ましい

図 23 チオトロピウムと LABA の比較（1 回以上の COPD 急性増悪）
〔Chong J, et al: Tiotropium versus long-acting beta-agonists for stable chronic obstructive pulmonary disease. Chochrance Database Sys Rev 9: CD 009157, 2012 より〕

LAMA 単剤を選びます．別にカガワ選手がホンダ選手と比べてダメだとかそういうわけではないのであしからず．理由を以下に述べたいと思います．

まず，POET 試験という研究について知っておく必要があります[33]．これは，チオトロピウムとオールドファッションの LABA であるサルメテロールを直接比較したものです．中等症から最重症の COPD 患者さん 7,376 人を対象とした試験で，チオトロピウムはサルメテロールよりも COPD の初回増悪までの期間を有意に遅らせ，そのリスクも 17% 抑制しました（p＜0.001）．また，入院を要する重度の COPD の増悪リスクについても 28% 抑制しました（p＜0.001）．つまり，私たちが COPD の診療において最も懸念する COPD 急性増悪を予防するうえでは，LABA よりも LAMA のほうがいいんじゃないか，という結果です．2002 年にもチオトロピウムとサルメテロールを比較した研究がありますが，この研究でもチオトロピウムのほうが 1 秒量を改善する効果が高いと報告されています[34]．

コクランレビューではチオトロピウムと LABA 各種が比較検討されていますが，急性増悪の減少に関してはやはりチオトロピウムのほうが勝ると結論づけられています（図 23）[35]．QOL や死亡率に関して差はないとされています．

最近の LABA であるインダカテロールとオールドファッションの LAMA であるチオトロピウムの有効性を比較したメタアナリシスでは，多くのアウトカムでは両者とも同等という位置づけですが，COPD の悪化に関しては LABA

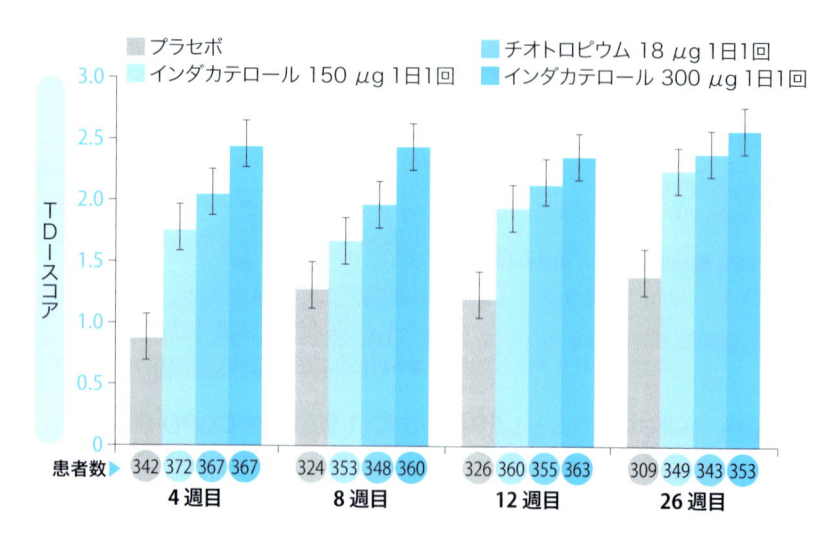

図24 チオトロピウム，インダカテロール，プラセボの TDI スコア

〔Donohue JF, et al: Once-daily bronchodilators for chronic obstructive pulmonary disease: indacaterol versus tiotropium. Am J Respir Crit Care Med 182(2): 155-162, 2010 より〕

が LAMA にやや劣るとされています[36]。

　しかし，日本の『COPD 診断と治療のためのガイドライン』では LAMA は LABA と同等であると位置づけられています[37]。第 3 版までは COPD の長期管理薬の第一選択薬は「LAMA（または LABA）」でしたが，第 4 版の改訂で「LAMA または LABA（必要に応じて短時間作用性気管支拡張薬）」と変更になりました。これはなぜでしょうか。気管支拡張作用の最大効果は LAMA のほうが LABA よりも勝るのは間違いありません。ただ，近年の LABA は効果発現が速やかであるという利点があるのです(そのため，気管支喘息では SMART 療法という LABA の即効性に期待した発作時治療法があります)。ガイドラインの変更はインダカテロール(オンブレス®)の登場に起因するといわれています。

　比較的近年登場した LABA であるインダカテロールとチオトロピウムを比較した試験があります。26 週にわたる比較試験ですが，インダカテロールはチオトロピウムと同レベルで 1 秒量や TDI（Transition Dyspnea Index）を改善させていることが報告されています(図24)[38]。日本では使用できない用量ですが，インダカテロール 300 μg 群ではむしろチオトロピウムを凌駕して

いるようにさえ見えます。

また，重症度(A)～(B)に該当する軽症のCOPD患者さんではチオトロピウムよりインダカテロールのほうがよいとする2試験の事後解析を報告した論文もあります[39]。このように，チオトロピウムと比較してインダカテロールを支持する報告は意外に多いです。

近年のLABAはLAMAと同等の効果をもたらすくらい台頭してきました。そのため，LABA単剤でコントロールしている呼吸器内科医もいると思います。ただ，私はそれでもLAMAを第一選択に使用しています。その理由は，メタアナリシスでLABA単独による死亡率の減少が示されていないから[40]，また気管支喘息ではあまりLABAを好んで使わないからです。

本書はCOPDの本なので，気管支喘息に対するLABAについて詳しい言及は避けますが，呼吸器内科医というのは基本的にLABA単剤というのを好みません。これは気管支喘息に対してLABA単剤が死亡リスクを上昇させる可能性があるためです（もちろん，ICSと組み合わせて使用すれば大丈夫）[41]。それとCOPDとどう関係があるんだと問われると窮してしまうのですが，単純に"LABA単剤"のイメージが良くないというそれだけのことなのです。COPDのように低酸素血症になりやすい疾患ではβ刺激薬に対する心血管系の反応が強くなることがありうるのかも…[42]，長期使用によって不整脈が悪さをするかも…[43]と邪推したりします。現在のLABAはほとんど心血管系に対しては安全とされているので，そこまで警戒する必要はないのでしょうけれど。もちろん，LAMAとて心血管系に安全というわけではないのです。循環器疾患を有する患者さんではLAMAもLABAも注意が必要です[44]。

POINT

- ▶ COPDの治療に用いるLAMAには数多くの選択肢があるが，最もエビデンスがあるものはスピリーバ®である
- ▶ アドヒアランスの向上が期待できるのは，カプセルの充填が不要なスピリーバ®レスピマット，エクリラ®ジェヌエア，エンクラッセ®エリプタである。エンクラッセ®はこの中でも1日1回で長期管理が可能だが，エビデンスはまだ乏しい
- ▶ LAMAとLABAのいずれか一方を使用するのであれば，LAMAであろう

ステップアップCOPD たばこの起源

たばこの起源は新大陸(古代アメリカ大陸)にさかのぼりますが,世界に広まり始めたのはコロンブスが西インド諸島からヨーロッパに持ち帰ったことが始まりとされています。日本にはポルトガルから伝えられました。南蛮貿易によってたばこが日本へ広まった当初は煙管(キセル)によって喫煙されていました。しかし,当初江戸幕府は火災の予防や贅沢を禁止していたことから,たばこを禁止する法令を出していました。その後,江戸の中期頃になると次第にたばこが値下がりしていき,庶民にも親しまれる存在になったようです。

文献

1) Caulfield MP, et al: International Union of Pharmacology. XVII. Classification of muscarinic acetylcholine receptors. Pharmacol Rev 50(2): 279-290, 1998
2) Cheyne L, et al: Tiotropium versus ipratropium bromide for chronic obstructive pulmonary disease. Cochrane Database Syst Rev 9: CD009552, 2015
3) Tashkin DP, et al: A 4-year trial of tiotropium in chronic obstructive pulmonary disease. N Engl J Med 359(15): 1543-1554, 2008
4) Karner C, et al: Tiotropium versus placebo for chronic obstructive pulmonary disease. Cochrane Database Syst Rev 7: CD009285, 2014
5) Tashkin DP, et al: Long-term efficacy of tiotropium in relation to smoking status in the UPLIFT trial. Eur Respir J 35(2): 287-294, 2010
6) van Noord JA, et al: The efficacy of tiotropium administered via Respimat Soft Mist Inhaler or HandiHaler in COPD patients. Respir Med 103(1):22-29, 2009
7) Anzueto A, et al: The Tiotropium Safety and Performance in Respimat® (TIOSPIR®) Trial: Spirometry Outcomes. Respir Res 16:107, 2015
8) Singh S, et al: Mortality associated with tiotropium mist inhaler in patients with chronic obstructive pulmonary disease: systematic review and meta-analysis of randomized controlled trials. BMJ 342: d3215, 2011
9) Dong YH, et al: Comparative safety of inhaled medications in patients with chronic obstructive pulmonary disease: systematic review and mixed treatment comparison meta-analysis of randomised controlled trials. Thorax 68(1): 48-56, 2013
10) Wise RA, et al: Tiotropium Respimat Inhaler and the Risk of Death in COPD. N Engl J Med 369(16): 1491-1501, 2013
11) Verhamme KM, et al: Use of tiotropium Respimat Soft Mist Inhaler versus HandiHaler and mortality in patients with COPD. Eur Respir J 42(3): 606-615, 2013
12) Halpin DM, et al: Tiotropium HandiHaler® and Respimat® in COPD: a pooled safety analysis. Int J Chron Obstruct Pulmon Dis 10: 239-259, 2015
13) Tashkin DP, et al: Cardiac safety of tiotropium in patients with cardiac events: a retrospective, combined analysis of the UPLIFT® and TIOSPIR™ trials. ATS 2015: [Publication Number: A5770]
14) Hohlfeld JM, et al: Cardiac safety of tiotropium in patients with COPD: a combined

analysis of Holter-ECG data from four randomised clinical trials. Int J Clin Pract 69(1):72-80, 2015

15) Calverley P, et al: TIOtropium safety and performance in respimat® (TIOSPIR™): safety and efficacy in patients with tiotropium HandiHaler® use at baseline. AST 2015: [Publication Number: A5746]

16) Gregory MD, et al: Accidental overdose of tiotropium in a patient with atrial fibrillation. Ann Pharmacother 44(2):391-393, 2010

17) Mathioudakis AG, et al: The risk of tachyarrhythmias in patients with moderate-to-severe chronic kidney disease receiving tiotropium bromide. Int J Cardiol 197:105-106, 2015

18) Timmer W, et al: Once-daily tiotropium Respimat® 5 μg is an efficacious 24-h bronchodilator in adults with symptomatic asthma. Respir Med 109(3): 329-338, 2015

19) Vogelberg C, et al: Tiotropium in asthmatic adolescents symptomatic despite inhaled corticosteroids: a randomised dose-ranging study. Respir Med 108(9): 1268-1276, 2014

20) D'Urzo A, et al: Efficacy and safety of once-daily NVA237 in patients with moderate-to-severe COPD: the GLOW 1 trial. Respir Res 12: 156, 2011

21) Kerwin E, et al: Efficacy and safety of NVA237 versus placebo and tiotropium in patients with COPD: the GLOW 2 study. Eur Respir J 40(5): 1106-1114, 2012

22) Beeh KM, et al: Once-daily NVA237 improves exercise tolerance from the first dose in patients with COPD: the GLOW 3 trial. Int J Chron Obstruct Pulmon Dis 7: 503-513, 2012

23) Sekiya M, et al: Safety and efficacy of NVA237 once daily in Japanese patients: The GLOW 4 trial. ERS 40: 2013, 2012

24) Chapman KR, et al: A blinded evaluation of the efficacy and safety of glycopyrronium, a once-daily long-acting muscarinic antagonist, versus tiotropium, in patients with COPD: the GLOW 5 study. BMC Pulm Med 14: 4, 2014

25) Vincken W, et al: Efficacy and safety of coadministration of once-daily indacaterol and glycopyrronium versus indacaterol alone in COPD patients: the GLOW 6 study. Int J Chron Obstruct Pulmon Dis 9: 215-228, 2014

26) Wang C, et al: Efficacy and safety of once-daily glycopyrronium in predominantly Chinese patients with moderate-to-severe chronic obstructive pulmonary disease: the GLOW 7 study. Int J Chron Obstruct Pulmon Dis 10: 57-68, 2015

27) Beier J, et al: Efficacy and safety of aclidinium bromide compared with placebo and tiotropium in patients with moderate-to-severe chronic obstructive pulmonary disease: results from a 6-week, randomized, controlled Phase IIIb study. COPD 10(4): 511-522, 2013

28) Jones PW, et al: Efficacy and safety of twice-daily aclidinium bromide in COPD patients: the ATTAIN study. Eur Respir J 40(4): 830-836, 2012

29) Ni H, et al: Aclidinium bromide for stable chronic obstructive pulmonary disease. Cochrane Database Syst Rev 9: CD010509, 2014

30) Donohue JF, et al: A randomized, double-blind dose-ranging study of the novel LAMA GSK573719 in patients with COPD. Respir Med 106(7): 970-979, 2012

31) Trivedi R, et al: Umeclidinium in patients with COPD: a randomised, placebo-controlled study. Eur Respir J 43(1): 72-81, 2014

32) Decramer M, et al: Efficacy and safety of umeclidinium plus vilanterol versus tiotropium, vilanterol, or umeclidinium monotherapies over 24 weeks in patients with chronic obstructive pulmonary disease: results from two multicentre, blinded, randomised controlled trials. Lancet Respir Med 2(6): 472-486, 2014

33) Vogelmeier C, et al: Tiotropium versus salmeterol for the prevention of exacerbations of COPD. N Engl J Med 364(12): 1093-1103, 2011

34) Donohue JF, et al: A 6-month, placebo-controlled study comparing lung function and health status changes in COPD patients treated with tiotropium or salmeterol. Chest 122(1): 47-55, 2002
35) Chong J, et al: Tiotropium versus long-acting beta-agonists for stable chronic obstructive pulmonary disease. Cochrane Database Syst Rev 9: CD009157, 2012
36) Kim JS, et al: Comparison of clinical efficacy and safety between indacaterol and tiotropium in COPD: meta-analysis of randomized controlled trials. PLoS One 10(3):e0119948, 2015
37) 日本呼吸器学会 COPD ガイドライン第 4 版作成委員会（編）：COPD 診断と治療のためのガイドライン. 第 4 版, メディカルレビュー社, 2013
38) Donohue JF, et al: Once-daily bronchodilators for chronic obstructive pulmonary disease: indacaterol versus tiotropium. Am J Respir Crit Care Med 182(2): 155-162, 2010
39) Mahler DA, et al: Indacaterol vs tiotropium in COPD patients classified as GOLD A and B. Respir Med 109(8):1031-1039, 2015
40) Kew KM, et al: Long-acting beta2-agonists for chronic obstructive pulmonary disease. Cochrane Database Syst Rev 10: CD010177, 2013
41) Weatherall M, et al: Meta-analysis of the risk of mortality with salmeterol and the effect of concomitant inhaled corticosteroid therapy. Thorax 65(1): 39-43, 2010
42) Bremner P, et al: Cardiovascular effects of fenoterol under conditions of hypoxaemia. Thorax 47(10): 814-817, 1992
43) Wilchesky M, et al: Bronchodilator use and the risk of arrhythmia in COPD: part 2: reassessment in the larger Quebec cohort. Chest 142(2): 305-311, 2012
44) Singh S, et al: Pro-arrhythmic and pro-ischaemic effects of inhaled anticholinergic medications. Thorax 68(1): 114-116, 2013

第 II 部 COPD の治療

5 吸入治療
～長時間作用性 β_2 刺激薬（LABA）～

LABA　～最前線で活躍するトッププレイヤー　②～

　前述したとおり，LABA はサッカー選手にたとえるとカガワ選手です。COPD のガイドライン[1]で指定されているように，LAMA と同じくらいのパワーをもった長期管理薬です。

　ただし，LAMA の項で述べたように，私はどちらか 1 人を使用しなさいと言われれば，LAMA を選択します。別にカガワ選手がイケてないとかそういうわけではなく，どちらか選ばなければならないなら…という条件付きです。控え選手のICS なんかに比べれば，LABA のほうが圧倒的にパワフルです。

　LABA のことを私たち呼吸器内科医は「ラバ」と呼びます。雄のロバと雌のウマの交雑種である動物とは関係ありません。

　日本で販売されている LABA は，現在 3 種類しかありません（表15）。色文字になっている製品は執筆時点で日本では販売されていません。昔からよく使用されているのがセレベント®ですが，近年はその立ち上がりの良さを理由に，オンブレス®やオーキシス®がよく使用されます。立ち上がりの良さというのは SABA

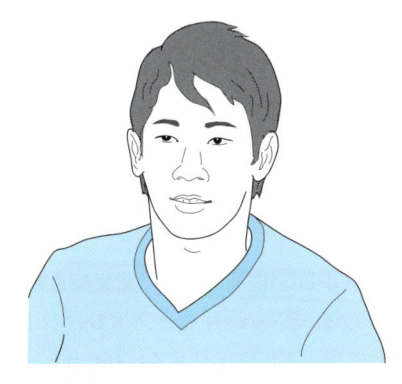

カガワ選手

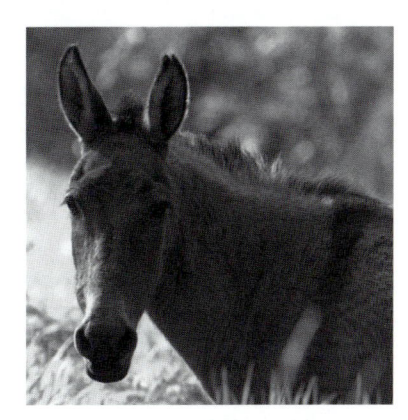

ラバ

〔Wikipedia より〕

表15 LABA

一般名	商品名	用法用量	使用可能噴霧回数	剤形
サルメテロールキシナホ酸塩	セレベント 25 ロタディスク セレベント 50 ロタディスク	1回1吸入（50 μg） 1日2回	1枚4回	DPI
	セレベント 50 ディスカス		60	DPI
インダカテロールマレイン酸塩	オンブレス吸入用カプセル 150 μg	1回1カプセル （150 μg）1日1回	1シート 7カプセル	DPI
ホルモテロールフマル酸塩水和物	オーキシス 9 μg タービュヘイラー28吸入，60吸入	1回1吸入（9 μg） 1日2回	28，60	DPI
オロダテロール塩酸塩	Striverdi レスピマット	1回2吸入 1日1回	60	ソフトミスト

並みに気管支拡張作用が速く現れるということです。ブデソニドとホルモテロールの合剤であるシムビコート®を用いた SMART 療法という気管支喘息の発作時治療は，ホルモテロールの速やかな気管支拡張作用に期待しているわけです。

　COPD 急性増悪時や気管支喘息発作時に使用する SABA の効果発現時間が1〜2分くらいとすると，セレベント®6分，オンブレス®3分，オーキシス®2分といった感じだと思われます[2,3]。SMART 療法をシムビコート®のウリにしているのもわかる気がします。ただ，個人的には効果発現のスピードは COPD の長期管理にはそこまで重要ではないと考えています。COPD はあくまで慢性疾患ですからね。

　海外ではこれらのラインナップに加えてオロダテロール（Striverdi® レスピマット）の選択肢がありますが（図25），執筆時点では日本において販売される予定はないようです。その代わり，チオトロピウム（スピリーバ®）とオロダテロールの合剤がスピオルト® レスピマットとして 2015 年 12 月に発売されています。

各LABAのエビデンス

★サルメテロール（セレベント® ディスカス，セレベント® ロタディスク）
　〜元祖！ LABA
　元祖 LABA といえば，これ。セレベント®（図26）。私は大阪に勤務してい

第 II 部　COPD の治療

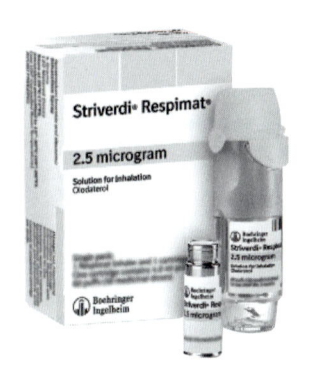

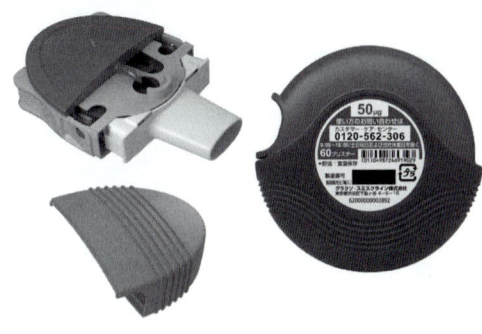

図 25　Striverdi® レスピマット
〔ベーリンガーインゲルハイム社より許諾を得て掲載〕

図 26　セレベント® ディスカス，セレベント® ロタディスク
〔グラクソ・スミスクライン社より許諾を得て掲載〕

ますので，「元祖お好み焼き」，「元祖たこ焼き」などと書いた怪しいのぼりを立てている店をたくさん目にしているわけですが，このセレベント® は間違いなく元祖です。

　セレベント® はディスカスとロタディスクの両方の製剤がありますが，手順の煩雑さを考慮してディスカスがよく用いられています。ただ上述したように，効果発現が速く，合剤にしやすい LABA が出現していることもあって，将来的には販売元もビランテロールなどの LABA にその主力を移すかもしれません（販売元に聞いてみたところ，執筆時点ではその予定はないそうです）。ただ，海外ではビランテロール単剤の開発が進められているため，将来的にはそういったプレスリリースも登場するかもと期待を寄せています。

　COPD の安定期治療において LABA が台頭したきっかけになったのは，TORCH 試験[4]です。私が研修医の頃に TORCH 試験はよく研究会でも紹介されていたのですが，翌年発表された UPLIFT 試験（113 ページ）のインパクトでかすんでしまった感じでした。TORCH 試験は，重症の COPD 患者さんをサルメテロール単剤，フルチカゾン単剤，それらの合剤，プラセボの 4 群にランダムに割り付けた研究です。これによれば，サルメテロールはプラセボと比較して有意に急性増悪の頻度を減少させ，呼吸機能や QOL を改善させました。この研究ではアドエア® の有効性が示唆されているため，詳しい試験結果につ

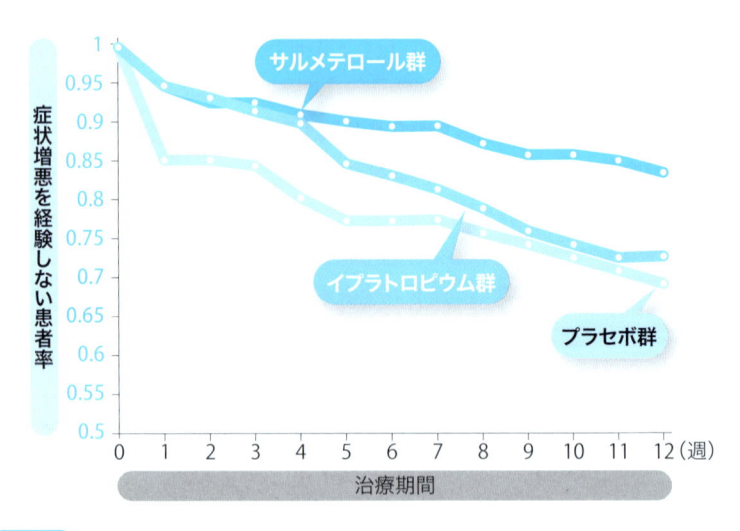

図 27 COPD に対するサルメテロール，イプラトロピウム，プラセボの症状増悪の頻度

〔Mahler DA, et al: Efficacy of salmeterol xinafoate in the treatment of COPD. Chest 115(4): 957-965, 1999 より〕

いてはアドエア®の項(156 ページ)で記載させていただきますが，サルメテロール単剤でも呼吸機能低下の抑制効果がみられている点は特筆に値します。

また，1999 年の少し古い研究ですが，サルメテロールはプラセボやイプラトロピウムとの比較で，最初の COPD の症状増悪までの時間を延長させることが報告されています(図 27)[5]。

しかし，123 ページにも記載したように，POET 試験の結果もあってか LABA は呼吸器診療ではスピリーバ®ほどパワフルとは考えられていません。

★インダカテロール(オンブレス® ブリーズヘラー)　〜ガイドラインの LABA の位置づけを変えた薬

オンブレス®(図 28)は 1 日 1 回投与が可能であり，私が LABA を 1 つ選べと言われたらこのオンブレス®を選びます。オンブレスはブリーズヘラーで吸入します。吸入デバイスを維持したまま治療のステップアップ・ダウンが可能である点は処方医としてはありがたいですね(オンブレス，シーブリ→ウルティブロ)。1 日 1 回なのでアドヒアランスの向上が期待できますが，カプセル充填操作が必要というデメリットもあります。

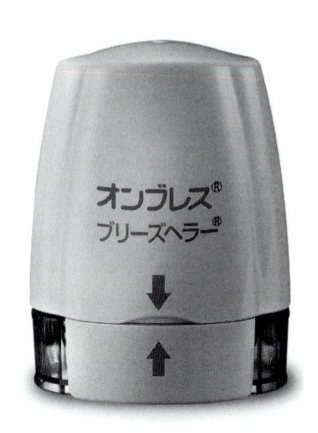

図28 オンブレス® ブリーズヘラー
〔ノバルティス ファーマ株式会社より許諾を得て掲載〕

なぜ1日1回でよいかというと，名前の由来にもなっているインダン骨格と脂質膜に高い親和性があるため，セレベント®よりも長い作用持続が可能になったからです。また，上述したように作用発現も速やかです。セレベント®は気管支喘息にも適応がありますが，オンブレス®とオーキシス®はCOPDにしか使用できませんので注意してください。

個々の臨床試験ではINHANCE試験[6]，INTENSITY試験[7]がよく知られています。これは，いずれもインダカテロール単剤がチオトロピウムと同等の呼吸機能改善効果をもたらしたとするランダム化比較試験です。また，システマティックレビュー[8]やメタアナリシス[9]によれば，COPDに対するインダカテロールはチオトロピウムと同等の効果だろうと考えられています。最近のLABAはチオトロピウムにも匹敵する効果が得られるため，日本のガイドラインでLAMAと並列に扱われているのだろうと思います。他の1日2回吸入のLABAと比べて明らかにインダカテロールが優れているというわけではなさそうで[10]，突出してチオトロピウムと同等の気管支拡張効果を有するというわけではないと思っています。実際にINVIGORATE試験[11]では，増悪の抑制についてはチオトロピウムに対して非劣性を示せていません。

いずれにしても，このオンブレス®の登場によって日本のガイドラインの第4版[1]においてLAMAとLABAを同等に扱うようになったわけです。125ページに書いたように，個人的にはLABA単剤をLAMA単剤に先んじて使う

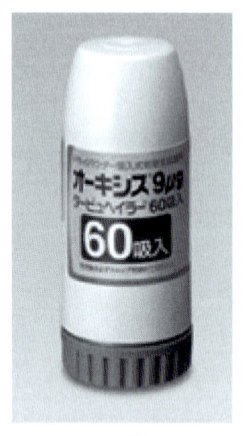

図 29 オーキシス® タービュヘイラー
〔アストラゼネカ社より許諾を得て掲載〕

ことはありません。

★ホルモテロール(オーキシス® タービュヘイラー) 〜SMART療法の基盤となった薬

　オーキシス®(図29)はオンブレス®と同様，比較的新しいLABAで，効果発現も速やかな薬剤です。どちらも「オ」がつくので非専門医の方々はこんがらがってしまうそうで…。気管支喘息治療におけるSMART療法(発作時に長期管理薬であるシムビコート®を頓用吸入すること)の効果はこのホルモテロールの効果発現に期待したものです。そんなオーキシス®ですが，単剤ではCOPDにのみ適応があります。吸入器はタービュヘイラーです。ICSのパルミコート®や，パルミコート®とオーキシス®の合剤であるシムビコート®もタービュヘイラーで吸入しますが，どちらかといえば気管支喘息の治療のために用いる吸入デバイスというイメージがあり，個人的にはオーキシス®をCOPDで積極的に用いることはあまり多くありません。

　他のLABAと比べて大規模な臨床試験は少ないです。780人のCOPD患者さんでホルモテロールとイプラトロピウムを比較して，1秒量やQOLを改善させたという報告があります[12]。

　執筆時点では未定ですが，アクリジニウムとの合剤がジェヌエアのデバイス

で発売される可能性が高いようです(102ページ)[13]。そうなればこのホルモテロールも脚光を浴びるかもしれません。ジェヌエアは操作性も良いデバイスですし，個人的には気に入っています。

POINT

▶ ガイドラインで推奨されているほど，COPDに対してLABA単剤治療を適用することは多くない

▶ 近年登場しているLABAの多くは効果発現が速やかであり，即効性が期待される

文献

1) 日本呼吸器学会COPDガイドライン第4版作成委員会(編)：COPD診断と治療のためのガイドライン. 第4版, メディカルレビュー社, 2013
2) 玉置 淳, 他：β刺激薬の気管支拡張作用(短時間作用型と長時間作用型)─喘息治療におけるβ刺激薬. pp113-133, メディカルレビュー社, 2002
3) 鈴木和彦, 他：長時間作用性吸入 $β_2$ 刺激薬, インダカテロールマレイン酸塩(オンブレス®)の薬理学的特性および臨床効果. 日薬理誌 140: 36-43, 2012
4) Calverley PM, et al: Salmeterol and fluticasone propionate and survival in chronic obstructive pulmonary disease. N Engl J Med 356(8): 775-789, 2007
5) Mahler DA, et al: Efficacy of salmeterol xinafoate in the treatment of COPD. Chest 115(4): 957-965, 1999
6) Donohue JF, et al: Once-daily bronchodilators for chronic obstructive pulmonary disease: indacaterol versus tiotropium. Am J Respir Crit Care Med 182(2): 155-162, 2010
7) Buhl R, et al: Blinded 12-week comparison of once-daily indacaterol and tiotropium in COPD. Eur Respir J 38(4): 797-803, 2011
8) Rodrigo GJ, et al: Comparison of indacaterol with tiotropium or twice-daily long-acting β-agonists for stable COPD: a systematic review. Chest 142(5): 1104-1110, 2012
9) Kim JS, et al: Comparison of clinical efficacy and safety between indacaterol and tiotropium in COPD: Meta-analysis of randomized controlled trials. PLoS One 10(3): e0119948, 2015
10) Geake JB, et al: Indacaterol, a once-daily beta2-agonist, versus twice-daily beta2-agonists or placebo for chronic obstructive pulmonary disease. Cochrane Database Syst Rev 1: CD010139, 2015
11) Decramer ML, et al: Once-daily indacaterol versus tiotropium for patients with severe chronic obstructive pulmonary disease(INVIGORATE): a randomised, blinded, parallel-group study. Lancet Respir Med 1(7): 524-533, 2013
12) Dahl R, et al: Inhaled formoterol dry powder versus ipratropium bromide in chronic obstructive pulmonary disease. Am J Respir Crit Care Med 164(5): 778-784, 2001
13) D'Urzo AD, et al: Efficacy and safety of fixed-dose combinations of aclidinium bromide/formoterol fumarate: the 24-week, randomized, placebo-controlled AUGMENT COPD study. Respir Res 15: 123, 2014

6 吸入治療
～長時間作用性抗コリン薬/長時間作用性 β_2 刺激薬（LAMA/LABA）～

最強のツートップで治療にあたる

　ホンダ選手とカガワ選手をツートップに布陣した最強サムライブルーとしてCOPDの試合に挑むのが，このLAMA/LABAの合剤治療です。本書が発売される頃には違う選手が日本のサッカーヒーローの代名詞になっているかもしれませんが…。

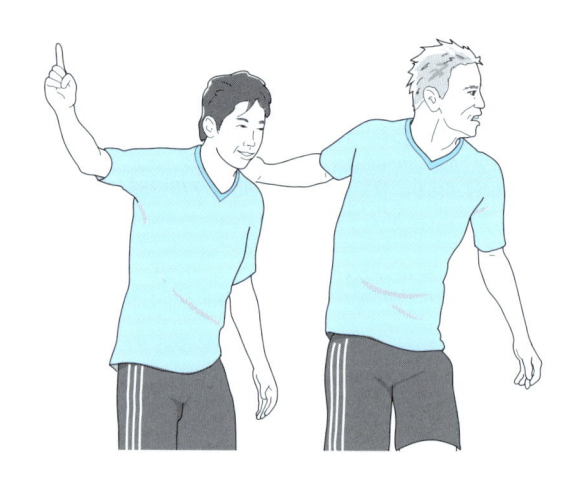

　そんな比喩はともかくとして，何としてでも覚えてほしいのが，COPDの治療において最初から合剤を用いることはないということです。合剤を用いるのは基本的に単剤でコントロールできないCOPD患者さんです。といっても，そんなにすぐに症状が改善するわけではないので，こりゃしんどそうだなと思った患者さんはLAMA → LAMA/LABAと1か月程度でスイッチすることがしばしばあります。安全面の観点から，初回に合剤を使用するのはやめましょうというのは多くの内科医のポリシーだと思います。LABA → LAMA/LABAにステップアップしなければならないケースはそこまで多くありません。

第 II 部 COPD の治療

表 16 LAMA/LABA

一般名	商品名	1回量	用法	使用可能噴霧回数	剤形
グリコピロニウム臭化物/インダカテロールマレイン酸塩	ウルティブロ吸入用カプセル	1回1カプセル	1日1回	—	DPI
ウメクリジニウム臭化物/ビランテロールトリフェニル酢酸塩	アノーロ エリプタ 7吸入用, 30吸入用	1回1カプセル	1日1回	7, 30	DPI
チオトロピウム臭化物/オロダテロール塩酸塩	スピオルト レスピマット 28吸入	1回2吸入	1日1回	28	ソフトミスト
アクリジニウム臭化物/ホルモテロールフマル酸塩	Duaklir	1回1吸入	1日2回	60	DPI

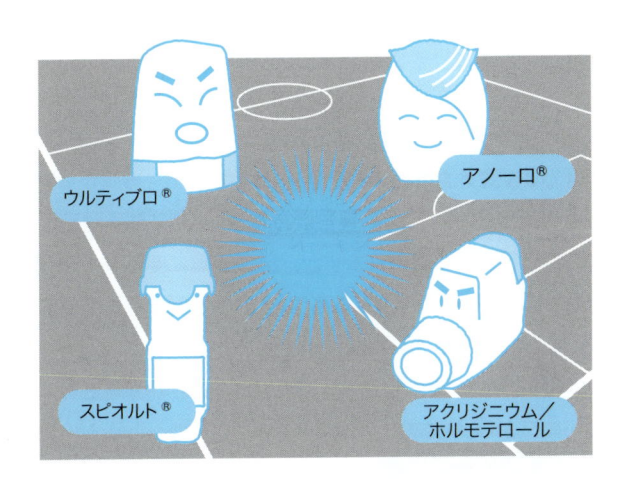

ウルティブロ®　アノーロ®

スピオルト®　アクリジニウム/ホルモテロール

　現時点で発売されている LAMA/LABA は 2 剤ですが，将来的には 4 剤のラインナップになるかもしれません（**表 16**）。色文字の製品は，執筆時点において日本では販売されていません。

　エビデンスもまだまだ蓄積段階の分野ですから，ピッチ上ではわがツートップこそはと各薬剤がしのぎを削っている状態です。現時点ではどの合剤がベストな選択肢かという結論は出ていません。

　合剤にしたほうがそりゃあ効果が高いだろうというのはどの世界でも同じであって，COPD の世界でも例外ではありません。メタアナリシスでもLAMA/LABA の有効性については証明されています[1,2]。ただ，合剤にすれば

137

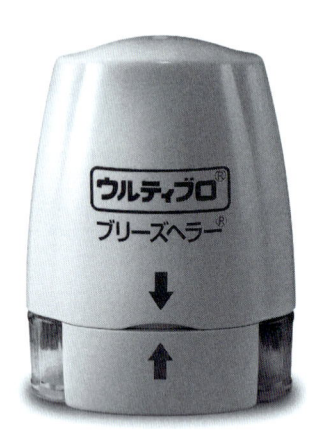

図 30 ウルティブロ® ブリーズヘラー
〔ノバルティスファーマ社より許諾を得て掲載〕

するほどリスクが上昇するのではないかと考えられています。LAMA/LABA の合剤の副作用でよく懸念されるの心血管系疾患ですが，当局から警告が出るほど重篤な有害事象があったという報告はありません。「前立腺肥大に対しても禁忌じゃないの？」とよく聞かれますが，排尿困難に至るまでの副作用が出た人は今まで見たことがありませんので，よほどの症例でないかぎりは投与可能と考えます。また，もしそうした症状が出現したとしても，速やかに薬を中止すれば改善します。

各 LAMA/LABA のエビデンス

★グリコピロニウム/インダカテロール（ウルティブロ® ブリーズヘラー）
〜日本初の究極の合剤

　ウルティブロ®（図 30）はその名のとおり究極の製剤として COPD 業界に初登場した LAMA と LABA の合剤です。インタビューフォームによれば，「究極」を意味する「ultimate」，「気管支拡張薬」を意味する「bronchodilator」を組み合わせて「Ultibro（ウルティブロ®）」と命名したそうです。

　ウルティブロ® は QVA 149 というコードで呼ばれていた合剤で，IGNITE 臨床試験プログラムによって有効性が示されたことは知っておきたいところです。といっても，IGNITE 臨床試験プログラムは，全体で 11 の臨床試験(ILLUMINATE 試験[3])，SHINE 試験[4]，BRIGHT 試験[5]，ENLIGHTEN 試験[6]，

第 II 部 COPD の治療

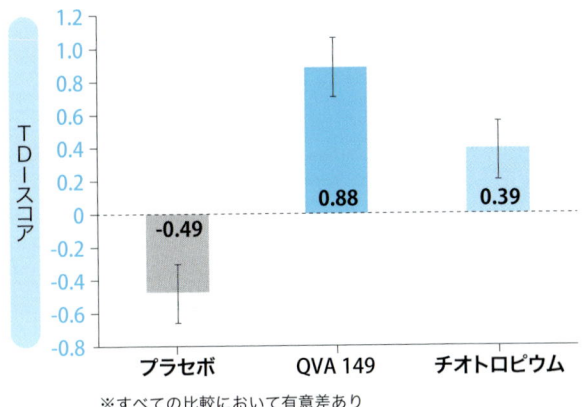

図 31 BLAZE 試験における TDI スコア

〔Mahler DA, et al: Dual bronchodilation with QVA 149 reduces patient-reported dyspnea in COPD: the BLSXE study. Eur Respir J 43(6): 1599-1609, 2014 より〕

SPARK 試験[7]，BLAZE 試験[8]，ARISE 試験，BEACON 試験[9]，RADIATE 試験，LANTERN 試験[10]，FLAME 試験)で構成されているため，その1つひとつを紐解くのは至難の業です（文献番号がないものは執筆時点で PubMed 未収載）。この中で有名な試験を取り上げるとすれば，BLAZE 試験，SPARK 試験，SHINE 試験，ILLUMINATE 試験です。「違うよ！ BRIGHT 試験だよ！」とおっしゃる方がいたらスミマセン（笑）。評価項目がそれぞれ異なりますので，いずれも重要な研究だと思っています。

BLAZE 試験は6週間にわたるプラセボ対照比較試験です[8]。中等症以上の COPD 患者さんを，ランダムにグリコピロニウム/インダカテロール，チオトロピウム 18 μg，プラセボの各群に割り付けました。その結果，患者さんの自覚症状（Transition Dyspnoea Index；TDI）（図 31）および呼吸機能を改善させることができました[7]。

SPARK 試験では，グリコピロニウム/インダカテロールはグリコピロニウムと非盲検チオトロピウムに対して，COPD 増悪の発現頻度を減少させることができました。トラフ1秒量も，グリコピロニウム/インダカテロール群ではグリコピロニウム群やチオトロピウム群と比べて，64週までのいずれの時点でも高値という結果でした（図 32）[7]。

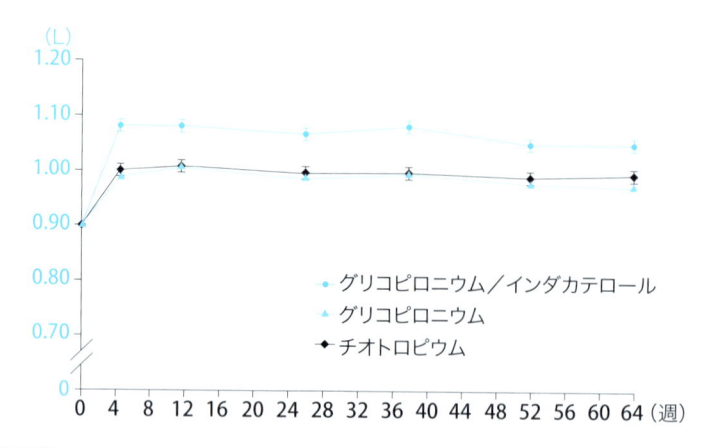

図32 SPARK試験におけるトラフ1秒量(L)

〔Wedzicha JA, et al: Analysis of chronic obstructive pulmonary disease exacerbations with the dual bronchodilator QVA 149 compared with glycopyrronium and tiotropium (SPARK): randomized, double-blind, parallel-group study. Lancet Resp Med 1(3): 199-209, 2013 より〕

　そして，2,000人以上のCOPD患者さんをランダムにグリコピロニウム/インダカテロール群，インダカテロール群，グリコピロニウム群，チオトロピウム群，プラセボ群に割り付けたSHINE試験において，治療開始26週時点でのトラフ1秒量は，他群と比較してグリコピロニウム/インダカテロール群で有意な上昇が観察されました(図33)[4]。

　上記3試験に加えて，個人的にはILLUMINATE試験も特筆すべきだと思っています[3]。というのも，ICS/LABAとLAMA/LABAを比較した試験だからです。ICS/LABAと比較しても1秒量AUC_{0-12h}の改善がみられていることは，すなわちICS/LABAを優先的にCOPDに用いる理由がないということの裏返しでもあると考えます。

　なお安全性の観点では，ウルティブロ® はプラセボと比較しても，死亡率，心血管系イベント，肺炎，COPD急性増悪のリスクを上昇させることはないと報告されています[11]。

　ウルティブロ® に関してはアメリカでは別の臨床試験プログラムが必要とされた経緯があり，EXPEDITION臨床試験プログラムという別の試験が組まれています。これにおいてもウルティブロ® の有効性はIGNITE臨床試験プログラムの結果と変わりません[12]。

第 II 部 COPD の治療

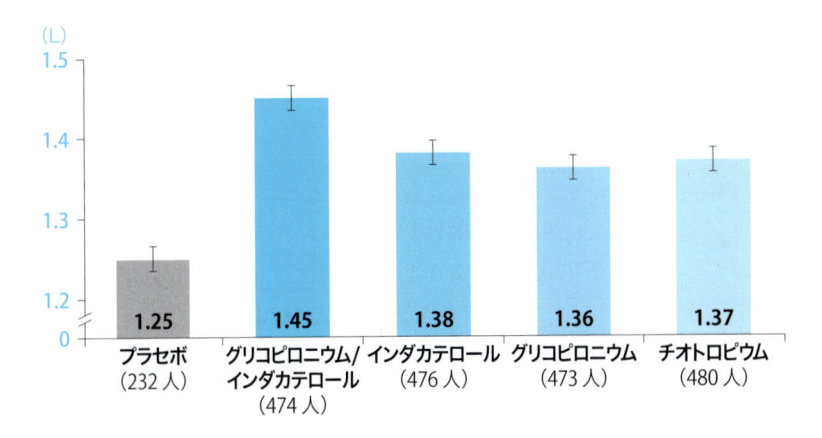

図 33 SHINE 試験におけるトラフ 1 秒量（L）
〔Bateman ED, et al: Dual bronchodilation with QVA 149 versus single bronchodilator therapy: the SHINE study. Eur Respir J 42(6): 1484-1494, 2013 より〕

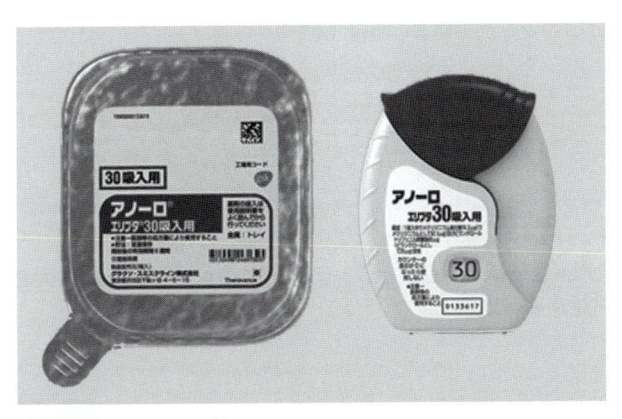

プラセボ（232 人）1.25
グリコピロニウム/インダカテロール（474 人）1.45
インダカテロール（476 人）1.38
グリコピロニウム（473 人）1.36
チオトロピウム（480 人）1.37

図 34 アノーロ® エリプタ
〔グラクソ・スミスクライン社より許諾を得て掲載〕

★ウメクリジニウム/ビランテロール（アノーロ® エリプタ）～合剤における最高のアドヒアランス

　アノーロ®（図 34）は，エリプタで吸入する LAMA/LABA の合剤であり，カプセルが不要という点がやはりコンプライアンスの観点で一歩抜きん出ています。しかも 1 日 1 回の吸入なので，文句のつけようがありません。アノーロ®

試験❶

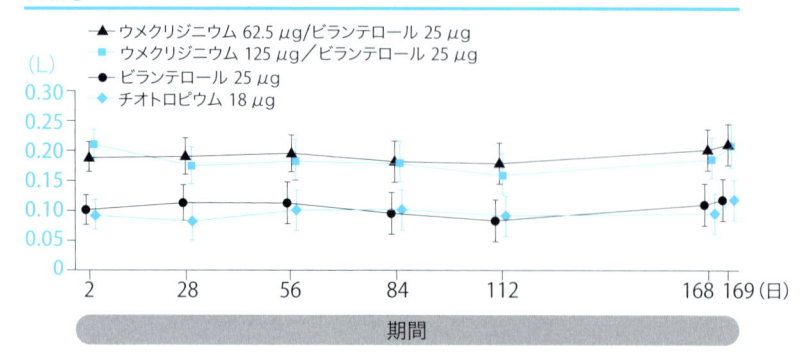

(L)
- ウメクリジニウム 62.5 μg/ビランテロール 25 μg
- ウメクリジニウム 125 μg/ビランテロール 25 μg
- ビランテロール 25 μg
- チオトロピウム 18 μg

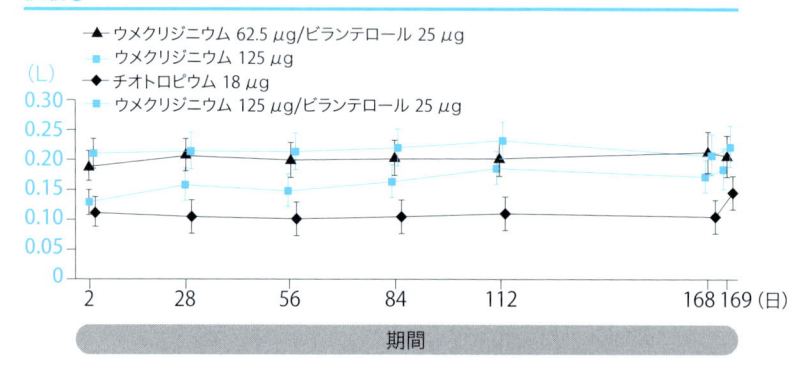

試験❷

(L)
- ウメクリジニウム 62.5 μg/ビランテロール 25 μg
- ウメクリジニウム 125 μg
- チオトロピウム 18 μg
- ウメクリジニウム 125 μg/ビランテロール 25 μg

図35 ウメクリジニウム/ビランテロールのトラフ1秒量の変化量(L)に対する有効性

〔Decramer M, et al: Efficacy and safety of umeclidinium plus vilanterol versus tiotropium, vilanterol, or umeclidinium monotherapies over 24 weeks in patients with chronic obstructive pulmonary disease: results from two multicenter, blinded, randomized controlled trials. Lancet Respir Med 2(6): 472-486, 2014 より一部改変〕

エリプタのキットだけをもっていれば治療できるということですね。

ウメクリジニウム/ビランテロールの効果を検証した1,000人規模のランダム化比較試験が2つ(試験1, 試験2)同時に報告されていますが, この研究ではチオトロピウム単剤, ビランテロール単剤と比較して有意に合剤群で169日目のトラフ1秒量の改善がみられました(**図35**)[13]。チオトロピウムよりトラフ1秒量変化量が100 mL以上多いというのは特筆すべきことです。

また別の研究では, シャトルウォーキングテストによる運動持続時間の延長

効果[14]や呼吸困難感の症状改善[15]が報告されています。

なお，ウメクリジニウムはエンクラッセ®，アノーロ®ともに日本において62.5 μgの用量が採用されています。

この合剤についても心血管系の合併症リスクを上昇させる可能性が懸念されましたが，やはりLAMA単剤，LABA単剤と比較してリスクを有意に上昇させるという結論にはなっていません[16]。

★チオトロピウム/オロダテロール（スピオルト® レスピマット）〜合剤に強敵参入

スピオルト® レスピマット（図36）は2剤目のレスピマット製剤です。

新規LABAであるオロダテロールはインダカテロールとそう変わらないLABAだろうと位置づけられています[17]。今後はオロダテロールの研究がたく

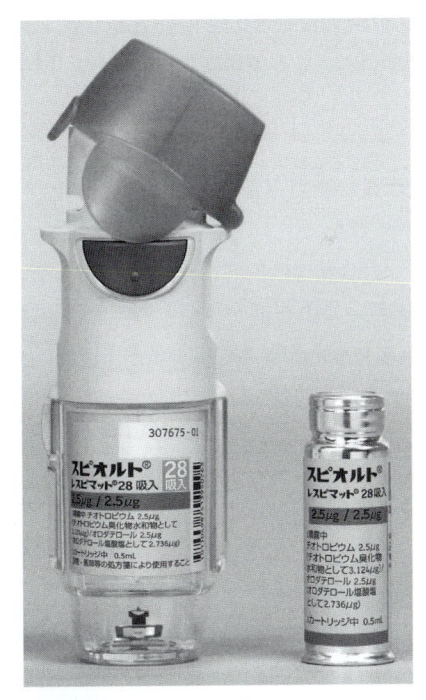

図36 スピオルト® レスピマット
〔ベーリンガーインゲルハイム社より許諾を得て掲載〕

さん登場すると予想しています。2015年のアメリカ胸部学会(ATS)でも多数の演題が発表されました。

有名なのはチオトロピウム/オロダテロール2.5/5μgあるいは5/5μg，チオトロピウム2.5μgあるいは5μg，オロダテロール5μgを1日1回レスピマットによって52週間吸入したランダム化比較試験です。これも2試験が同時に報告された研究であり，TOnado試験と名づけられています。TOnado試験は，TOviTO試験プログラムの1つだそうです。このTOnado試験において，チオトロピウム/オロダテロールの合剤治療は単剤治療と比較してトラフ1秒量および1秒量AUC_{0-3h}を有意に改善しました(図37)[18]。また，同研究において有害事象は単剤と比較して増加しなかったと報告されています。TOviTO試験プログラムにはTOnado試験のほかにVIVACITO試験が含まれていますが，これは短期的なスピオルトの効果を報告したものです。本原稿執筆時点ではまだ論文化されていません。

合剤かつレスピマット(カプセル充填不要)という点，またLAMAにチオトロピウムが採用されている点を考慮するとかなり人気の合剤になりそうな予感がします。

★アクリジニウム/ホルモテロール(Duaklir® ジェヌエア) 〜4組目の最強ツートップ

本原稿執筆時点では開発状況は不明ですが，ジェヌエアのデバイスでアクリジニウムとホルモテロールの合剤が実現する可能性が高いです。海外ではDuaklir®という商品名で承認がおりていますが，日本でデュアクリアやデュアクリルという名前になるかどうかは未定です。英語のニュースではダクラーと発音しているんですけどね。

1,700人以上の患者さんをプラセボ，アクリジニウム400μg/ホルモテロール12μg，アクリジニウム400μg/ホルモテロール6μg，アクリジニウム400μg，ホルモテロール12μgに割り付けた多施設共同第3相試験(ACLIFORM-COPD試験)では，合剤群において薬剤吸入1時間後の1秒量の変化を有意に改善することが報告されました(図38)[19]。類似のデザインであるAUGMENT COPD試験でも，同様の呼吸機能改善効果が認められています[20]。いずれの試験も単剤と比較して安全性に問題はないとされています。

- チオトロピウム 5 μg／オロダテロール 5 μg
- チオトロピウム 2.5 μg／オロダテロール 5 μg
- チオトロピウム 5 μg
- チオトロピウム 2.5 μg
- オロダテロール 5 μg

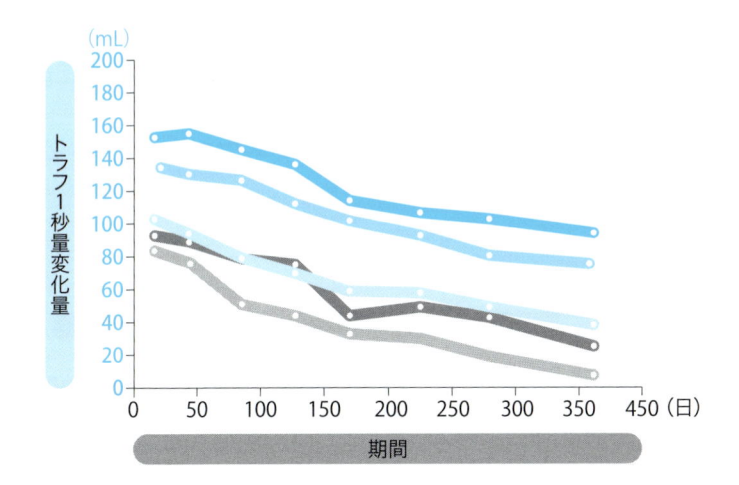

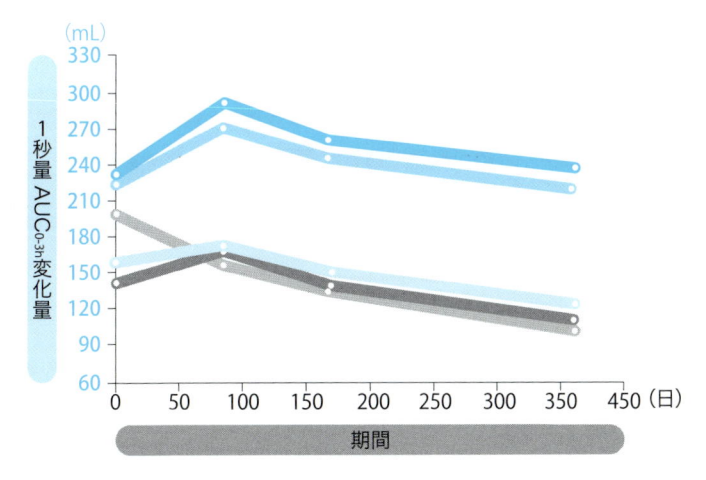

図 37 チオトロピウム / オロダテロールの 1 秒量に対する有効性

〔Buhl R, et al: Tiotropium and olodaterol fixed-dose combination versus mono-components in COPD(GOLD 2-4). Eur Respir J 45(4): 969-979, 2015 より〕

- プラセボ
- アクリジニウム/ホルモテロール 400/12 μg
- アクリジニウム/ホルモテロール 400/6 μg
- アクリジニウム 400 μg
- ホルモテロール 12 μg

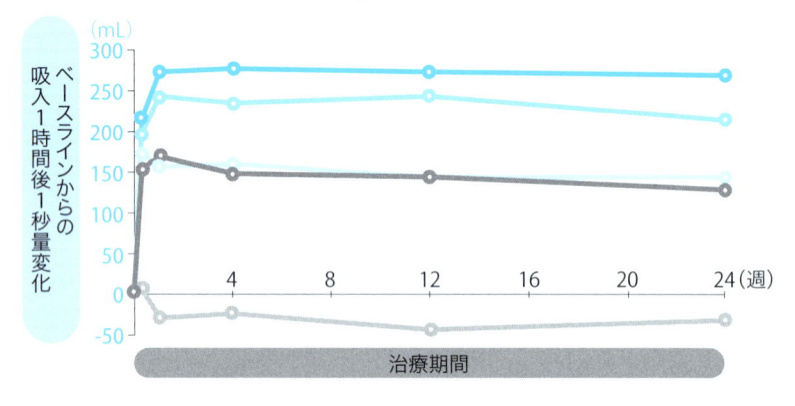

図38 アクリジニウム/ホルモテロールの吸入による1秒量の効果

〔Singh D, et al: Efficacy and safety of aclidinium bromide/formoterol fumarate fixed-dose combinations compared with individual components and placebo in patients with COPD(ACLIFORM-COPD): a multicenter, randomized study. BMC Pulm Med 14: 178, 2014 より〕

POINT

▶ COPDの治療に用いるLAMA/LABAの合剤はいずれも単剤治療と比較して有効だが，単剤が無効である症例に用いるべきである

▶ LAMA/LABAの合剤のうちどれが最も有効であるかはわかっていない

ステップアップCOPD MABA, それはLAMAとLABAのハーフ

MABAという言葉をご存知でしょうか。これはLAMAとLABAの作用を併せ持つ薬剤のことです。「それってLAMA/LABAの合剤と同じじゃん」とお思いの方，実は違うんです。LAMAとLABAの合剤はそれぞれの薬剤を吸入器内で混ぜ合わせて吸入しているのです。MABAは1剤で両方の作用をもつ薬剤のことなんです[21]。「吸ってしまえば結局同じじゃん」と言われればそれまでなのですが…。

MABAは「Muscarinic antagonist-$β_2$-agonist」の略で，ややこし

いことに2つのAがそれぞれアンタゴニストとアゴニストという覚えにくい内容になっています。海外ではすでに臨床試験が行われていて，GSK 961081（グラクソ・スミスクライン社）が最も有名です[22〜25]。将来的にはMABAがCOPDの治療の中核を担うかもしれません。

文献

1) Farne HA, et al: Long-acting beta(2)-agonist in addition to tiotropium versus either tiotropium or long-acting beta(2)-agonist alone for chronic obstructive pulmonary disease. Cochrane Database Syst Rev 10:CD008989, 2015
2) Oba Y, et al: Efficacy and safety of long-acting β-agonist/long-acting muscarinic antagonist combinations in COPD: a network meta-analysis. Thorax 71(1):15-25, 2016
3) Vogelmeier CF, et al: Efficacy and safety of once-daily QVA149 compared with twice-daily salmeterol−fluticasone in patients with chronic obstructive pulmonary disease (ILLUMINATE): a randomised, double-blind, parallel group study. Lancet Resp Med 1(1): 51-60, 2013
4) Bateman ED, et al: Dual bronchodilation with QVA149 versus single bronchodilator therapy: the SHINE study. Eur Respir J 42(6): 1484-1494, 2013
5) Beeh KM, et al: Effect of QVA149 on lung volumes and exercise tolerance in COPD patients: the BRIGHT study. Respir Med 108(4): 584-592, 2014
6) Dahl R, et al: Safety and efficacy of dual bronchodilation with QVA149 in COPD patients: the ENLIGHTEN study. Respir Med 107(10): 1558-1567, 2013
7) Wedzicha JA, et al: Analysis of chronic obstructive pulmonary disease exacerbations with the dual bronchodilator QVA149 compared with glycopyrronium and tiotropium (SPARK): a randomized, double-blind, parallel-group study. Lancet Resp Med 1(3): 199-209, 2013
8) Mahler DA, et al: Dual bronchodilation with QVA149 reduces patient-reported dyspnoea in COPD: the BLAZE study. Eur Respir J 43(6): 1599-1609, 2014
9) Dahl R, et al: Efficacy and safety of QVA149 compared to the concurrent administration of its monocomponents indacaterol and glycopyrronium: the BEACON study. Int J Chron Obstruct Pulmon Dis 8: 501-508, 2013
10) Zhong N, et al: LANTERN: a randomized study of QVA 149 versus salmeterol/fluticasone combination in patients with COPD. Int J Chron Obstruct Pulmon Dis 10:1015-1026, 2015
11) Wedzicha JA, et al: Pooled safety analysis of the fixed-dose combination of indacaterol and glycopyrronium(QVA149), its monocomponents, and tiotropium versus placebo in COPD patients. Respir Med 108(10): 1498-1507, 2014
12) Mahler DA, et al: FLIGHT 1 and FLIGHT 2: Efficacy and safety of QVA 149 (indicator / Glycopyrrolate) versus Its Monocomponents and Placebo in Patients with Chronic Obstructive Pulmonary Disease. Am J Respir Crit Care Med 192(9): 1068-1079, 2015
13) Decramer M, et al: Efficacy and safety of umeclidinium plus vilanterol versus tiotropium, vilanterol, or umeclidinium monotherapies over 24 weeks in patients with chronic obstructive pulmonary disease: results from two multicentre, blinded, randomised controlled trials. Lancet Respir Med 2(6): 472-486, 2014
14) Pepin V, et al: Significance of changes in endurance shuttle walking performance. Thorax 66(2): 115-120, 2011
15) Donohue JF, et al: Efficacy and safety of once-daily umeclidinium/vilanterol 62. 5/25 mcg in COPD. Respir Med 107(10): 1538-1546, 2013

16) Rodrigo GJ, et al: A systematic review on the efficacy and safety of a fixed-dose combination of umeclidinium and vilanterol for the treatment of COPD. Chest 148(2): 397-407, 2015

17) Roskell NS, et al: Once-daily long-acting beta-agonists for chronic obstructive pulmonary disease: an indirect comparison of olodaterol and indacaterol. Int J Chron Obstruct Pulmon Dis 9: 813-824, 2014

18) Buhl R, et al: Tiotropium and olodaterol fixed-dose combination versus mono-components in COPD (GOLD 2-4). Eur Respir J 45(4): 969-979, 2015

19) Singh D, et al: Efficacy and safety of aclidinium bromide/formoterol fumarate fixed-dose combinations compared with individual components and placebo in patients with COPD (ACLIFORM-COPD): a multicentre, randomised study. BMC Pulm Med 14: 178, 2014

20) D'Urzo AD, et al: Efficacy and safety of fixed-dose combinations of aclidinium bromide/formoterol fumarate: the 24-week, randomized, placebo-controlled AUGMENT COPD study. Respir Res 15: 123, 2014

21) Cazzola M, et al: The MABA approach: a new option to improve bronchodilator therapy. Eur Respir J 42(4): 885-887, 2013

22) Norris V, et al: Bronchodilation and safety of supratherapeutic doses of salbutamol or ipratropium bromide added to single dose GSK961081 in patients with moderate to severe COPD. Pulm Pharmacol Ther 26(5): 574-580, 2013

23) Bateman ED, et al: Pharmacodynamics of GSK961081, a bi-functional molecule, in patients with COPD. Pulm Pharmacol Ther 26(5): 581-587, 2013

24) Wielders PL, et al: A new class of bronchodilator improves lung function in COPD: a trial with GSK961081. Eur Respir J 42(4): 972-981, 2013

25) Hughes AD, et al: Discovery of (R)-1-(3-(((2-chloro-4-)))2-hydroxy-2-oxo-1,2-dihydroquinolin-5-yl)ethyl)amino)methyl)-5-methoxyphenyl)amino)-3-oxopropyl)piperidin-4-yl[1,1'-biphenyl]-2-ylcarbamate(TD-5959,GSK961081,batefenterol): first-in-class dual pharmacology multivalent muscarinic antagonist and β_2 agonist (MABA) for the treatment of chronic obstructive pulmonary disease(COP). J Med Chem 58(6): 2609-2622, 2015

7 吸入治療
～吸入ステロイド薬(ICS)～

ICS は控え選手

　長時間作用性抗コリン薬(LAMA)や長時間作用性 $β_2$ 刺激薬(LABA)のように華やかなプレイヤーになれない ICS。気管支喘息においてはトッププレイヤーかもしれませんが，COPD では控え選手どまりです。つまり，LAMA や LABA が無効であるとき(ホンダ選手やカガワ選手がケガで出られないとき)にピンチヒッターとして登場することができる薬剤です。ただ，将来的にはこの控え選手が出世して COPD のガイドラインの主役を張る時代が来るかもしれません。というのも，好酸球性炎症を伴う COPD という病態が近年再び注目を浴びているためです。COPD と気管支喘息が合併した疾患概念である ACOS については 45 ページに述べました。

　いずれにしても，現時点では ICS 単剤を COPD に用いることはプライマリケアではまずありません。ただし，当院のように重症の COPD 患者さんが多い施設では上乗せで ICS を用いることがあります。LAMA や LABA は使いにくい症例があるため，結果的に LAMA に ICS を追加したり ICS/LABA のような合剤を使用することがあるので，ここぞというときに抗炎症作用を期待して ICS を処方することが結構あります。

　ICS にはたくさん種類があります(**表17**)が，この中で最も COPD にエビデンスがあるのはフルチカゾン(フルタイド®)です。とはいえ，日本では ICS 単剤の COPD への保険適用がありません。そのため，実際には ICS/LABA の合剤を用いることが多いです。

COPD に対する ICS のエビデンス
～4つの大規模試験～

　COPD に対する ICS の効果を調べた臨床試験として，1999～2000 年に発表された 4 つの大きな研究があります。すなわち，Copenhagen City Lung

表17 ICS

一般名	商品名	用法用量	使用可能噴霧回数	剤形	吸入残量確認
シクレソニド	オルベスコ 50 μg インヘラー112 吸入用	1回 100～400 μg 1日1回 (1日 800 μgの場合, 400 μg 1日2回)	112	pMDI	ピヨスケ
	オルベスコ 100 μg インヘラー56 吸入用		56		
	オルベスコ 100 μg インヘラー112 吸入用		112		
	オルベスコ 200 μg インヘラー56 吸入用		56		
ブデソニド	パルミコート 100 タービュヘイラー112 吸入	1回 100～400 μg 1日2回	112	DPI	赤い小窓で確認
	パルミコート 200 タービュヘイラー56 吸入		56		
	パルミコート 200 タービュヘイラー112 吸入		112		
	パルミコート吸入液 0.25 mg パルミコート吸入液 0.5 mg	0.5 mg (1日2回)または 1 mg (1日1回) 1日1～2回	―	ネブライザー	―
フルチカゾンプロピオン酸エステル	フルタイド 50 ディスカス フルタイド 100 ディスカス フルタイド 200 ディスカス	1回 100 μg 1日2回	60	DPI	カウンター付き
	フルタイド 50 ロタディスク フルタイド 100 ロタディスク フルタイド 200 ロタディスク		1枚4回		
	フルタイド 50 μg エアゾール 120 吸入用		120	pMDI	シール貼付
	フルタイド 100 μg エアゾール 60 吸入用		60		
ベクロメタゾンプロピオン酸エステル	キュバール 50 エアゾール キュバール 100 エアゾール	1回 100 μg 1日2回	100	pMDI	キュバール残量計
モメタゾンフランカルボン酸エステル	アズマネックスツイストヘラー100 μg 60 吸入 アズマネックスツイストヘラー200 μg 60 吸入	1回 100 μg 1日2回	60	DPI	カウンター付き

Study (CCLS)[1], EUROSCOP 試験[2], ISOLDE 試験[3], Lung Health Study-2[4] です。なんだか覚えにくい4つですが，とりあえずこの時期に大量に研究が発表されたという歴史を知っておいてください。これら4つの試験により，ICS は COPD の進行を食い止める効果(呼吸機能低下抑制)がないことがわか

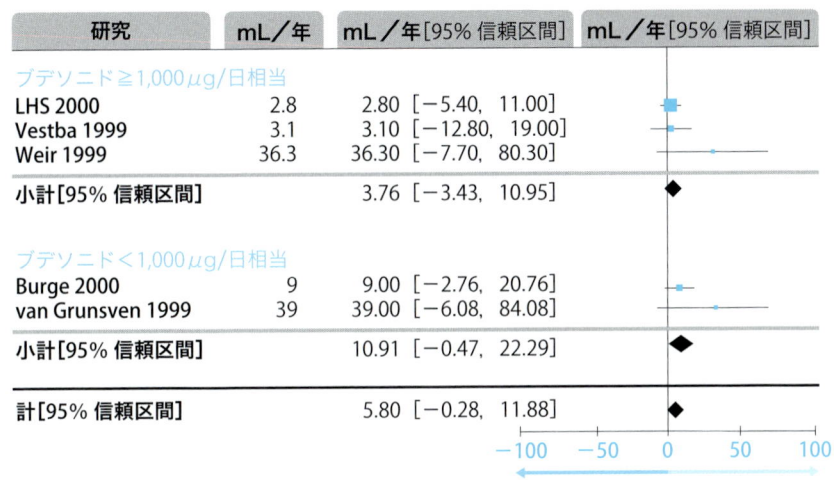

研究	mL／年	mL／年[95% 信頼区間]	mL／年[95% 信頼区間]
ブデソニド≧1,000μg/日相当			
LHS 2000	2.8	2.80 [−5.40, 11.00]	
Vestba 1999	3.1	3.10 [−12.80, 19.00]	
Weir 1999	36.3	36.30 [−7.70, 80.30]	
小計[95% 信頼区間]		3.76 [−3.43, 10.95]	
ブデソニド＜1,000μg/日相当			
Burge 2000	9	9.00 [−2.76, 20.76]	
van Grunsven 1999	39	39.00 [−6.08, 84.08]	
小計[95% 信頼区間]		10.91 [−0.47, 22.29]	
計[95% 信頼区間]		5.80 [−0.28, 11.88]	

プラセボが望ましい　ICS が望ましい

図 39　ICS による 1 秒量改善効果（逆分散法）
〔Yang IA, et al: Inhaled corticosteroids for stable chronic obstructive pulmonary disease. Cochrane Database Syst Rev 7:DC 002991, 2012 より〕

りました．やっぱり控え選手，ここぞというときに結果を残せない．これらのメタアナリシスを実施しても，結果は変わりませんでした[5]．

　しかし，合剤の登場によりさらに ICS のデータが蓄積されてきました（後述する TORCH 試験のデータなど）．すると，ほんの少しだけプラセボよりも呼吸機能上メリットがあるかもしれないという結果が出てきました（年間の 1 秒量の差で多くても 10 mL くらい）[6,7]（図 39）．うーん，この 10 mL の差にどれだけ臨床の意義を見出せるか，といったところでしょうか．

　ただし，呼吸機能上のメリットがなくとも，プラセボと比べて COPD 急性増悪の頻度を減少させる効果については複数のメタアナリシスで報告されています[7〜9]．呼吸機能検査の数値上はダメダメなのですが，意外に急性増悪予防効果が認められているのが不思議ですね．COPD に対してまったく吸入治療をしないよりは ICS だけでも吸入したほうがマシ，ということです．もちろん，実臨床で ICS 単剤が許されるのは LAMA も LABA も使えないケース，ということになるのでしょうが…（ただし，保険適用はないことを繰り返し述べておきます）．

また，当然ながら ICS が COPD の死亡率を低下させるというエビデンスはありません[10]。ICS にそんなパワーはありません。

　ちなみに，COPD に対する ICS の使用は，肺がんのリスクを少し減少させる可能性があるとされています[11〜13]。結論づけるにはデータが不足していますが，知っておいて損はない小ネタでしょう。

　現時点では ICS 単剤に有効性はあまりありませんが，将来的には好酸球性炎症を呈する COPD 患者さんにその有効性が実証され，ガイドラインにも変更があるかもしれません。すでに ICS が投与されているケースでは中断は慎重にしたほうがよいです。というのも，その後の気道過敏性の悪化や 1 秒量の低下が起こりうるためです[14]。

俗説は本当か　〜β_2 刺激薬とのシナジー効果〜

　後述するように β_2 刺激薬との併用によって大きな効果が認められている ICS ですが，併用することでシナジー効果を生むという噂があります。これは本当なのでしょうか。

　ICS は β_2 受容体数を増加させ，受容体のダウンレギュレーション（受容体の数の減少）を防止します[15〜17]。また，β_2 刺激薬はステロイド受容体を活性化し，核内への移動を増加させるとされています[18]。これにより，LABA 単独と比較して ICS と LABA の併用は気管支に利益をもたらすのではと考えられています。シナジー効果と簡単に呼んでいいものかどうかわかりませんが，*in vitro* では互いの薬剤がそれぞれ効果を上げる働きがあるのは確かなようです。

　実臨床では，後述する ICS/LABA の合剤においてその効果が実証されていますが，そのすべてがこれらのシナジー効果によって生み出されたものかどうかはわかりません。

ICS は肺炎を増加させる？

　TORCH 試験の時代からすでに COPD に対する ICS の肺炎の合併症が懸念されています。同試験でも，死亡率には影響しないものの肺炎の増加が報告されており，この事実は私たち臨床医にとっては看過できない問題です。2014 年のコクランレビューでは，COPD に対する ICS の使用（LABA との併用の

有無を問わず）によって，肺炎の増加はあるとされています[19]。ただし死亡率には影響はしないようです。

2015年のアメリカ胸部学会（ATS）で発表されたメタアナリシスにおいて，観察研究のみの解析ではむしろ肺炎の死亡率をやや減らす効果があるのではないかと報告されました。ICSが免疫抑制作用を有することで肺炎が増加し，抗炎症作用を有することで死亡率が改善する，ということなのかなと思いましたが，まだこの命題について結論づけるのは時期尚早のようです[20]。

POINT

- ▶ COPDの治療にICSを単独で用いることはほとんどない
- ▶ COPDの治療にICSの単独使用は保険適用が通っていない
- ▶ COPDに対するICSの効果は，プラセボと比較しても軽微である
- ▶ COPDに対してICSとLABAを併用することでシナジー効果があるとされている
- ▶ COPDに対するICSは肺炎の合併を増加させるが，死亡率には大きな影響を与えない

ステップアップCOPD 免疫抑制状態の患者さんに対するICSはリスキー？

肺がんのある患者さん，特に抗がん剤を投与されて免疫抑制状態にある場合はICSによって通常の肺炎とは異なる微生物に感染する可能性があります。たとえば，シスプラチン＋エトポシド＋胸部放射線治療を併用しているCOPD患者さんがICS/LABAの使用によってニューモシスチス肺炎に至ったとする報告もあります[21]。

文献

1) Vestbo J, et al: Long-term effect of inhaled budesonide in mild and moderate chronic obstructive pulmonary disease: a randomised controlled trial. Lancet 353(9167):1819-1823, 1999
2) Pauwels RA, et al: Long-term treatment with inhaled budesonide in persons with mild chronic obstructive pulmonary disease who continue smoking. European Respiratory Society Study on Chronic Obstructive Pulmonary Disease. N Engl J Med 340(25): 1948-1953, 1999
3) Burge PS, et al: Randomised, double blind, placebo controlled study of fluticasone

propionate in patients with moderate to severe chronic obstructive pulmonary disease: the ISOLDE trial. BMJ 320(7245):1297-1303, 2000

4) Lung Health Study Research Group: Effect of inhaled triamcinolone on the decline in pulmonary function in chronic obstructive pulmonary disease. N Engl J Med 343(26): 1902-1909, 2000

5) Highland KB, et al: Long-term effects of inhaled corticosteroids on FEV1 in patients with chronic obstructive pulmonary disease. A meta-analysis. Ann Intern Med 138(12):969-973, 2003

6) Celli BR, et al: Effect of pharmacotherapy on rate of decline of lung function in chronic obstructive pulmonary disease: results from the TORCH study. Am J Respir Crit Care Med 178(4):332-338, 2008

7) Yang IA, et al: Inhaled corticosteroids for stable chronic obstructive pulmonary disease. Cochrane Database Syst Rev 7: CD002991, 2012

8) Gartlehner G, et al: Efficacy and safety of inhaled corticosteroids in patients with COPD: a systematic review and meta-analysis of health outcomes. Ann Fam Med 4(3):253-262, 2006

9) Agarwal R, et al: Inhaled corticosteroids vs placebo for preventing COPD exacerbations: a systematic review and metaregression of randomized controlled trials. Chest 137(2):318-325, 2010

10) Drummond MB, et al: Inhaled corticosteroids in patients with stable chronic obstructive pulmonary disease: a systematic review and meta-analysis. JAMA 300(20):2407-2416, 2008

11) Parimon T, et al: Inhaled corticosteroids and risk of lung cancer among patients with chronic obstructive pulmonary disease. Am J Respir Crit Care Med 175(7):712-719, 2007

12) Lee CH, et al: Inhaled corticosteroid use and risks of lung cancer and laryngeal cancer. Respir Med 107(8):1222-1233, 2013

13) Kiri VA, et al: Inhaled corticosteroids and risk of lung cancer among COPD patients who quit smoking. Respir Med 103(1):85-90, 2009

14) Kunz LI, et al: Relapse in FEV1-Decline after Steroid Withdrawal in Chronic Obstructive Pulmonary Disease. Chest 148(2):389-396, 2015

15) Baraniuk JN, et al: Glucocorticoids induce beta2-adrenergic receptor function in human nasal mucosa. Am J Respir Crit Care Med 155(2):704-710, 1997

16) Mak JC, et al: Protective effects of a glucocorticoid on downregulation of pulmonary beta 2-adrenergic receptors in vivo. J Clin Invest 96(1):99-106, 1995

17) Tan KS, et al: Paradoxical down-regulation and desensitization of beta2-adrenoceptors by exogenous progesterone in female asthmatics. Chest 111(4):847-851, 1997

18) Eickelberg O, et al: Ligand-independent activation of the glucocorticoid receptor by beta2-adrenergic receptor agonists in primary human lung fibroblasts and vascular smooth muscle cells. J Biol Chem 274(2):1005-1010, 1999

19) Kew KM, et al: Inhaled steroids and risk of pneumonia for chronic obstructive pulmonary disease. Cochrane Database Syst Rev 3: CD010115, 2014

20) Gupta E, et al: Inhaled Corticosteroids and Risk of Incident Pneumonia and Mortality in Chronic Obstructive Pulmonary Disease (COPD) Patients: A Systematic Review and Meta-Analysis. ATS, Publication Number: A5777, 2015

21) Msaad S, et al: Do inhaled corticosteroids increase the risk of Pneumocystis pneumonia in people with lung cancer? World J Clin Cases 3(9):843-847, 2015

8 吸入治療
～吸入ステロイド薬/長時間作用性 β_2 刺激薬（ICS/LABA）～

ICS/LABA は異色の組み合わせ
～シナジー効果を生む！ TORCH 試験～

　COPD の診療において，ICS は控え選手，LABA はカガワ選手ですから，組み合わせとしては異色ですよね。しかしながら，カガワ選手と相性の良い控え選手であれば，前述（152 ページ）のように大きなシナジー効果が生まれます。
　まず現在使用できる ICS/LABA を表 18 にまとめてみました。この中で

表 18　ICS/LABA

一般名	商品名	用法用量	使用可能噴霧回数	剤形	残量確認
フルチカゾンプロピオン酸エステル/サルメテロールキシナホ酸塩	アドエア 100 ディスカス（28 吸入用，60 吸入用） アドエア 250 ディスカス（28 吸入用，60 吸入用） アドエア 500 ディスカス（28 吸入用，60 吸入用）	1回1吸入 1日2回	28, 60	DPI	カウンター付き
	アドエア 50 エアゾール アドエア 125 エアゾール アドエア 250 エアゾール	1回2吸入 1日2回	120	pMDI	
ブデソニド/ホルモテロールフマル酸塩水和物	シムビコートタービュヘイラー30 吸入 シムビコートタービュヘイラー60 吸入	1回1吸入 1日2回 あるいは発作時（SMART療法）	30, 60	DPI	小窓に簡易カウンター付き
フルチカゾンプロピオン酸エステル/ホルモテロールフマル酸塩水和物	フルティフォーム 50 エアゾール 56 吸入用，120 吸入用 フルティフォーム 125 エアゾール 56 吸入用，120 吸入用	1回2〜4吸入 1日2回	56, 120	pMDI	色カウンター付き
フルチカゾンフランカルボン酸エステル/ビランテロールトリフェニル酢酸塩	レルベア 100 エリプタ（14 吸入用，30 吸入用） レルベア 200 エリプタ（14 吸入用，30 吸入用）	1回1吸入 1日1回	14, 30	DPI	カウンター付き

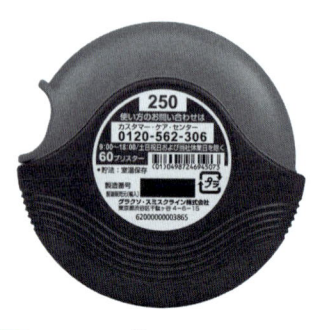

図 40 アドエア®
〔グラクソ・スミスクライン社より許諾を得て掲載〕

COPD に保険適用が通っている製剤は，アドエア®，シムビコート® の 2 剤です（**表 18** の色字）。レルベアは 2015 年 10 月に COPD に対する保険適用承認申請を予定していると発表しており，今後もしかすると ICS/LABA のすべてが COPD に使用できるようになるかもしれません。

　ICS/LABA のうち，COPD に対して最もエビデンスが豊富なのは，アドエア®（**図 40**）です。その中でも最も有名なのが，TORCH 試験です。呼吸器内科医であれば絶対に知っておかなければならない研究の 1 つです。ってことは，「TORCH 試験は当然死亡率も減少させたんだな！」というと，それはブブー！間違いです。TORCH 試験は，中等症から重症の COPD 患者さんに対するフルチカゾン/サルメテロール群，サルメテロール群，フルチカゾン群，プラセボ群の効果を比較しています。プライマリアウトカムである全死亡ではわずかに統計学的な有意差に届きませんでした（**図 41**）[1]。原因としては，死亡率の低下を評価するための患者数が不足していたとの考察がなされています。しかしながら，TORCH 試験における絶対死亡リスクの低下は−2.6% と大きく，またセカンダリアウトカムやその後の解析[2]において COPD 急性増悪や 1 秒量減少に対する予防効果が証明されたため，"ICS/LABA は COPD にも結構有効なんだな" と世界に広く知られるようになりました。

　その後，シムビコート®（**図 42**）のデータも蓄積され，コクランのメタアナリシスでは ICS/LABA は LABA 単独と比較して 1 秒量，自覚症状を有意に改善することがわかりました[3]。しかし，死亡に関しては有意な差はみられませんでした（オッズ比 0.92，95% 信頼区間 0.76〜1.11）。ただし，ICS/LABA はプラセボや ICS 単独と比較すれば死亡に関して有意な効果がみられること

図41 TORCH試験における死亡率

〔Calverley PM, et al: Salmeterol and fluticasone propionate and survival in chronic obstructive pulmonary disease. N Engl J Med 356(8):775-789, 2007 より一部改変〕

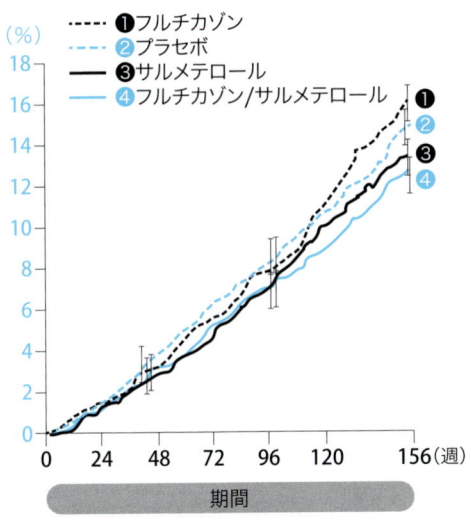

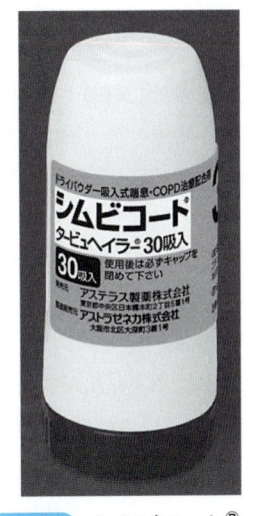

図42 シムビコート® タービュヘイラー

がわかっています（対プラセボ：オッズ比 0.82 [95%信頼区間 0.68〜0.99]，対 ICS：オッズ比 0.78 [95%信頼区間 0.64〜0.94]）[4, 5]。もちろん，その他のアウトカムについても合剤群のほうが上回っています。このあたりのコクランレビューはすべて Nannini 医師が書いたもので，タイトルも内容も似通っているため，読む場合には注意してください（結構こんがらがってしまいます）。

2014年に興味深い研究が報告されました[6]。これは，カナダのレトロスペクティブなコホート研究です。COPD と診断された患者さんで 2003〜2011 年の間に新規に ICS/LABA もしくは LABA 単剤が開始された人が対象です。ICS/LABA が LABA 単剤と比較して COPD による入院・死亡の複合アウトカムを改善させることができたかどうか検証されました。ちなみにこの研究は気管支喘息の合併が全体の3割と書かれています。結果，入院・死亡の複合アウトカムだけでなく，それぞれ単独のアウトカムについても ICS/LABA は有意にリスクを減少させました。この研究の良いところは，患者背景が実臨床に即している点とされています。逆に，レトロスペクティブな研究であり信頼

性には限界があるという意見も見受けられます。

　まとめると，プラセボやICSと比較すれば，ICS/LABAの使用によってCOPDの死亡率が改善するかもしれませんが，現時点ではICS/LABAがCOPD治療の第一選択といえる状況ではありません。その原因はなぜでしょうか。第一選択肢の1つであるLAMAと比較してみましょう。

ICS/LABAとLAMAはどちらがベター？
〜INSPIRE試験〜

　LAMAとLAMAが並列に扱われているわけですから，ICS/LABAとLAMAを比較すれば単純に前者のほうに軍配が上がりそうな気がします。数式に表すと，10＋100＞100といったところでしょうか。

　とはいえ，ICS/LABAとLAMAは生存についての比較がなかなか難しいのです。2008年にフルチカゾン/サルメテロールとチオトロピウムを比較したランダム化比較試験(INSPIRE試験)があります(**図43**)[7]。この研究では急性

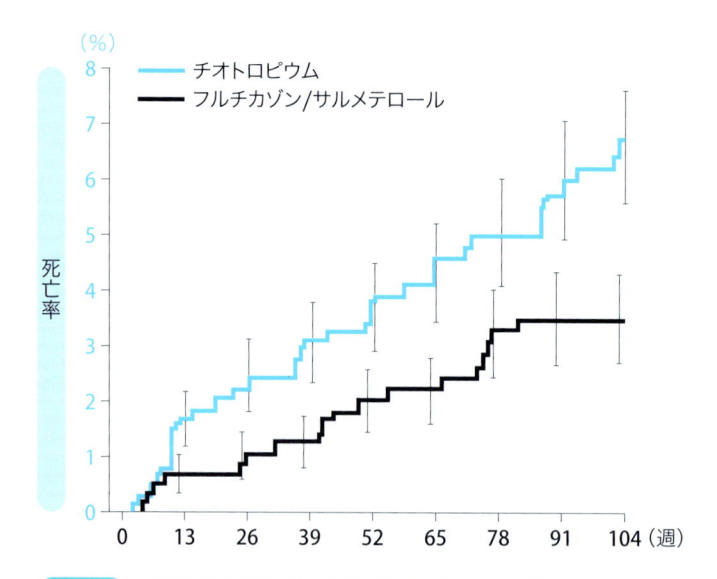

図43 INSPIRE試験における死亡までの期間

〔Wedzicha JA, et al: The prevention of chronic obstructive pulmonary disease exacerbations by salmeterol/fluticasone propionate or tiotropium bromide. Am J Respir Crit Care Med 177(1): 19-26, 2008 より〕

増悪については両群とも同等でしたが，QOL や死亡率については合剤のほうに軍配があったと報告されています。

「ふーん，じゃあ COPD の治療は LAMA じゃなくて最初から ICS/LABA の合剤でいいじゃん」という簡単な問題ではありません。この INSPIRE 試験は脱落率が多く（40% くらい），なおかつ脱落例についての予後追跡調査は行われていません。また，死亡率はセカンダリアウトカムとして参考指標であるため，この結果をもって合剤を推し進めるのは厳しい。重症 COPD に関するランダム化比較試験において，死亡率が 2 年間で 5% 程度というのは明らかに他の研究よりも低く，死亡に関する解析の結果については注意が必要ではないかという意見もあります[8]。さらに，ICS の項（94 ページ）で記載したように，ICS の使用による肺炎の合併症の懸念があります。

将来的には COPD のなかでも ACOS（45 ページ）に近い病態や好酸球性炎症を合併しているケースでは ICS の有効性が認められ，治療も細分化が進んでいくかもしれません[9]。実際に血中好酸球数が高い COPD 患者さんでは ICS/LABA の有効性（LABA 単剤よりも急性増悪を減少）が報告されています[10]。また，ベンラリズマブという好酸球性炎症に有効とされるモノクローナル抗体も，呼吸機能検査上はいくらかの効果がみられているようです（急性増悪は減少しませんでした）[11]。

ただ，現時点で COPD という大きなくくりでみた場合，最も安全かつ有効な治療選択肢は LAMA あるいは LABA ということになるのでしょう。画期的な LABA がどんどん開発されており，個人的には ICS/LABA も COPD の治療選択肢に考慮する機会が増えてくると予想しています。特に急性増悪を繰り返す例には良いと思います。

POINT

▶ COPD に対する ICS/LABA はプラセボや ICS と比較すると死亡率，自覚症状，急性増悪の抑制などの効果があると考えられている

▶ COPD に対する ICS/LABA は，死亡率の上昇には寄与しないものの肺炎の増加をきたす

▶ ガイドライン上，ICS/LABA は COPD の長期管理薬の第一選択肢になっていない

ステップアップCOPD　SMART 療法ってなぁに？

シムビコート®に含まれているホルモテロールは作用の立ち上がりが速やかであるため，長期管理薬として使用するだけでなく，発作時の症状緩和にも有効とされています。このシムビコートの二刀流のような使いかたのことを SMART（Single Maintenance and Reliever Therapy）療法といいます[12]。

- 定期吸入が1日2吸入の場合：発作時6吸入まで(合計8吸入まで可能)
- 定期吸入が1日4吸入の場合：発作時4吸入まで(合計8吸入まで可能)

文献

1) Calverley PM, et al: Salmeterol and fluticasone propionate and survival in chronic obstructive pulmonary disease. N Engl J Med 356(8):775-789, 2007
2) Celli BR, et al: Effect of pharmacotherapy on rate of decline of lung function in chronic obstructive pulmonary disease: results from the TORCH study. Am J Respir Crit Care Med 178(4):332-338, 2008
3) Nannini LJ, et al: Combined corticosteroid and long-acting beta (2)-agonist in one inhaler versus long-acting beta (2)-agonists for chronic obstructive pulmonary disease. Cochrane Database Syst Rev 9: CD006829, 2012
4) Nannini LJ, et al: Combined corticosteroid and long-acting beta$_2$-agonist in one inhaler versus placebo for chronic obstructive pulmonary disease. Cochrane Database Syst Rev 11: CD003794, 2013
5) Nannini LJ, et al: Combined corticosteroid and long-acting beta (2)-agonist in one inhaler versus inhaled corticosteroids alone for chronic obstructive pulmonary disease. Cochrane Database Syst Rev 8: CD006826, 2013
6) Gershon AS, et al: Combination long-acting β-agonists and inhaled corticosteroids compared with long-acting β-agonists alone in older adults with chronic obstructive pulmonary disease. JAMA 312(11):1114-1121, 2014
7) Wedzicha JA, et al: The prevention of chronic obstructive pulmonary disease exacerbations by salmeterol/fluticasone propionate or tiotropium bromide. Am J Respir Crit Care Med 177(1):19-26, 2008
8) Gillissen A: Is salmeterol/fluticasone propionate equivalent to tiotropium bromide in the treatment of COPD? Am J Respir Crit Care Med 178(1):105; author reply 106-107, 2008
9) Ernst P, et al: Inhaled corticosteroids in COPD: the clinical evidence. Eur Respir J 45(2):525-537, 2015
10) Pascoe S, et al: Blood eosinophil counts, exacerbations, and response to the addition of inhaled fluticasone furoate to vilanterol in patients with chronic obstructive pulmonary disease: a secondary analysis of data from two parallel randomised controlled trials. Lancet Respir Med 3(6):435-442, 2015
11) Brightling CE, et al: Benralizumab for chronic obstructive pulmonary disease and spu-

tum eosinophilia: a randomised, double-blind, placebo-controlled, phase 2a study. Lancet Respir Med 2(11):891-901, 2014
12) Chapman KR, et al: Single maintenance and reliever therapy (SMART) of asthma: a critical appraisal. Thorax 65(8):747-752, 2010

9 吸入治療 トリプル吸入療法
～長時間作用性抗コリン薬/長時間作用性 β_2 刺激薬/吸入ステロイド薬(LAMA/LABA/ICS)～

まさに最強の吸入治療？

　ホンダ選手とカガワ選手だけでなく，そこに有望な控え選手まで参入したら，もう最強のサムライブルーです。ただ，感染症領域では"蚊を殺すのに爆弾はいらない"というフレーズがあります。このフレーズも呼吸器疾患に当てはまるわけで，軽症の COPD 患者さんにトリプル吸入療法なんて必要ありません。

　日本では発売されていませんが，海外ではトリプル吸入療法が可能な製剤が存在します。それが Triohale Inhaler®（Cipla 社）です。Triohale は，チオトロピウム/ホルモテロール/シクレソニドの合剤です。現時点でトリプル吸入療法が妥当とされるのは，最重症の COPD 患者さんのみと考えてください。ただし，安全性が確認されれば，ガイドラインの位置づけも変わるかもしれません。

　ガイドラインでトリプル吸入療法について明記しているのは，たとえばイギリス（NICE）[1]です。ただし，トリプル吸入療法はやはりエビデンスが乏しいため，このガイドラインでは積極的に推奨されていません。スペインのガイドラインでは，トリプル吸入療法は比較試験自体が少なく，肺炎のリスクを増加させる可能性があるため，推奨されないと位置づけています[2]。GOLD のガイドラインでも呼吸機能上のメリットについては記載されていますが，やはり臨床試験が不足しているとしています[3]。

　1 つの吸入デバイスで 3 剤の吸入ができるため，アドヒアランスは飛躍的に向上しますが，3 剤の吸入が必要な COPD 患者さんがたくさんいるとは思えません。対象はかなり絞って使用すべきでしょう。個人的には，COPD 急性増悪を何度も繰り返す重症 COPD 患者さんには使用してもよいと考えています。

🫁 トリプル吸入療法にエビデンスはあるのか

　エビデンスがまったくないのか，と問われると答えに窮するのですが，いくつかの比較試験があります。トリプル吸入療法の組み合わせとしては，ICS/LABA に LAMA を加えるパターン，そして LAMA/LABA に ICS を加えるパターンの2通りが考えられます。どちらも結果的に同じだと思うのですが，研究によってはそのトリプル吸入の到達過程が異なることもあります。ここまでくると，非常にややこしい。たとえるなら，ココイチ（CoCo 壱番屋）でカレーを食べるとき，チキンカツカレーにほうれん草をトッピングするのか，ほうれん草カレーにチキンカツをトッピングするのか，という違いです。最終的な終着点は同じなので，あまり組み合わせの過程については気にしなくてよいと私は考えています。

　ICS/LABA，すなわちアドエア®やシムビコート®に LAMA（ほとんどがスピリーバ®）を加えて使用するパターンをみてみましょう。このトリプル吸入療法については，2008 年にはすでにその報告がなされています。Singh らは，中等症～重症 COPD 患者さんに対してチオトロピウムとフルチカゾン/サルメテロールのいずれか，あるいは両者併用を2週間行うランダム化クロスオーバー試験を実施しました。これによれば，トリプル吸入療法のトラフ1秒量の改善が有意に優れていたとされています（図44）[4]。ただし，この研究は観察期間が2週間と非常に短いのが難点であるうえ，試験が完遂できたのは 66% です。

　観察期間がもう少し長い研究はないのかというと，1年さかのぼって 2007 年に Cazzola らが報告した研究があります[5]。これはチオトロピウム，フルチカゾン/サルメテロール，トリプル吸入療法の3群に割り付けたランダム化二重盲検試験です。この結果，トリプル吸入療法において平均トラフ1秒量の改善がみられました。

　また，2015 年に報告された GLISTEN 試験では，フルチカゾン/サルメテロールにチオトロピウムあるいはグリコピロニウムを上乗せするトリプル吸入療法を検証しており，グリコピロニウムの上乗せ効果はチオトロピウムに非劣性であるとされています（図45）[6]。また，フルチカゾン/サルメテロールと比較して，トリプル吸入療法群はいずれもトラフ1秒量，レスキュー使用の頻

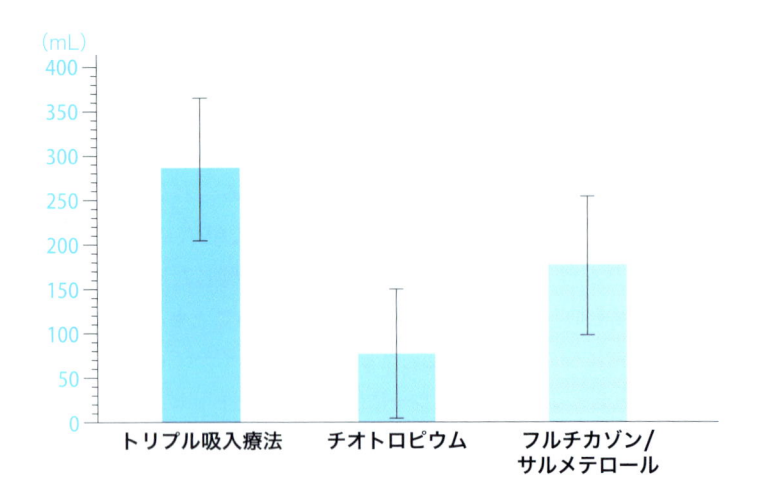

図44　トリプル吸入療法のトラフ1秒量の変化量
（※エラーバーは97.5%信頼区間）
〔Singh D, et al: Superiority of "triple" therapy with salmeterol/fluticasone propionate and tiotropium bromide versus individual components in moderate to severe COPD. Thorax 63(7): 592-598, 2008 より〕

度を有意に改善させました。

　というわけで，少なくとも中等症〜重症のCOPD患者さんに対しては，チオトロピウム単剤やICS/LABAの合剤だけよりも，トリプル吸入療法のほうが恩恵を受けるということが示されています。ただ，多くのアウトカムは呼吸機能やQOLといったインパクトの薄いもので，急性増悪を減少させたという報告は多くありません。

　現にカナダのAaronらの研究によれば，トリプル吸入療法によって呼吸機能や自覚症状の改善は認めたものの，急性増悪を減少させるほどのパワーはないと結論づけられています[7]。

　慶應義塾大学で行われたレトロスペクティブな観察研究によれば，COPDの実臨床ではトリプル吸入療法は4割以上の患者さんに導入されていたと報告されています[8]。日本のCOPD臨床では，思ったよりもトリプル吸入療法の敷居は低いようです。個人的にはまだ数えるくらいしか導入したことがないのですが…。

第Ⅱ部 COPDの治療

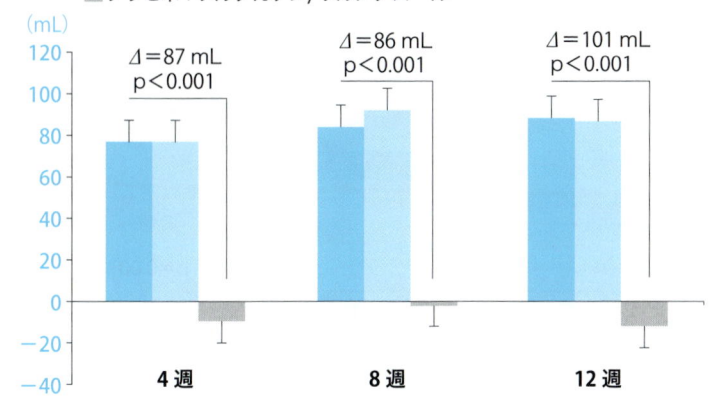

図45 フルチカゾン/サルメテロールと比較したトリプル吸入療法のトラフ1秒量の変化

〔Frith PA, et al: Glycopyrronium once-daily significantly improves lung function and health status when combined with salmeterol/fluticasone in patients with COPD: the GLISTEN study-a randomized controlled trial. Thorax 70(6): 519-527, 2015 より〕

トリプル吸入療法のICSステップダウンは要注意
～WISDOM試験～

　試験デザインは少し特殊ですが，重要な研究として知っておきたいのが，2014年にNew England Journal of Medicine誌に報告されたWISDOM試験です[9]。この試験は，1年以内にCOPD急性増悪の既往のある患者さんに対してトリプル吸入療法（チオトロピウム 18 μg/日＋サルメテロール 50 μg/日＋フルチカゾン 500 μg×2回）を導入し，その後ランダムにトリプル療法を継続するか，あるいはフルチカゾンを中止するかに割り付けたものです。フルチカゾン減量は12週間かけて漸減しました。プライマリエンドポイントは，初回のCOPD急性増悪までの期間です。結果，ICSを中止しても，COPD急性増悪までの期間には差はありませんでした。しかしながら，ICSを中止するとトラフ1秒量が徐々に下がってくることがわかりました（図46）[9]。ただし，mMRCなどの自覚症状には両群に差はみられず，QOLについてはステロイ

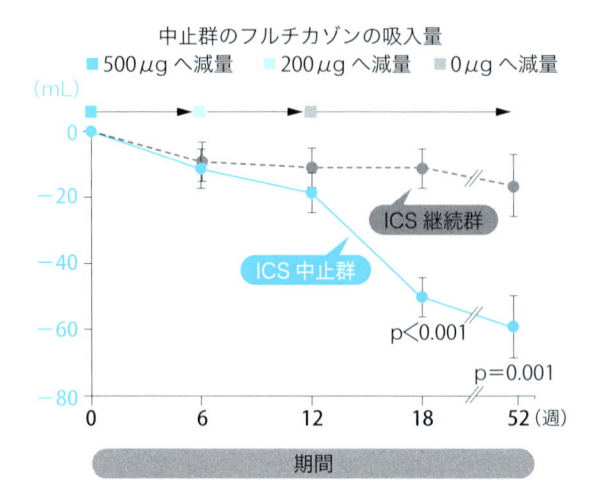

中止群のフルチカゾンの吸入量
■ 500μg へ減量　■ 200μg へ減量　■ 0μg へ減量

図 46　ベースラインからのトラフ 1 秒量の変化
〔Magnussen H, et al: Withdrawal of inhaled glucocorticoids and exacerbations of COPD. N Engl J Med 371(14): 1285-1294, 2014 より〕

ド漸減群のほうがむしろ良かったと記載されています。
　WISDOM 試験は 6 週間という短い期間の ICS でしたが，より長い ICS の使用を行ったのちに中断するとどうなるかを検証したのが GLUCOLD 試験です（**図 47**）[10]。この研究でも，ICS の中断や減薬によって 1 秒量の低下が再発することがわかりました。
　これはすなわち，ICS を入れたらもうやめるな，ということなのでしょうか。あるいは，本来 ICS というものが COPD に対して良い効果をもっていることを意味するのでしょうか。現時点では COPD の患者さんのなかには ICS が効果を発揮するサブグループがいることはわかっていますが，それが全体の COPD に対してベリーベストなのかはわかっておらず，少なくとも ICS が LAMA を凌駕するようなことにはならないと考えられます。
　いったんトリプル吸入療法を導入してしまうと 1 秒量の観点から漸減しにくいかもしれない，という結果に受け取れますが，この 1 秒量の変化をどうとるかというのは呼吸器内科医によって意見が分かれています。個人的には，いったん ICS を入れてしまうとやめにくいなという印象をもっているので，トリプル吸入療法をやむなく導入する重症例ではステップダウンはかなり慎重にしなければならないと考えています。

第 II 部 COPDの治療

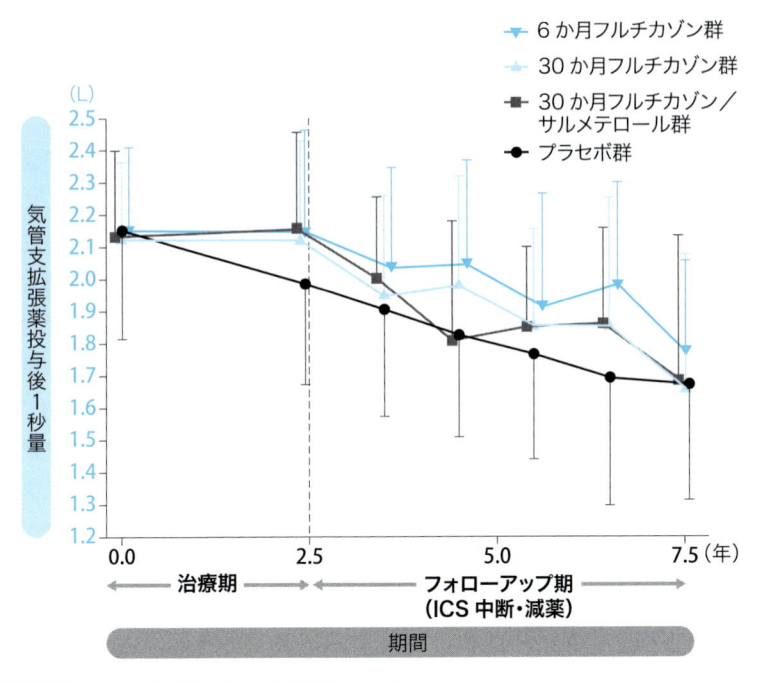

図47 ICS中断による1秒量の変化
〔Kunz LI, et al: Relapse in FEV1 Decline After Steroid Withdrawal in COPD. Chest 148(2): 389-396, 2015 より〕

なお，トリプル吸入療法を導入されたCOPDの患者さんのICSのステップダウンによって，確かに1秒量が30〜50 mL程度減少する可能性はありますが，WISDOM研究を主導したMagnussen医師は，COPDの臨床上ほとんど問題ない範囲だろうと述べています。

トリプル吸入療法の合併症

合併症についてはどうでしょうか。トリプル吸入療法について安全性が懸念されますよね。特に心血管系に対しては注意が必要というエキスパートオピニオンが多いのですが，これまでの大規模な研究で有害事象はさほど報告されていません。副作用の頻度はプラセボと変わらないという研究もたくさんあります。

結局,トリプル吸入療法は実臨床で有効なのか

　トリプル吸入療法が有効であるという報告は近年増加しています。ある製薬会社ではトリプル吸入療法が1つのデバイスで管理できる薬剤を開発していると聞いています。私が呼吸器内科医を引退する頃には,トリプル吸入療法が当たり前になっていたり,あるいは過去の治療法になっていたりするかもしれません。それほど吸入薬の進歩は目覚ましい。ただ,急性増悪の頻度が絶対減るという治療法ではないため,現時点では症状コントロールが不良の重症COPD患者さんにしか適応できないだろうと思います。私はCOPDに対して好き好んでICSを処方することはほとんどないため,トリプル吸入療法は数えるくらいしか経験がありません。私だけに限らず世界的にもトリプル吸入療法がまだそこまで普及していません。執筆時点ではコクランもトリプル吸入療法の有効性を断言できないとしています[12]。やはり比較試験が不足しているのです。

　海外では,ウメクリジニウム/ビランテロール/フルチカゾンの有効性を検証するIMPACT試験が行われています。これはエリプタで吸入するトリプル吸入療法のようで,販売される際にはアドヒアランス,効果ともに最強を謳う可能性があります。また,日本においてトリプル吸入療法の有効性を調べるCOSMOS-J試験[13]が実施されています。

POINT

- ▶ COPDに対するトリプル吸入療法(LAMA/LABA/ICS)は,重症COPDに対して1秒量の低下やCOPD急性増悪を予防する効果があるかもしれないが,コンセンサスはまだ一定していない
- ▶ COPDに対してトリプル吸入療法を導入している状態でICSをステップダウンすると呼吸機能の低下が早くなる可能性がある

文献

1) National Institute for Health and Clinical Excellence: NICE clinical guideline 101 (http://www.nice.org.uk/guidance/cg101)
2) Montes de Oca M, et al: ALAT-2014 Chronic Obstructive Pulmonary Disease (COPD)

Clinical Practice Guidelines: questions and answers. Arch Bronconeumol 51(8):403-416, 2015

3) Global Strategy for Diagnosis, Management, and Prevention of COPD-2016. December 2015
(http://www.goldcopd.org/uploads/users/files/GOLD_Report%202016.pdf)

4) Singh D, et al: Superiority of "triple" therapy with salmeterol/fluticasone propionate and tiotropium bromide versus individual components in moderate to severe COPD. Thorax 63(7):592-598, 2008

5) Cazzola M, et al: A pilot study to assess the effects of combining fluticasone propionate/salmeterol and tiotropium on the airflow obstruction of patients with severe-to-very severe COPD. Pulm Pharmacol Ther 20(5):556-561, 2007

6) Frith PA, et al: Glycopyrronium once-daily significantly improves lung function and health status when combined with salmeterol/fluticasone in patients with COPD: the GLISTEN study-a randomised controlled trial. Thorax 70(6):519-527, 2015

7) Aaron SD, et al: Tiotropium in combination with placebo, salmeterol, or fluticasone-salmeterol for treatment of chronic obstructive pulmonary disease: a randomized trial. Ann Intern Med 146(8):545-555, 2007

8) Miyazaki M, et al: The reasons for triple therapy in stable COPD patients in Japanese clinical practice. Int J Chron Obstruct Pulmon Dis 10:1053-1059, 2015

9) Magnussen H, et al: Withdrawal of inhaled glucocorticoids and exacerbations of COPD. N Engl J Med 371(14):1285-1294, 2014

10) Kunz LI, et al: Relapse in FEV1 Decline After Steroid Withdrawal in COPD. Chest 148(2):389-396, 2015

11) Magnussen H, et al: Lung function changes over time following withdrawal of inhaled corticosteroids in patients with severe COPD. Eur Respir J 47(2):651-654, 2016

12) Karner C, et al: Combination inhaled steroid and long-acting beta (2)-agonist in addition to tiotropium versus tiotropium or combination alone for chronic obstructive pulmonary disease. Cochrane Database Syst Rev 3: CD008532, 2011

13) Betsuyaku T, et al: A study to assess COPD Symptom-based Management and to Optimise treatment Strategy in Japan (COSMOS-J) based on GOLD 2011. Int J Chron Obstruct Pulmon Dis 8:453-459, 2013

10 結局，COPD にはどの吸入薬を使っているのか
～筆者の個人的見解～

まずは復習

　重症度分類や病期によって治療法がどう違うか，おさらいしましょう(**表19**, 82 ページ参照)。私は SAMA 頓用，SABA 頓用で COPD の外来を診療することは多くありません，しかしガイドライン上は元気な COPD 患者さんの第一選択はこれら頓用薬の処方なのです[1]。「オイオイ，ガイドラインを遵守しろよ」と言われると返す言葉はないのですが，多くの COPD 患者さんは頓用薬だけでは長期の呼吸器症状を改善させることはできません。その場の症状を一時的にとってあげても，結局長い目でみれば呼吸はしんどくなります。また，私は日常診療で重症度分類(B)～(C)，GOLD II～III 期の患者さんを多く診療していますので，LAMA 単剤の処方が多くなるというのが，実のところでもあります。

表19　重症度分類，病期別の治療

重症度分類	特徴	病期	治療(第一選択)	治療(第二選択)
A	リスク低 症状レベル低	GOLD I～II	SAMA 頓用または SABA 頓用	LAMA または LABA または SAMA/SABA
B	リスク低 症状レベル高		LAMA または LABA	LAMA/LABA
C	リスク高 症状レベル低	GOLD III～IV	LAMA または LABA	ICS/LABA または LAMA/LABA
D	リスク高 症状レベル高		LAMA または LABA または LAMA/LABA	ICS＋LAMA または ICS＋LAMA/LABA など

＊ 一部個人的な意見も含む

実際の処方

呼吸機能検査や問診によって，病期を GOLD I〜IV 期に分類します．重症度分類(A)〜(D)(**図48**)のほうが海外では重要視されていますが，私は参考程度に使用するくらいです．ここではわかりやすく，GOLD の病期ごとの実際の最処方例を**表20**に記載します．なお，今後のガイドラインの改訂や新規吸入薬の登場によって処方例も変わっていくと思うので，"執筆時点での個人的見解"であることに留意してください．現時点では LABA 単剤は LAMA 単剤より上回っているというデータに乏しいと考えているので，LAMA 主体の処方になっています．

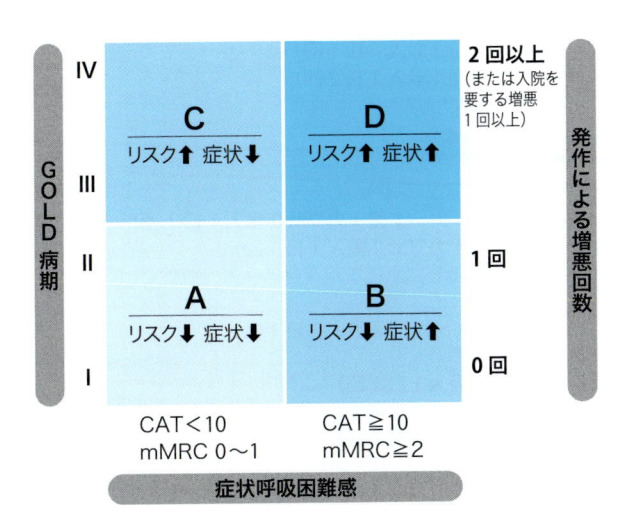

図48 COPD の重症度分類

表20 実際の処方例

GOLD I 期

無症状またはさほど症状が強くない
禁煙，無治療経過観察

有症状
- ▶若くてカプセル充填の手技に問題がなさそうな患者さん
  スピリーバ®ハンディヘラー（1回1カプセル吸入1日1回）
  またはシーブリ®（1回1カプセル吸入1日1回）
- ▶カプセル充填の手技が困難な患者さんまたは吸入力の乏しい心房細動など循環器疾患のない高齢者
  スピリーバ®レスピマット（1回2吸入1日1回）
- ▶カプセル充填の手技が困難な患者さんまたはカプセル充填を望まない患者さん
  エンクラッセ®（1回1吸入1日1回）
- ▶簡便かつ操作性を重要視する患者さん
  エンクラッセ®（1回1吸入1日1回）
  またはエクリラ®（1回1吸入1日2回）　※ただし2016年2月時点では長期処方不可
- ▶閉塞隅角緑内障や有症状の前立腺肥大症があり，LAMAが処方しにくい患者さん
  セレベント®（1回1吸入1日2回）
  またはオンブレス®（1回1吸入1日1回）
  またはオーキシス®（1回1吸入1日2回）

GOLD II 期

- ▶若くてカプセル充填の手技に問題がなさそうな患者さん
  スピリーバ®ハンディヘラー（1回1カプセル吸入1日1回）
  またはシーブリ®（1回1カプセル吸入1日1回）
- ▶カプセル充填の手技が困難な患者さんまたは吸入力の乏しい心房細動など循環器疾患のない高齢者
  スピリーバ®レスピマット（1回2吸入1日1回）
- ▶カプセル充填の手技が困難な患者さんまたはカプセル充填を望まない患者さん
  エンクラッセ®（1回1吸入1日1回）
- ▶簡便かつ操作性を重要視する患者さん
  エンクラッセ®（1回1吸入1日1回）
  またはエクリラ®（1回1吸入1日2回）　※ただし2016年2月時点では長期処方不可
- ▶閉塞隅角緑内障や有症状の前立腺肥大症があり，LAMAが処方しにくい患者さん
  セレベント®（1回1吸入1日2回）
  またはオンブレス®（1回1吸入1日1回）
  またはオーキシス®（1回1吸入1日2回）

（つづく）

表 20　(つづき) 実際の処方例

GOLD III 期

GOLD II 期と同様の治療を開始するが，治療開始 3〜6 週間程度で効果を判断し，効果不良と判断すれば以下の処方へ

- ▶若くてカプセル充填の手技に問題がなさそうな患者さん
  ウルティブロ®(1 回 1 カプセル吸入 1 日 1 回)
- ▶カプセル充填の手技が困難な患者さんまたは吸入力の乏しい心房細動など循環器疾患のない高齢者
  スピオルト®(1 回 2 吸入 1 日 1 回)　※ただし 2016 年 2 月時点では長期処方不可
- ▶カプセル充填の手技が困難な患者さんまたはカプセル充填を望まない患者さん
  アノーロ®(1 回 1 吸入 1 日 1 回)
- ▶閉塞隅角緑内障や有症状の前立腺肥大症があり，LAMA が処方しにくい患者さん
  アドエア®(1 回 1 吸入 1 日 2 回)
  またはシムビコート®(1 回 1 吸入 1 日 2 回)

GOLD IV 期

GOLD II 期と同様の治療を開始するが，おそらく効果不良なので早期に以下の処方へ

- ▶若くてカプセル充填の手技に問題がなさそうな患者さん
  ウルティブロ®(1 回 1 カプセル吸入 1 日 1 回)
- ▶カプセル充填の手技が困難な患者さんまたは吸入力の乏しい心房細動など循環器疾患のない高齢者
  スピオルト®(1 回 2 吸入 1 日 1 回)　※ただし 2016 年 2 月時点では長期処方不可
- ▶カプセル充填の手技が困難な患者さんまたはカプセル充填を望まない患者さん
  アノーロ®(1 回 1 吸入 1 日 1 回)
- ▶閉塞隅角緑内障や有症状の前立腺肥大症があり，LAMA が処方しにくい患者さん
  アドエア®(1 回 1 吸入 1 日 2 回)
  またはシムビコート®(1 回 1 吸入 1 日 2 回)

※すべての COPD 患者さんに禁煙を指導する。
※吸入薬が効果不良の場合には，テオフィリン(テオドール®[100 mg 錠] 2 錠 分 2〜[200 mg 錠] 2 錠 分 2，あるいはユニフィル® LA [200 mg 錠] 1 錠 分 1〜[400 mg 錠] 1 錠 分 1)を追加してもよい。

POINT

▶ COPD に対する具体的な処方例を身につける

ステップアップCOPD GOLD ってなぁに？

　COPD を診療している医師は，「ゴールド，ゴールド」とよく言いますが，別に金投資にハマっているわけではありません。COPD の診療に際して世界中で参照されているガイドラインが GOLD から刊行されているため，また重症度分類に GOLD と冠することが一般的であるためです。

　GOLD は実は「the Global initiative for chronic Obstructive Lung Disease」の略で，COPD の診療とその普及のために活動しているアメリカの委員会の名称です。日本においても一般社団法人 GOLD 日本委員会が 2012 年に設立されています。

文献
1) 日本呼吸器学会 COPD ガイドライン第 4 版作成委員会(編)：COPD 診断と治療のためのガイドライン. 第 4 版, メディカルレビュー社, 2013

11 非吸入治療
～テオフィリン，アミノフィリン～

メチルキサンチンは脇役？

　メチルキサンチン(テオフィリン，アミノフィリン)はもともと気管支喘息のために開発された薬剤ですが，COPDにも有効であることがわかっています。COPDの診療では，テオフィリンの内服は長期管理薬，アミノフィリンの点滴は急性増悪時の症状改善に用いられていることが多いです。アミノフィリンと同じく，テオフィリンにもテオドリップ®という点滴静注可能な製剤がありましたが，2013年6月に販売中止になりました。そのため，現在のところテオフィリンについては経口のみが販売されています。

　日本のガイドラインでは，テオフィリンはICSよりもランクが上です[1]。それでもなお脇役である理由は，テオフィリンそのものの安全性に起因するところが大きいからです。テオフィリンやアミノフィリンは血中濃度の上昇によって難治性の痙攣や低カリウム血症を発症することがあるためです。といっても，私はそこまで重症のテオフィリン中毒の患者さんを診たことはほとんどありません。実臨床でテオフィリンの使用を差し控えねばならない状況はあまり多くないと思います。血中濃度の上昇に注意しなければならないのは，高齢者，フルオロキノロン内服者，肥満の患者さんです。フルオロキノロンのうち，特にシプロフロキサシンとの併用には注意が必要とされています[2]。

　メチルキサンチンは，ホスホジエステラーゼ阻害作用によって気管支拡張作用がもたらされます。cAMPが増加することで気道平滑筋が弛緩するためです。また，アデノシン受容体拮抗作用によって抗炎症作用・気道平滑筋弛緩作用が惹起されます(図49)。

COPDに対するテオフィリンのエビデンス

　メタアナリシスではCOPDの患者さんに対して呼吸機能の改善(1秒量，努力性肺活量)，動脈血酸素飽和度の改善，6分間歩行距離の延長といった効

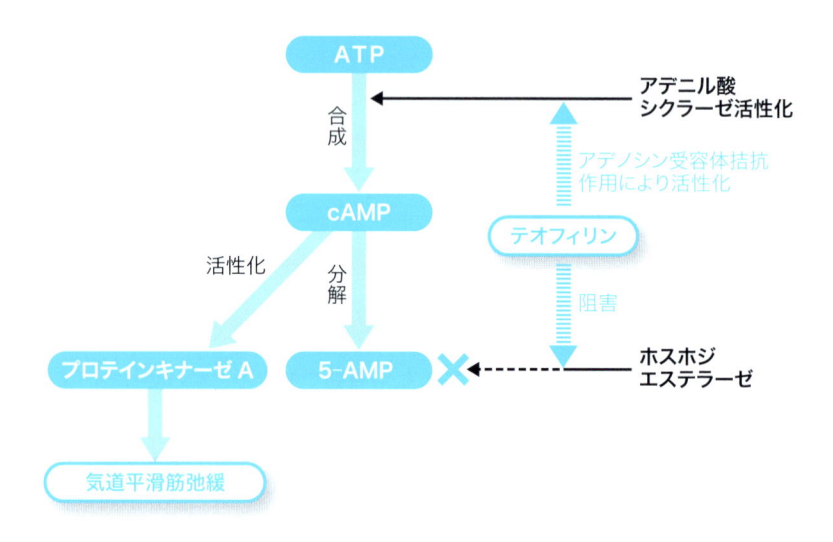

図49 テオフィリンの作用機序

果が報告されています[3〜5]。コクランレビューでもわずかながら1秒量の改善効果が認められています(**図50**)[5]。実臨床では一部の患者さんにテオフィリンの有効性を感じるものの，長時間作用性抗コリン薬(LAMA)ほどの効果を実感することはありません。テオフィリンには陽性変力作用があり，肺性心の患者さんの右心不全を少し改善させることができるかもしれませんが，「これはスゴイ！」というほどのインパクトを感じたことはありません。

　テオフィリンの使用には血中濃度の上昇に注意しなければなりませんが，「内服」という大きな利点があります。COPDの治療において，錠剤という選択肢があることは非常に大きな意味があります。そう，アドヒアランスです。高齢者が多くを占めるCOPDの診療において，錠剤の内服こそが最もアドヒアランスの高い剤型であり，患者さんにとって吸入薬を毎日吸入するよりもテオフィリンのほうがさぞかし飲みやすいことでしょう。そのため，COPDに対してLAMA・長時間作用性β₂刺激薬(LABA)を処方しても症状コントロールがうまくいかない，呼吸機能の改善効果がない，といったケースでは吸入ステロイド薬(ICS)の前にテオフィリンを試してみるというスタンスにしています。

　私はテオフィリンを処方する場合，低用量から必ずスタートします。具体的

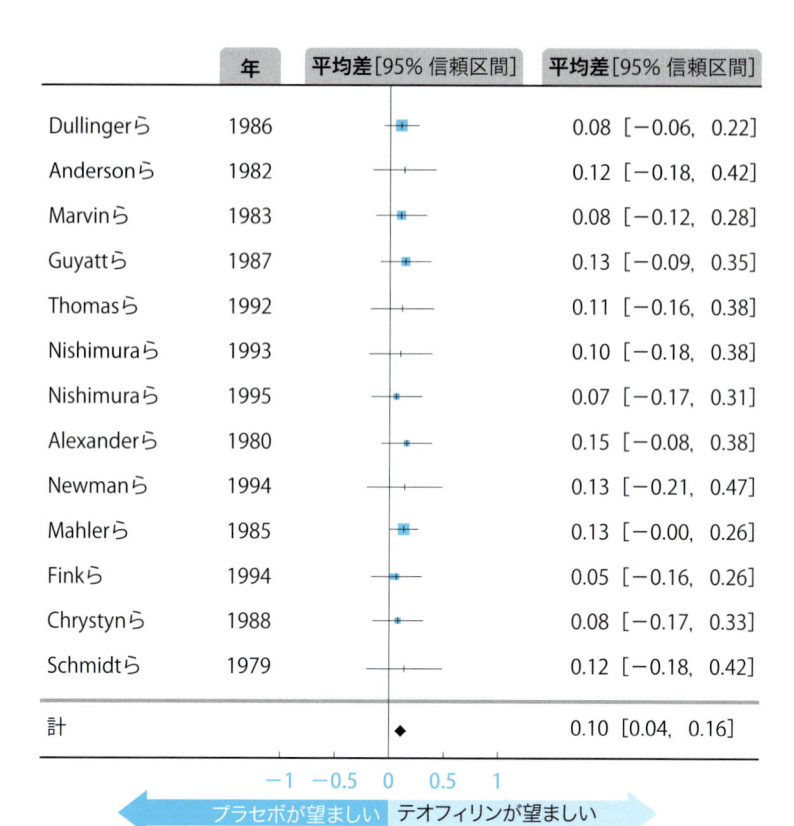

	年	平均差[95%信頼区間]	平均差[95%信頼区間]
Dullingerら	1986		0.08 [−0.06, 0.22]
Andersonら	1982		0.12 [−0.18, 0.42]
Marvinら	1983		0.08 [−0.12, 0.28]
Guyattら	1987		0.13 [−0.09, 0.35]
Thomasら	1992		0.11 [−0.16, 0.38]
Nishimuraら	1993		0.10 [−0.18, 0.38]
Nishimuraら	1995		0.07 [−0.17, 0.31]
Alexanderら	1980		0.15 [−0.08, 0.38]
Newmanら	1994		0.13 [−0.21, 0.47]
Mahlerら	1985		0.13 [−0.00, 0.26]
Finkら	1994		0.05 [−0.16, 0.26]
Chrystynら	1988		0.08 [−0.17, 0.33]
Schmidtら	1979		0.12 [−0.18, 0.42]
計			0.10 [0.04, 0.16]

−1 −0.5 0 0.5 1
←プラセボが望ましい　テオフィリンが望ましい→

図50 コクランレビューにおける COPD に対するテオフィリンの効果（1秒量）

〔Ram FS, et al: Oral theophylline for chronic obstructive pulmonary disease. Cochrane Database Syst Rev(4): CD 003902, 2002 より〕

には200 mg/日から開始します。血中濃度や副作用に問題がなければ400 mg/日へ増量します。具体的には，テオドール®（100 mg錠）2錠 分2〜（200 mg錠）2錠 分2 あるいはユニフィル®LA（200 mg錠）1錠 分1〜（400 mg錠）1錠 分1，といった処方です。アドヒアランスの向上があってこそのCOPD 診療，テオフィリンを使用するのであれば徐放製剤をお薦めします。

　ほとんどの COPD の患者さんでは，添付文書上の用法・用量であればテオフィリンの血中濃度が中毒域に達することはありません。テオフィリンの血中濃度は8〜12 µg/mL あたりにコントロールすることが望ましいです。嘔気，

嘔吐，腹痛，下痢，頻脈といった症状が出現し，テオフィリンの血中濃度が15〜20 µg/mL 以上の場合にはテオフィリン中毒を疑います．テオフィリン中毒に対して，胃洗浄は効果的ではないので，活性炭の投与によって治療します．重症の場合，血液透析で除去を試みます．血液透析を要するテオフィリン中毒の患者さんは，過去に1例だけ経験したことがあります．

COPD に対するアミノフィリンのエビデンス

アミノフィリンを点滴するとすれば COPD 急性増悪時です．アミノフィリンは，テオフィリン2分子とエチレンジアミン1分子から構成されており，体内ではテオフィリンに変換されます．

アミノフィリンは COPD に対しては呼吸筋の収縮性を高めるとされており，普段よりも呼気がしにくい状況では有用性があるのでは…と報告されています[6,7]．ただ，現時点では COPD 急性増悪時にアミノフィリンの使用は推奨されていません．特に欧米では風当たりがキツく，使うべきではないとする意見も見受けられます(特に成人の場合[8,9])．コクランのメタアナリシスでも推奨されていませんが，妥当な文献数が少ないため推奨されないという結論になっています[10]．

個人的には，COPD 急性増悪時(244 ページ)に全然症状が改善しない場合，奥の一手としてアミノフィリンを使用することがあります．というのも，短時間作用性気管支拡張薬や全身性ステロイドがあまり効果的でない場合，次の一手に頼らざるをえないためです．「武器は多いほうがよい」ということです．

POINT

▶ COPD の長期管理薬としてテオフィリンはアドヒアランス不良の患者さんに有効かもしれない
▶ テオフィリンを使用する場合は，血中濃度の上昇に注意する
▶ 現時点では，COPD 急性増悪にアミノフィリンの使用は推奨されていない

文献

1) 日本呼吸器学会 COPD ガイドライン第 4 版作成委員会(編):COPD 診断と治療のためのガイドライン. 第 4 版, メディカルレビュー社, 2013
2) Antoniou T, et al: Ciprofloxacin-induced theophylline toxicity: a population-based study. Eur J Clin Pharmacol 67(5):521-526, 2011
3) Molfino NA, et al: A meta-analysis on the efficacy of oral theophylline in patients with stable COPD. Int J Chron Obstruct Pulmon Dis 1(3):261-266, 2006
4) Wang CH, et al: Meta-analysis of efficacy and safety of oral theophylline in chronic obstructive pulmonary disease. Zhonghua Yi Xue Za Zhi 90(8):540-546, 2010
5) Ram FS, et al: Oral theophylline for chronic obstructive pulmonary disease. Cochrane Database Syst Rev (4):CD003902, 2002
6) Jagers JV, et al: Aminophylline increases ventilation and diaphragm contractility in awake canines. Respir Physiol Neurobiol 167(3):273-280, 2009
7) Yokoba M, et al: Aminophylline increases respiratory muscle activity during hypercapnia in humans. Pulm Pharmacol Ther 30:96-101, 2015
8) Nuhoglu Y, et al: Aminophylline for treating asthma and chronic obstructive pulmonary disease. Expert Rev Respir Med 2(3):305-313, 2008
9) Town GI: Aminophylline for COPD exacerbations? Not usually. Thorax 60(9):709, 2005
10) Barr RG, et al: Methylxanthines for exacerbations of chronic obstructive pulmonary disease. Cochrane Database Syst Rev (2):CD002168, 2003

12 非吸入治療
～長時間作用性 β_2 刺激薬貼付剤～

シールを貼るだけ！ お手軽 LABA

　COPD の患者さんがシールを貼っているのを研修医時代に見て，「こんなシールが効くのかなあ」と訝しげに思っていたのをよく覚えています。他の診療科でも貼付剤を使用することがありますが，COPD の患者さんがシールを貼っていたら，まず間違いなくツロブテロールテープ（ホクナリン® テープ）です（図51）。「なんでシールなの？」とよく質問されますが，目的は 2 つあります。すなわち，全身性の副作用を軽減するため，そして持続的に血中濃度を維持するためです。これは他の貼付剤でも同様ではないでしょうか。

　高齢者で処方されている患者さんは結構多くて，メーカーの調べでは，2014 年 12 月現在での生産枚数（0.5 mg，1 mg，2 mg の合算）は 29 億 3,400 万枚だそうです。これはつなげると 77,140 km。およそ地球を 2 周できる長さです。

　ホクナリン® テープは小さなシールですが，こう見えても立派な長時間作用性 β_2 刺激薬（LABA）です。私の長男が小児科を受診した際に小さなホクナリ

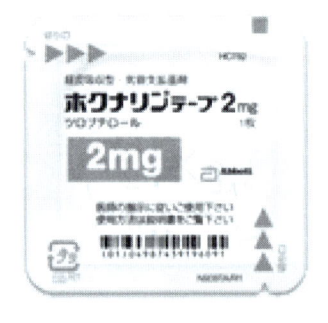

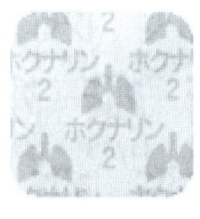

図51　ホクナリン® テープ
〔アボットジャパン株式会社より許諾を得て掲載〕

ン®テープ(0.5 mg)を処方されたことがありますが，あまりに小さくて鼻息で吹き飛んでしまいました．成人の場合，2 mg の最も大きな製剤を用いますので，鼻息くらいでは飛ばないかも？

　さて，ホクナリン®テープには結晶レジボア®システムが用いられています．これはテープからの薬物の放出を制御する技術のことで，膏体中のツロブテロールが減少すると，ツロブテロールの結晶が溶出して分子が補給され，膏体中の分子の濃度が維持される仕組みのことです．まあ，要はシールを貼ったら徐々に薬剤が浸透するということです．カッコイイ名前がついていますが，シンプルな作用機序です．しかし，ツロブテロールは後発医薬品（ジェネリック医薬品）の場合，結晶レジボア®システムが採用されておらず，想定よりも早く薬剤が広がる可能性があります．そのため，ホクナリン®という名前がついていないものは，血中濃度の立ち上がりが早くなります．とはいえ，日常臨床ではほとんど問題になりませんが．

　現時点で，COPD に対する LABA の位置づけは「長時間作用性抗コリン薬（LAMA）には劣る」と考えていますので，ホクナリン®テープを積極的に処方することは多くありません．…と言いたいところですが，アドヒアランス不良の患者さんや高齢者では，貼付剤のほうが医学的利益を享受できるケースもあります[1]．家族がペタっと貼ってくれれば OK ですから．テオフィリン錠よりもアドヒアランスは良好です．

　ホクナリン®テープにエビデンスはあるのか，と問われるとこれがまた難しいのです．気管支喘息においては，貼付前と比較したピークフローの改善があるようですが，それでも大規模な比較試験はほとんどありません．COPD については，吸入サルメテロールよりもアドヒアランスが良好であったという報告がありますが[2]，これも大規模な比較試験は実施されていないようです．

POINT

▶ COPD の長期管理薬としてのツロブテロールテープには十分なエビデンスはないが，アドヒアランス不良の高齢者が恩恵を享受するケースもある

文献

1) Mochizuki H, et al: Better adherence to a transdermal tulobuterol patch than inhaled salmeterol in elderly chronic obstructive pulmonary disease patients. Geriatr Gerontol Int 13(2):398-404, 2013
2) 宮本昭正, 他：気管支喘息に対するツロブテロール経皮吸収型製剤(HN-078)の後期臨床第Ⅱ相試験—二重盲検群間比較法による用量設定試験. 臨床医薬 11(4):761-782, 1995

13 非吸入治療
～去痰薬～

去痰薬はおまじない？

　COPDの急性増悪を予防するといわれている去痰薬。慢性気管支炎型のCOPDの患者さんに，私も時折去痰薬を処方しています。「去痰薬なんてどれも一緒」，「去痰薬はおまじない」などといわれることが多いですが，果たしてCOPDに対して去痰薬は処方したほうがいいのでしょうか。

　現在有用な代表的な去痰薬を**表21**にまとめてみました。この中でCOPD

表21　去痰薬

去痰薬の分類	作用	代表的薬剤	想定する使用状況
気道分泌促進薬	気道分泌液を増加させることで喀出しやすくする	ブロムヘキシン（ビソルボン®）	喀痰が多少増えてもいいので，喀痰のキレを良くしたい ※吸入液はアスピリン喘息に禁忌
気道粘膜潤滑薬	肺Ⅱ型細胞のサーファクタント分泌を促進	アンブロキソール（ムコソルバン®，ムコサール®）	キレの悪い喀痰（ムコソルバンL®は夜の内服で朝の排痰に有効）
気道粘液溶解薬	痰中の化学結合などを分解し，粘稠度を低下	・S-S結合分解：システイン系薬：アセチルシステイン（ムコフィリン®），エチルシステイン（チスタニン®），メチルシステイン（ペクタイト®） ・多糖類分解：ブロムヘキシン（ビソルボン®）	・急性期のキレの悪い喀痰（ムコフィリン®ネブライザー） ・その他はエビデンス乏しい
気道粘液修復薬	フコースとシアル酸のバランスを正常化	カルボシステイン（ムコダイン®），フドステイン（スペリア®，クリアナール®）	・量の多い喀痰 ・COPD急性増悪の予防
分泌細胞正常化薬	杯細胞の過形成を抑制，粘液産生を抑制		
界面活性剤	痰の表面張力を低下させて排出を促進	チロキサポール（アレベール®）	COPD急性増悪（アレベール®ネブライザー：ただしエビデンス乏しい）
植物由来去痰薬	ほとんどが薬理作用不明	セネガ，車前草エキス末，桜皮エキス（ブロチン®）	エビデンス乏しい

に最も使用されている去痰薬はムコダイン®です(言い切ってしまいました)。

去痰薬のエビデンス
～PEACE試験，BRONCUS試験～

「COPD」と「去痰薬」というキーワードを聞いたら，PEACE試験という言葉を思い出してください。これは中国と日本で行われたムコダイン®の臨床試験です[1]。PEACE試験は約700人の患者さんをカルボシステイン1,500 mg/日を投与する群あるいはプラセボ群に1年間ランダムに割り付けた研究で，年間の急性増悪の回数が有意にカルボシステイン群で減少したと報告されています(1人当たり：1.01±0.06回 vs 1.35±0.06回，リスク比0.75，95%信頼区間0.62～0.92，p＝0.004)(**図52**)[1]。また，追加の解析では，COPD急性増悪の再発をも減らす効果があることが示されました[2]。

ムコダイン®以外はどうかというと，ムコフィリン®もCOPDに対する研究が盛んです。COPDに対するムコフィリン®の研究で有名なものは，BRONCUS試験です[3]。これは523人のCOPD患者さんをN-アセチルシ

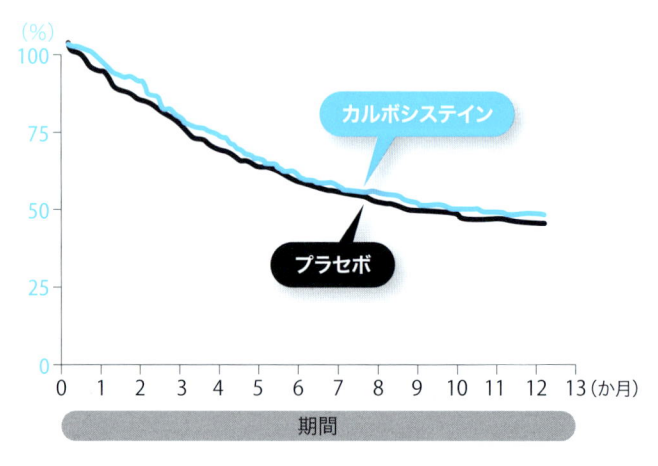

図52 カルボシステイン群とプラセボ群のCOPD無増悪率
〔Zheng JP, et al: Effect of carbocisteine on acute exacerbation of chronic obstructive pulmonary disease (PEACE study): a randomized placebo-controlled study. Lancet 371 (9629):2013-2018, 2008 より〕

ステイン600 mg/日を投与する群，あるいはプラセボにランダムに割り付けた研究で，3年間にわたってフォローアップしました。プライマリアウトカムである1秒量の減少の抑制について統計学的に有意差はみられませんでした。また，急性増悪についても減少させる効果はみられませんでした。ただし，ICS治療を受けていない患者群では，急性増悪を抑制する効果があったそうです。セカンダリアウトカムである残気量の軽減もみられ，COPDの過膨張を軽減できるのではないかと考えられました。その後，N-アセチルシステインはかなり高用量で使用すれば全体の急性増悪を減らすことができるのではないかと考察されています[4]。ただ，ご存じのようにN-アセチルシステインは日本では錠剤が使用できず，ムコフィリン®をネブライザーで吸入する方法が一般的です。最近はネットショッピングが盛んなので，簡単に輸入できてしまうのですが…。

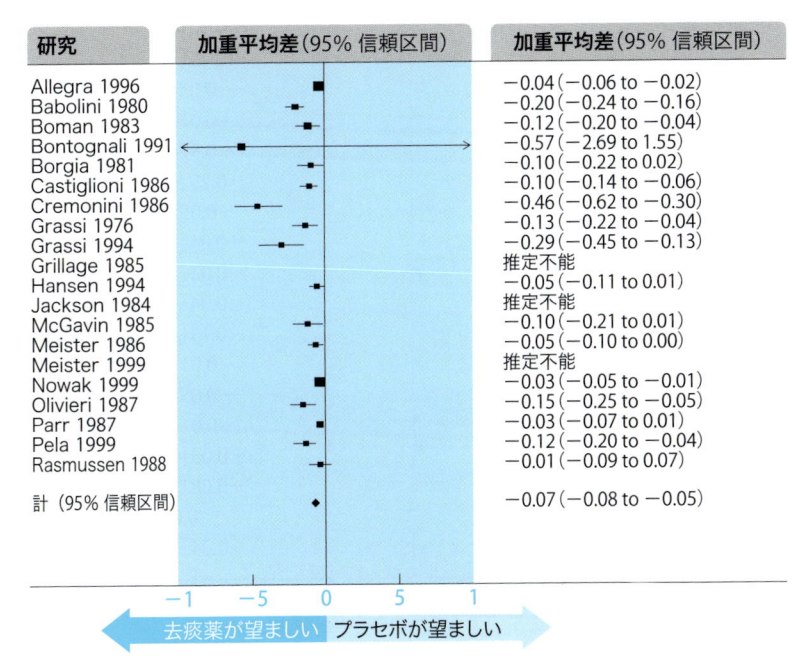

研究	加重平均差（95%信頼区間）	加重平均差（95%信頼区間）
Allegra 1996		−0.04（−0.06 to −0.02）
Babolini 1980		−0.20（−0.24 to −0.16）
Boman 1983		−0.12（−0.20 to −0.04）
Bontognali 1991		−0.57（−2.69 to 1.55）
Borgia 1981		−0.10（−0.22 to 0.02）
Castiglioni 1986		−0.10（−0.14 to −0.06）
Cremonini 1986		−0.46（−0.62 to −0.30）
Grassi 1976		−0.13（−0.22 to −0.04）
Grassi 1994		−0.29（−0.45 to −0.13）
Grillage 1985		推定不能
Hansen 1994		−0.05（−0.11 to 0.01）
Jackson 1984		推定不能
McGavin 1985		−0.10（−0.21 to 0.01）
Meister 1986		−0.05（−0.10 to 0.00）
Meister 1999		推定不能
Nowak 1999		−0.03（−0.05 to −0.01）
Olivieri 1987		−0.15（−0.25 to −0.05）
Parr 1987		−0.03（−0.07 to 0.01）
Pela 1999		−0.12（−0.20 to −0.04）
Rasmussen 1988		−0.01（−0.09 to 0.07）
計（95%信頼区間）		−0.07（−0.08 to −0.05）

去痰薬が望ましい　プラセボが望ましい

図53　COPD急性増悪回数（1人の患者・1か月当たり）に対する去痰薬の有効性

〔Poole PJ, et al: Oral mucolytic drugs for exacerbations of chronic obstructive pulmonary disease: a systematic review. BMJ 322(7297):1271-1274, 2001 より〕

過去に行われた COPD に対する去痰薬の臨床試験の多くが N-アセチルシステインかカルボシステインであるため，これらを合わせて 2001 年の時点でメタアナリシスしたところ，急性増悪の回数の減少，シックデイの回数の減少，過膨張の軽減，QOL の向上といった効果が認められました（**図 53**）[5]。

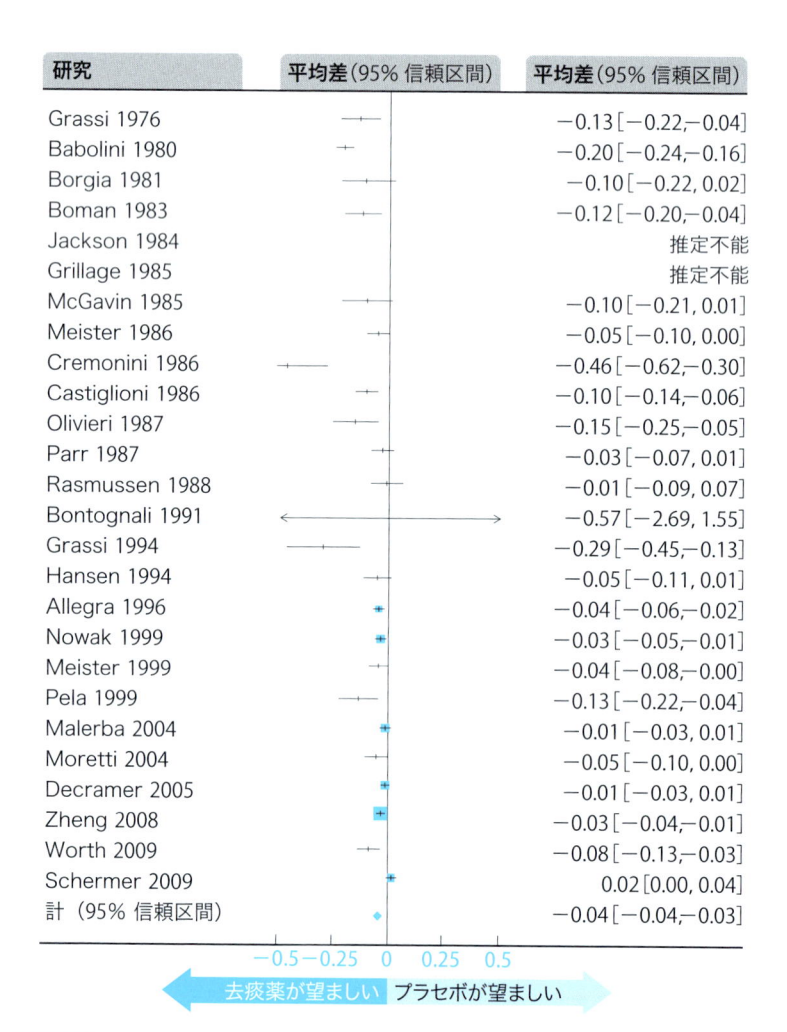

研究	平均差（95% 信頼区間）	平均差（95% 信頼区間）
Grassi 1976		−0.13 [−0.22, −0.04]
Babolini 1980		−0.20 [−0.24, −0.16]
Borgia 1981		−0.10 [−0.22, 0.02]
Boman 1983		−0.12 [−0.20, −0.04]
Jackson 1984		推定不能
Grillage 1985		推定不能
McGavin 1985		−0.10 [−0.21, 0.01]
Meister 1986		−0.05 [−0.10, 0.00]
Cremonini 1986		−0.46 [−0.62, −0.30]
Castiglioni 1986		−0.10 [−0.14, −0.06]
Olivieri 1987		−0.15 [−0.25, −0.05]
Parr 1987		−0.03 [−0.07, 0.01]
Rasmussen 1988		−0.01 [−0.09, 0.07]
Bontognali 1991		−0.57 [−2.69, 1.55]
Grassi 1994		−0.29 [−0.45, −0.13]
Hansen 1994		−0.05 [−0.11, 0.01]
Allegra 1996		−0.04 [−0.06, −0.02]
Nowak 1999		−0.03 [−0.05, −0.01]
Meister 1999		−0.04 [−0.08, −0.00]
Pela 1999		−0.13 [−0.22, −0.04]
Malerba 2004		−0.01 [−0.03, 0.01]
Moretti 2004		−0.05 [−0.10, 0.00]
Decramer 2005		−0.01 [−0.03, 0.01]
Zheng 2008		−0.03 [−0.04, −0.01]
Worth 2009		−0.08 [−0.13, −0.03]
Schermer 2009		0.02 [0.00, 0.04]
計（95% 信頼区間）		−0.04 [−0.04, −0.03]

−0.5 −0.25　0　0.25　0.5
去痰薬が望ましい｜プラセボが望ましい

図 54　COPD 急性増悪回数（1 人の患者・1 か月当たり）に対する去痰薬の有効性

〔Poole P, et al: Mucolytic agents for chronic bronchitis or chronic obstructive pulmonary disease. Cochrane Database Syst Rev 8:CD 001287, 2015 より一部改変〕

BRONCUS 試験の筆頭著者で，COPD の世界では著名な Decramer 医師がその後の3試験(PEACE 試験[1]，AMETHIST 試験[6]，EQUALIFE 試験[7])を追加した結果をヨーロッパの医学雑誌に掲載していますが，そのレビューでも去痰薬は急性増悪の回数を減少させると結論づけられています[8]。執筆時点においては，最終的に 2015 年のコクランレビューにおいて「わずかながら COPD 急性増悪を抑制し，QOL を改善させる」と記載されています(図54)[9]。このコクランレビューの筆頭著者は 2001 年のメタアナリシスを書いた BMJ の筆頭著者の Poole 医師です。ただし，これらは1つひとつの薬剤をピックアップしたメタアナリシスではなく，去痰薬という大きなくくりでの報告である点には注意が必要です。

　まとめると，複数のメタアナリシスの結果から去痰薬は COPD 急性増悪をわずかながら減少させる，QOL を改善させる効果があると考えられます。

POINT

▶ 複数のメタアナリシスの結果から，COPD に対する去痰薬は COPD 急性増悪をわずかながら減少させ，QOL を改善させる

文献

1) Zheng JP, et al: Effect of carbocisteine on acute exacerbation of chronic obstructive pulmonary disease (PEACE Study): a randomised placebo-controlled study. Lancet 371(9629):2013-2018, 2008
2) Mohapatra PR, et al: Carbocisteine for acute exacerbations of COPD. Lancet 372(9650):1630-1631;author reply 1631-1632, 2008
3) Decramer M, et al: Effects of N-acetylcysteine on outcomes in chronic obstructive pulmonary disease (Bronchitis Randomized on NAC Cost-Utility Study, BRONCUS):a randomised placebo-controlled trial. Lancet 365(9470):1552-1560, 2005
4) Shen Y, et al: Effect of high/low dose N-acetylcysteine on chronic obstructive pulmonary disease: a systematic review and meta-analysis. COPD 11(3):351-358, 2014
5) Poole PJ, et al: Oral mucolytic drugs for exacerbations of chronic obstructive pulmonary disease: systematic review. BMJ 322(7297):1271-1274, 2001
6) Malerba M, et al: Effect of twelve-months therapy with oral ambroxol in preventing exacerbations in patients with COPD. Double-blind, randomized, multicenter, placebo-controlled study (the AMETHIST Trial). Pulm Pharmacol Ther 17(1):27-34, 2004
7) Moretti M, et al: The effect of long-term treatment with erdosteine on chronic obstructive pulmonary disease: the EQUALIFE Study. Drugs Exp Clin Res 30(4):143-152, 2004
8) Decramer M, et al: Mucoactive therapy in COPD. Eur Respir Rev 19(116):134-140, 2010
9) Poole P, et al: Mucolytic agents for chronic bronchitis or chronic obstructive pulmonary disease. Cochrane Database Syst Rev 7: CD001287, 2015

14 非吸入治療
～マクロライド系抗菌薬～

長期抗菌薬投与は御法度？

呼吸器領域ではびまん性汎細気管支炎（DPB）という疾患に対してエリスロマイシン 400〜600 mg/日が用いられることがあります。低用量で長期にマクロライドを用いるとアウトカムが改善することがわかっているためです[1〜3]。エリスロマイシン以外にも，クラリスロマイシン 200 mg/日，ロキシスロマイシン 150 mg/日なども投与されることがあります。マクロライドが用いられる理由は，抗菌薬としての作用以外に抗炎症作用があるためです。たとえば，気道の過剰分泌抑制，好中球性炎症の抑制，活性化 CD8 リンパ球数の減少などが挙げられます。どのくらい長期に投与するかというと，最低でも半年です[4,5]。長い場合，2 年くらい継続することもあります。

DPB に対するマクロライドは，現時点でファーストチョイスの治療というコンセンサスが得られていますが，耐性菌の観点から本当にベストな選択肢かどうかはわかっていません。そのため，使用すべきでないと考える研究グループもいます。

COPD の急性増悪を抑制したい！

COPD の患者さんを診療するにあたり，私たち呼吸器内科医は「急性増悪を起こしてほしくない」と望んでいます。そりゃそうです。急性増悪を予防するためなら，どんな治療法でも厭わないという重症例も数多く経験しています。そのなかの 1 つが，予防的抗菌薬投与です。上記の DPB の観点と同じく，COPD に対する多くの研究がマクロライドを使用したものです。

マクロライドとモキシフロキサシンによる予防効果を検討したコクランレビューでは，予防的抗菌薬によって COPD 急性増悪を有意に減らし，QOL を改善させるとされています（図 55）[6]。しかし，死亡率に対する有効性は現時点で認められていません。またこのレビューでは，耐性菌の問題については，

患者1人・1年当たりの急性増悪の回数

研究	率比[95% 信頼区間]	率比[95% 信頼区間]
Albert 2011	0.83 [0.72, 0.96]	
He 2010	0.55 [0.31, 0.98]	
Seemungal 2008	0.65 [0.49, 0.86]	
計（95% 信頼区間）	0.73 [0.58, 0.91]	

0.01　0.1　1　10　100
予防的抗菌薬が望ましい　プラセボが望ましい

健康関連 QOL（SGRQ スコア）

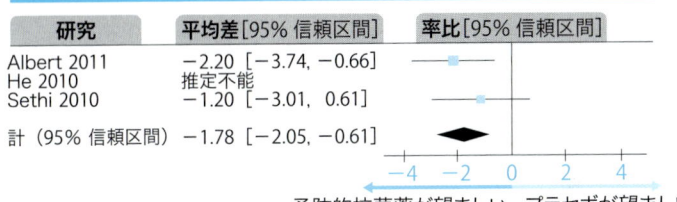

研究	平均差[95% 信頼区間]	率比[95% 信頼区間]
Albert 2011	−2.20 [−3.74, −0.66]	
He 2010	推定不能	
Sethi 2010	−1.20 [−3.01, 0.61]	
計（95% 信頼区間）	−1.78 [−2.05, −0.61]	

−4　−2　0　2　4
予防的抗菌薬が望ましい　プラセボが望ましい

図 55　COPD に対する予防的抗菌薬の有効性

〔Herath SC, et al: Prophylactic antibiotic therapy for chronic obstructive pulmonary disease (COPD). Cochrane Database Syst Rev 11:CD 009764, 2013 より〕

その地域の菌の感受性に与える影響とのバランス次第…と書かれています。まさに正論です。

　COPD に対するマクロライドは DPB と同じくエリスロマイシンが主役かと思いきや，近年アジスロマイシンが頻繁に取り上げられています。執筆時点ではコクランではまだ 2014 年のデータを組み込んだ解析がありませんので，近年報告されたものを中心に個々に紹介したいと思います。

　有名なのは COLUMBUS 試験です。これは週 3 回アジスロマイシン 500 mg あるいはプラセボを投与することで COPD 急性増悪を減少させることができるかどうか検証した研究です。治療期間は 1 年間です。その結果，プラセボと比較してアジスロマイシンは COPD 急性増悪の頻度を有意に減少させたとされています（図 56，率比 0.58，95% 信頼区間 0.42〜0.79，p＝0.001）[7]。

　次に 2014 年に MeiLan らが報告した研究を紹介しましょう。この研究は，COPD の通常の治療に対してアジスロマイシン 250 mg/日あるいはプラセボに 1 年間割り付けた研究です。この研究では，アジスロマイシンの長期投与によって，抗菌薬・ステロイド投与を要する重症の COPD 急性増悪をプラセボ群と比較して有意に減少させることができました（図 57）[8]。

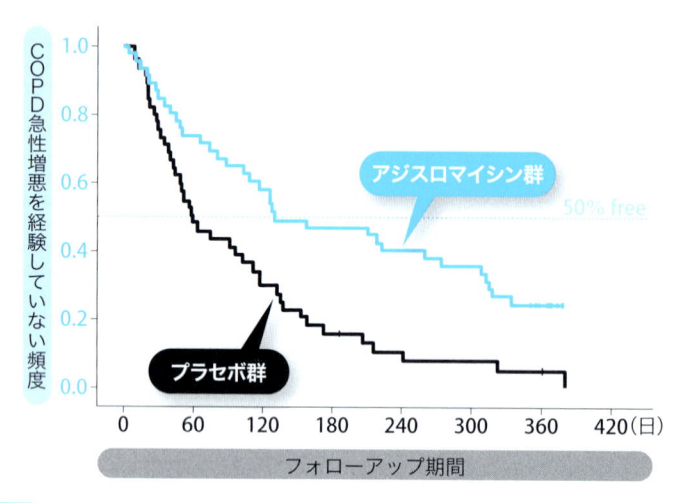

図56 アジスロマイシンによるCOPD急性増悪の累積発症率の抑制効果
〔Uzun S, et al: Azithromycin maintenance treatment in patients with frequent exacerbations of chronic obstructive pulmonary disease (COLUMBUS): a randomized, double-blind, placebo-controlled trial. Lancet Respir Med 2(5):361-368, 2014 より〕

　COPDに対するマクロライドの有効性については，2015年のPLoS Oneにメタアナリシスが投稿されていますが，この論文でも「COPD急性増悪を減らすことができるが，副作用や菌の耐性化を考慮してそのバランスを判断しなければならない」と結論づけられています[9]。皆さん正論をおっしゃる。

　ちなみに，ACCP/CTS（American College of Chest Physicians and Canadian Thoracic Society）のCOPD急性増悪予防ガイドラインでは，適切な吸入治療にもかかわらず，過去1年に1回以上の中等症あるいは重症のCOPD急性増悪の既往がある中等症〜重症COPD患者において，COPD急性増悪を予防するために長期間マクロライドを使用してもよいとされています[10]。

　結論としては，過去に急性増悪を起こしたことがあるハイリスクのCOPD患者さんに対しては長期間のアジスロマイシンを投与してもよいと考えられます。ただ，日本ではこの長期アジスロマイシン療法がCOPD患者さんには積極的に用いられていません。やはりCOPDという疾患がcommon diseaseであることを考えると，アジスロマイシンの濫用が社会に与える影響が大きいと懸念されるからでしょう。個人的にもアジスロマイシンを長期に処方したこ

- ① プラセボ群：抗菌薬・ステロイド投与を要する急性増悪
- ② アジスロマイシン群：抗菌薬・ステロイド投与を要する急性増悪
- ③ プラセボ群：抗菌薬投与を要する急性増悪
- ④ アジスロマイシン群：抗菌薬投与を要する急性増悪
- ⑤ アジスロマイシン群：ステロイド投与を要する急性増悪
- ⑥ プラセボ群：ステロイド投与を要する急性増悪

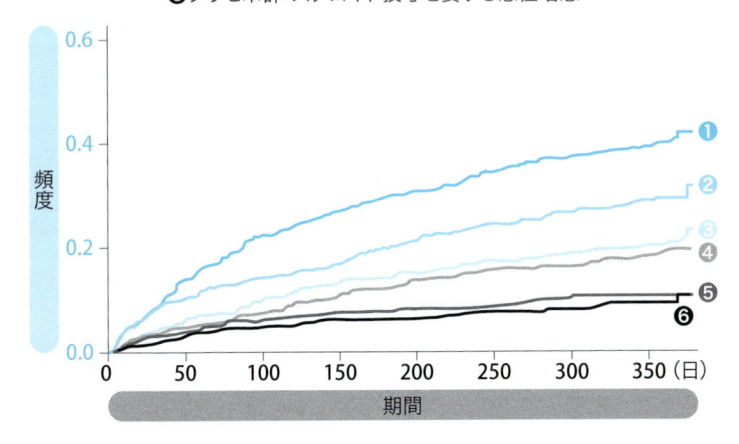

図 57 アジスロマイシンによる COPD 急性増悪の累積発症率の抑制効果

〔Han MK, et al: Predictors of chronic obstructive pulmonary disease exacerbation reduction in response to daily azithromycin therapy. Am J Respir Crit Care Med 189(12):1503-1508, 2014 より一部改変〕

とはありません。

　COPD に対するマクロライドが積極的に薦められない他の理由として，非結核性抗酸菌症がもし併存していれば，同菌の耐性化を招く懸念があることです。今後，ガイドラインでどのように扱われるか注目したいところです。

POINT
- ▶ COPD に対してアジスロマイシンを長期投与することで COPD 急性増悪を抑制できる
- ▶ COPD は common disease であり，DPB とは異なり症例を絞ってマクロライドを使用する必要があるが，執筆時点では積極的にこの治療を導入している呼吸器内科医は少ないと考えられる

文献

1) Nagai H, et al: Long-term low-dose administration of erythromycin to patients with diffuse panbronchiolitis. Respiration 58(3-4):145-149, 1991
2) 工藤翔二, 他：びまん性汎細気管支炎にたいするエリスロマイシン少量長期投与の臨床効果に関する研究—4年間の治療成績. 日本胸部疾患学会雑誌 25(6):632-642, 1987
3) Lin X, et al: Macrolides for diffuse panbronchiolitis. Cochrane Database Syst Rev 1: CD007716, 2015
4) Poletti V, et al: Diffuse panbronchiolitis. Eur Respir J 28(4):862-871, 2006
5) Hui D, et al: The effects of azithromycin on patients with diffuse panbronchiolitis: a retrospective study of 29 cases. J Thorac Dis 5(5):613-617, 2013
6) Herath SC, et al: Prophylactic antibiotic therapy for chronic obstructive pulmonary disease (COPD). Cochrane Database Syst Rev 11: CD009764, 2013
7) Uzun S, et al: Azithromycin maintenance treatment in patients with frequent exacerbations of chronic obstructive pulmonary disease (COLUMBUS): a randomised, double-blind, placebo-controlled trial. Lancet Respir Med 2(5):361-368, 2014
8) Han MK, et al: Predictors of chronic obstructive pulmonary disease exacerbation reduction in response to daily azithromycin therapy. Am J Respir Crit Care Med 189(12): 1503-1508, 2014
9) Ni W, et al: Prophylactic use of macrolide antibiotics for the prevention of chronic obstructive pulmonary disease exacerbation: a meta-analysis. PLoS One 10(3): e0121257, 2015
10) Criner GJ, et al: Executive Summary: Prevention of Acute Exacerbation of COPD: American College of Chest Physicians and Canadian Thoracic Society Guideline. Chest 147(4):883-893, 2015

第 II 部 COPD の治療

15 COPD の外科治療
～肺容量減量術～

🫁 肺容量減量術はリスクの高い手術？

　肺容量減量術。なんだかアナウンサーの発音トレーニングのような言い回しです。ご存じの方も多いと思いますが，COPDの患者さんに対して外科手術で治してしまおうという治療法があります。肺がんとは異なり根治切除がどうのこうの，という簡単な概念ではなく，病的肺を切除して健常肺の機能を活かそうというのがその根本原理です。

　肺容量減量術はリスクの高い手術ではありますが，上葉優位の重度の気腫肺がある患者さんにおいては生存期間を延長する効果があるとされています[1]。また，日本人のCOPD患者さんの多くはるいそうを呈しており，この手術によって体重増加が見込める可能性があります[2]。しかしながら，そのコストは内科療法と比較して割に合わないほど高いとされています。また，外科手術後にエアリークが遷延する例も少なくありませんので，ハイリスクの割に……というのがこの肺容量減量術の位置づけだと考えている呼吸器外科医が多いようです[3]。実際にイギリスの調査では，半数の呼吸器科医がこの外科治療に対して懸念を示しています[4]。メタアナリシスでは手術を積極的に推奨しているわけではありませんが，症例を選べば有効であると書かれています[5,6]。

🫁 気管支鏡的に肺容量減量術を行う！？
　～EWS，ELS～

　気管支鏡的にバルブ（EWSなど）を詰めて肺容量減量術を行う方法もあります。EWS（Endobronchial Watanabe Spigot）は，岡山赤十字病院の渡辺洋一医師が開発した難治性気胸治療に有効とされる気管支バルブです（図58）[7〜9]。私も難治性気胸に対して何度か使用したことがあります。

　EWSかどうかを問わず，気管支にバルブを詰める肺容量減量術が有効かどうか検証した試験があります[10]。COPDの患者さんを対象に，気管支バルブ

図58 EWS

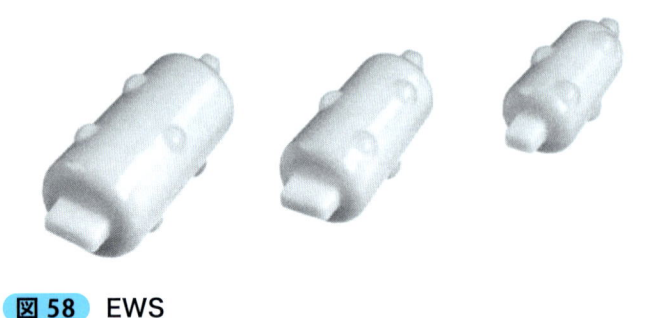

〔Novatech社より許諾を得て掲載〕

療法と標準的内科治療を比較して，安全性と有効性を検証したものです。その結果，6か月時の1秒量は，気管支バルブ群で4.3%上昇したのに対して，標準内科治療群では2.5%低下しました。気管支バルブを使うと，呼吸機能の改善が見込めるということですね。しかし，気管支バルブ群では標準群と比較して入院を要するCOPD増悪(7.9% vs 1.1%, p＝0.03)，喀血(6.1% vs 0%, p＝0.01)発生率が多かった点は知っておかねばなりません。

シャム(偽)気管支バルブを本物の気管支バルブと比較した研究(BeLieVeR-HIFi試験)も報告されています[11]。この研究ではワンウェイバルブが使用されましたが，シャムバルブよりも有意に1秒量や6分間歩行距離の改善がみられました。

なお，側副換気があると，気管支を詰めても効果が減弱するので注意が必要です。側副換気があるかないかを判断するのは日常臨床では至難の業ですが…(気管支鏡にバルーンを使って判定できます)。側副換気がないCOPDの患者さんでは，6分間歩行距離が70 mくらい伸びるという報告もあります[12]。症例を絞れば，劇的にQOLを改善できるかもしれません。

気管支バルブ療法については合併症を懸念する報告が多いのですが，呼吸機能の改善はやはり有効であると結論づけるメタアナリシスもあります[13]。リスクも効果もどちらも大きいということです。

近年，ELS（Emphysematous Lung Sealant）という，内視鏡的に充塡剤を流し込む治療法も開発されています。2015年にランダム化比較試験が報告されています[14]。治療群において，3か月時の呼吸機能，呼吸困難感，QOLはコントロール群と比較して有意に良好であったと報告されています。しかし

ながら，入院を要する有害事象がELS群の44%で観察されました（コントロール群の2.5倍，p＝0.01）。ELSについても現時点では有害事象の観点から推奨はされていません。

まとめると，気管支バルブであれELSであれ，現時点では積極的に使用が推奨されているわけではありません。効果は劇的だがリスクもそれなりというのが理由です。個人的には重症例で気腫が大きいケースには使用してもよいのかなと感じていますが，エキスパートオピニオンは各医師によって異なるようです。

POINT
- COPDに対する肺容量減量術は呼吸機能を改善させる可能性があるが，まだ国際的なコンセンサスはない
- 気管支バルブやELSによる内視鏡的肺容量減量術の有効性が報告されているが，これについてもまだ国際的なコンセンサスはない

ステップアップCOPD　COPDに対する肺移植

肺移植もCOPD/肺気腫の治療選択肢の1つです。「えっ，こんなコモンな疾患で肺移植なんてされているの？」とお思いの方もいるでしょう。実は，2015年1月までに日本では5例の肺気腫患者に対して脳死肺移植の実績があるのです。海外の肺移植では，COPD/肺気腫が全体の1/3くらいを占めるとされていますが，日本ではわずか5%以下という現状なのです。

文献

1) Fishman A, et al: A randomized trial comparing lung-volume-reduction surgery with medical therapy for severe emphysema. N Engl J Med 348(21):2059-2073, 2003
2) Kim V, et al: Weight gain after lung reduction surgery is related to improved lung function and ventilatory efficiency. Am J Respir Crit Care Med 186(11):1109-1116, 2012
3) Criner GJ, et al: Executive Summary: Prevention of Acute Exacerbation of COPD: American College of Chest Physicians and Canadian Thoracic Society Guideline. Chest 147(4):883-893, 2015
4) McNulty W, et al: Attitudes and access to lung volume reduction surgery for COPD: a survey by the British Thoracic Society. BMJ Open Respir Res 1(1):e000023, 2014
5) Tiong LU, et al: Lung volume reduction surgery for diffuse emphysema. Cochrane Da-

tabase Syst Rev (4):CD001001, 2006
6) Huang W, et al: Several clinical interests regarding lung volume reduction surgery for severe emphysema: meta-analysis and systematic review of randomized controlled trials. J Cardiothorac Surg 6:148, 2011
7) 渡辺洋一, 他：難治性気胸, 気管支瘻に対する EWS（Endobronchial Watanabe Spigot）を用いた気管支充填術の有用性. 気管支学 23(6):510-515, 2001
8) 渡辺洋一：新しい医療への挑戦—呼吸器疾患を救う気管支用充填材「EWS」誕生秘話. 三和書籍, 2013
9) Kaneda H, et al: Efficacy and long-term clinical outcome of bronchial occlusion with endobronchial Watanabe spigots for persistent air leaks. Respir Investig 53(1):30-36, 2015
10) Sciurba FC, et al: A randomized study of endobronchial valves for advanced emphysema. N Engl J Med 363(13):1233-1244, 2010
11) Davey C, et al: Bronchoscopic lung volume reduction with endobronchial valves for patients with heterogeneous emphysema and intact interlobar fissures (the BeLieVeR-HIFi study): a randomised controlled trial. Lancet 386(9998):1066-1073, 2015
12) Klooster K, et al: Endobronchial Valves for Emphysema without Interlobar Collateral Ventilation. N Engl J Med 373(24):2325-2335, 2015
13) Choi M, et al: Effectiveness of bronchoscopic lung volume reduction using unilateral endobronchial valve: a systematic review and meta-analysis. Int J Chron Obstruct Pulmon Dis 10:703-710, 2015
14) Come CE, et al: A randomised trial of lung sealant versus medical therapy for advanced emphysema. Eur Respir J 46(3):651-662, 2015

16 オピオイド

🫁 COPDに対してモルヒネを使ってもよい？

　ご存じのとおり，オピオイドはオピオイド受容体に作用することで疼痛緩和，鎮咳作用，呼吸困難感の改善をもたらします。しかし，日本ではCOPDの患者さんにモルヒネが使用されることはほとんどありません。海外では対症療法として積極的にこうした症状に対してモルヒネが使用されています(**表22**)。オピオイド以外の薬剤を用いても緩和されない呼吸困難感に対して，日本のCOPDガイドラインには「保険診療上，適用外の使用となるがモルヒネが使用されることが多い」との記載があります(個人的にはまだ"多い"とは思いません)[1]。それでもなお，使用に関してはまだコンセンサスが得られていません。日本の研究では，非がん性疾患の呼吸困難感の緩和に対して，モルヒネの保険適用が認められる必要があると考える医師は6割以上にものぼり，保険適用があれば使用すると答えた医師も6割だったという調査があります[2]。
　非がんの呼吸器疾患における呼吸困難感に対するオピオイドの使用は，塩酸

表22 各ガイドラインにおけるCOPDへのオピオイドの位置づけ

ガイドライン	COPDへのオピオイドの位置づけ
ACP/ACCP/ATS/ERS[3]	記載なし
イギリス[4]	終末期の症例で他の治療に反応しない症例の緩和に使用可能
オーストラリア/ニュージーランド[5]	高度の呼吸困難の症状緩和に有効
カナダ[6]	重症患者の呼吸困難の症状緩和に経口使用
スペイン[7]	記載なし
オランダ[8]	記載なし
ドイツ[9]	強い呼吸困難感に対しては有効
韓国[10]	有効だが合併症に懸念が必要と記載
GOLD[11]	重症患者の呼吸困難の症状緩和に有効。重篤な副作用をきたす可能性もある
日本呼吸器学会[1]	進行した患者に対する経口オピオイドはその効果が確認されている

モルヒネの添付文書によれば,「激しい咳嗽」に対して使用が可能です。そのため,どうしてもというときは「咳嗽あり」と判断してオピオイドの使用に踏み切ることもあります。日本の保険診療において,適用外使用というのはそれだけハードルの高いことなのです。しかし,海外では逆に頻繁に使われすぎていることが問題とされており,2015年のATSでもその注意喚起がなされています[12]。ちなみに緩和ケアの先進国のオランダでは,COPDに対してオピオイドを使用するケースはそこまで多くないそうです[13]。

WHOのがん疼痛のラダーと似ていますが,COPDに対する呼吸困難感に対して症状緩和のためのラダーを提唱している研究グループもあります(**図59**)[14]。3段目にオピオイドが登場していますね。

さて,モルヒネの効果について。たとえば,参加者のほとんどがCOPD患者さんであったという小規模なランダム化比較試験において,プラセボと比較して低用量経口モルヒネは呼吸困難感を有意に改善させ,睡眠の質も向上させたと報告されています[15]。ただし,ここでいう低用量とは20 mg/日のことを指します。

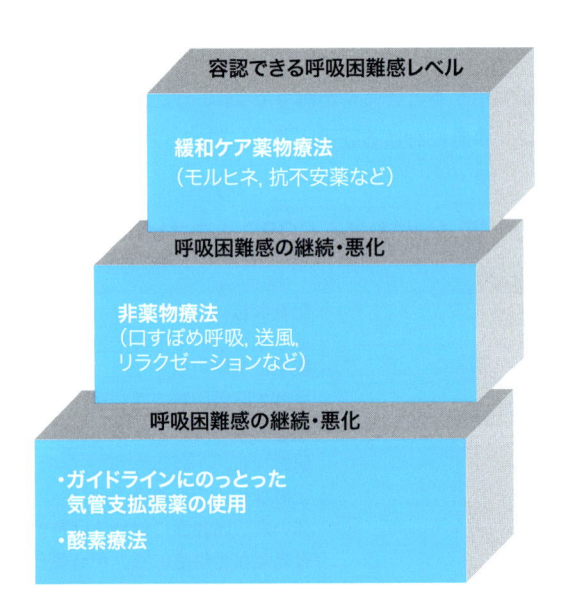

図59 COPDの呼吸困難感ラダー

〔Rocker GM, et al: Advanced chronic obstructive pulmonary disease: innovative approaches to palliation. J Palliat Med 10(3):783-797, 2007 より〕

また，2015年のメタアナリシスでは呼吸困難感の症状を軽減させる有意な効果はあるものの，運動耐容能を改善させるほどのパワーはないとされています[16]。実臨床でも，あくまで進行期の症状緩和のために用いるものであり，元気な患者さんの労作時呼吸困難感を和らげる簡単な薬剤，という使い方はしません。

モルヒネの量は 10 mg/日が基本

モルヒネの量についてですが，過去の報告によれば，1日当たり塩酸モルヒネ 10 mg/日が基準とされています[17, 18]。具体的には，塩酸モルヒネ 2.5 mg 頓服を 4～6 時間ごとに使用することが多いです。咳嗽を伴う場合，5 mg/回くらいから開始してもよいと思います。便秘，嘔気，眠気，めまいなど一般的なオピオイドの副作用には注意が必要です。便が硬くなって，怒責することで COPD 患者さんが気胸に…というストーリーもありうるかもしれませんので（個人的には経験したことはありませんが）。塩酸モルヒネの代わりにオプソ®を用いることもありますが，オプソ®は「激しい咳嗽」にすら保険適用が通っていませんので，呼吸器系の症状には適用外使用となる点に注意が必要です。

〈具体的な使用法〉

- 塩酸モルヒネ散　2.5～5 mg　1日 4～6 回
- オプソ® 5 mg　1包　頓用　30 分～1 時間あけて使用

寝たきりや終末期の患者さんの場合は，これらの内服ができないため，当院では塩酸モルヒネの持続皮下注射でコントロールをすることが多いです。注射製剤も「激しい咳嗽」に対して保険適用があります。

POINT
- COPD の呼吸困難感に対するオピオイドには症状緩和効果はあるが，運動耐容能を改善させる効果はない
- COPD の呼吸困難感に対するオピオイドの使用は国際的に一致したコンセンサスはないものの，広く使用されている

文献

1) 日本呼吸器学会 COPD ガイドライン第 4 版作成委員会(編):COPD 診断と治療のためのガイドライン. 第 4 版, メディカルレビュー社, 2013
2) 西川満則:在宅等における高齢者末期がん患者や慢性進行性疾患患者に対して病院が行うべき支援のあり方に関する研究. 長寿医療研究開発費 平成 23 年度 総括研究報告, 2011
3) Qaseem A, et al: Diagnosis and management of stable chronic obstructive pulmonary disease: a clinical practice guideline update from the American College of Physicians, American College of Chest Physicians, American Thoracic Society, and European Respiratory Society. Ann Intern Med 155(3):179-191, 2011
4) National Clinical Guideline Centre (UK): Chronic Obstructive Pulmonary Disease: Management of Chronic Obstructive Pulmonary Disease in Adults in Primary and Secondary Care. NICE Clinical Guidelines, No. 101, Royal College of Physicians, 2010
5) The COPD-X Plan: Australian and New Zealand guidelines for the management of chronic obstructive pulmonary disease 2014 (available from: http://copdx.org.au/)
6) Marciniuk DD, et al: Managing dyspnea in patients with advanced chronic obstructive pulmonary disease: a Canadian Thoracic Society clinical practice guideline. Can Respir J 18(2):69-78, 2011
7) Miravitlles M, et al: Spanish guideline for COPD (GesEPOC). Update 2014. Arch Bronconeumol 50 Suppl 1:1-16, 2014
8) KNGF-Guideline for physical therapy in patients with chronic obstructive pulmonary disease. The Royal Dutch Society for Physical Therapy (KNGF)
(https://www.fysionet-evidencebased.nl/images/pdfs/guidelines_in_english/copd_practice_practice_guidelines_2008.pdf)
9) Worth H, et al: Guidelines for the diagnosis and treatment chronic obstructive bronchitis and pulmonary emphysema issued by Deutsche Atemwegsliga and Deutsche Gesellschaft für pneumologie. Pneumologie 56(11):704-738, 2002
10) Korean Academy of Tuberculosis and Respiratory Diseases. COPD guideline revised 2012
(http://www.lungkorea.org/thesis/guide.php.)
11) Global Strategy for Diagnosis, Management, and Prevention of COPD. January 2015 (http://www.goldcopd.org/uploads/users/files/GOLD_Report_2015_Feb18.pdf)
12) Vozoris NT, et al: Opioid Drug Use Among Older Adults with Chronic Obstructive Pulmonary Disease: A Population-Based Cohort Study. Publication Number: A5805, ATS, 2015
13) Janssen DJ, et al: Attitudes toward opioids for refractory dyspnea in COPD among Dutch chest physicians. Chron Respir Dis 12(2):85-92, 2015
14) Rocker GM, et al: Advanced chronic obstructive pulmonary disease: innovative approaches to palliation. J Palliat Med 10(3):783-797, 2007
15) Martins RT, et al: Effects of low-dose morphine on perceived sleep quality in patients with refractory breathlessness: A hypothesis generating study. Respirology 21(2):386-391, 2016
16) Ekström M, et al: Effects of opioids on breathlessness and exercise capacity in chronic obstructive pulmonary disease: A systematic review. Ann Am Thorac Soc 12(7):1079-1092, 2015
17) Davis CL: ABC of palliative care. Breathlessness, cough, and other respiratory problems. BMJ 315(7113):931-934, 1997
18) Currow DC, et al: Once-daily opioids for chronic dyspnea: a dose increment and pharmacovigilance study. J Pain Symptom Manage 42(3):388-399, 2011

17 呼吸リハビリテーション

呼吸リハビリテーションは広い概念

よく呼吸リハビリテーションというと，息を整えるリハビリだけをやっていると思われがちですが，まったく違います。日本呼吸器学会の正式なステートメントでは，呼吸リハビリテーションは以下のように定義されています[1]。

> 呼吸リハビリテーションとは，呼吸器の病気によって生じた障害をもつ患者に対して，可能なかぎり機能を回復，あるいは維持させ，これにより，患者自身が自立できるように継続的に支援していくための医療である。

すなわち，これまで紹介してきた薬物療法も「呼吸リハビリテーション」の概念に含まれるということなのです。患者教育，長時間作用性気管支拡張薬，酸素療法，ワクチン…，すべてが呼吸リハビリテーションなのです。しかし，この項目では狭義のリハビリテーションについて記載したいと思います。狭義とは，リハビリテーションと聞いて頭に思い描くもの，すなわち運動療法を主体にしたものを指します。

呼吸リハビリテーションの効果

日本のガイドラインによれば，呼吸リハビリテーションプログラムは呼吸困難感の軽減，運動耐容能の改善，QOL の改善に有効とされています（エビデンス A）[2]。入院回数や入院日数を軽減する効果もあります（エビデンス B）。呼吸リハビリテーションは，薬物療法や酸素療法に併用することで上乗せ効果があるとされています（図 60）[3]。

ACCP/CTS ガイドラインにおいては，4 週間以内に急性増悪があった中等症，重症，最重症の COPD 患者において，COPD 急性増悪を予防するために呼吸リハビリテーションを推奨しています[4]。また，コクランレビューでも

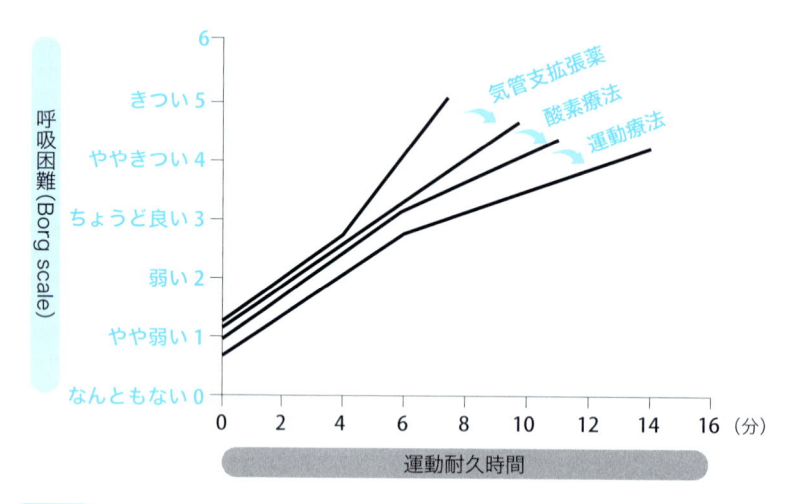

図 60 運動療法の有効性
〔Dyspnea. Mechanisms, assessment, and management: a consensus statement. American Thoracic Society. Am J Respir Crit Care Med 159(1):321-340, 1999 より一部改変〕

　呼吸リハビリテーションが死亡率，自覚症状，QOL に有効であると評価されています[5]。

　しかしながら，COPD 急性増悪で入院した患者に対する早期リハビリテーションは，その後の再入院を減らしたり身体機能の回復を増進させたりする効果はみられないとされています。むしろ，12 か月時点において早期リハビリテーション群では死亡率が高いという Greening らの報告もあります[6]。

　現時点ではあまり急性期のリハビリテーションは頑張りすぎず，病態が落ち着けば呼吸リハビリテーションを行う，というスタンスでよいと思われます。ただし，長期的な効果についてはさらなる研究が望まれます。また，どのように呼吸リハビリテーションを継続していくかという課題も残されています。日本のように外来リハビリテーションのインフラが限られている先進国ではなおさらでしょう。

下肢のトレーニングが重要？

　一般的な病院における呼吸理学療法の内容をみてみましょう。

1. 呼吸トレーニング（口すぼめ呼吸，腹式呼吸）
2. リラクセーション
3. 胸郭ストレッチ・呼吸介助
4. 排痰訓練（体位ドレナージ，軽打法，振動法など）
5. 筋力トレーニング（上肢・下肢の重りを用いたトレーニングなど）
6. 歩行トレーニング（平地，坂道，階段，トレッドミルなど）
7. 運動耐容能トレーニング（自転車エルゴメーターなど）

このうち，1～4のことをコンディショニングといいます。コンディショニングはランダム化比較試験によって有効性が証明されたものではありませんが，呼吸リハビリテーションの重要な構成の1つです。重症例に対してはコンディショニングに対してより大きな比重と時間をかけます（図61）[7]。5～7の持久力・筋力トレーニングは，COPDに対しては下肢に対するトレーニングが最も推奨されています。

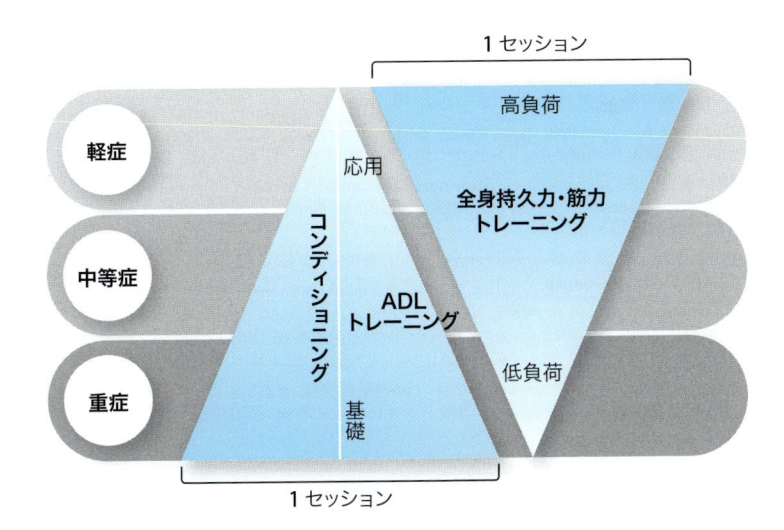

図61 安定期における運動療法開始時のプログラム構成
〔日本呼吸ケア・リハビリテーション学会，日本呼吸器学会，日本リハビリテーション医学会，日本理学療法士協会（編）：呼吸リハビリテーションマニュアル―運動療法．第2版，p35, 照林社，2012 より〕

ACCP/AACVPRのガイドラインによれば，COPDの患者さんには運動強度の高い下肢運動トレーニングが有効であると推奨されています[8]。日本のガイドラインでも同様の記載です[2]。そのため，COPD対する呼吸リハビリテーションの必須プログラムとして，歩行筋の運動トレーニングプログラムが望ましいとされています。もちろん，上肢のトレーニングもCOPD患者さんにとっては有効なのですが[9]，下肢トレーニングのほうが優先されるというのは国際的なコンセンサスのようです。近年，COPDに対して水中トレーニングが有効ではないかと話題です。しかし，コクランレビューではそこまで陸地トレーニングと差はなさそうなので，温水プールを常備している病院でないかぎり陸地トレーニングでよいでしょうね[10]。

POINT

▶ COPDに対する呼吸リハビリテーションの概念は広い
▶ COPDに対する運動療法として下肢(特に歩行筋)運動トレーニングが有効とされている

文献

1) 日本呼吸管理学会/日本呼吸器学会：呼吸リハビリテーションに関するステートメント. 2001
2) 日本呼吸器学会COPDガイドライン第4版作成委員会(編)：COPD診断と治療のためのガイドライン. 第4版, メディカルレビュー社, 2013
3) Dyspnea. Mechanisms, assessment, and management: a consensus statement. American Thoracic Society. Am J Respir Crit Care Med 159(1):321-340, 1999
4) Criner GJ, et al: Executive Summary: Prevention of Acute Exacerbation of COPD: American College of Chest Physicians and Canadian Thoracic Society Guideline. Chest 147(4):883-893, 2015
5) Puhan MA, et al: Pulmonary rehabilitation following exacerbations of chronic obstructive pulmonary disease. Cochrane Database Syst Rev (10):CD005305, 2011
6) Greening NJ, et al: An early rehabilitation intervention to enhance recovery during hospital admission for an exacerbation of chronic respiratory disease: randomised controlled trial. BMJ 349: g4315, 2014
7) 日本呼吸ケア・リハビリテーション学会, 日本呼吸器学会, 日本リハビリテーション医学会, 日本理学療法士協会(編)：呼吸リハビリテーションマニュアル—運動療法. 第2版, p35, 照林社, 2012
8) Ries AL, et al: Pulmonary Rehabilitation: Joint ACCP/AACVPR Evidence-Based Clinical Practice Guidelines. Chest 131(5 Suppl):4S-42S, 2007
9) Pan L, et al: Does upper extremity exercise improve dyspnea in patients with COPD? A meta-analysis. Respir Med 106(11):1517-1525, 2012
10) McNamara RJ, et al: Water-based exercise training for chronic obstructive pulmonary disease. Cochrane Database Syst Rev 12: CD008290, 2013

18 栄養療法

COPDはマラスムス型栄養障害

　日本のCOPDの患者さんの栄養障害は特徴的なパターンになります。体重は徐々に減少し，脂肪に続いて筋肉が減少していきます。しかしながら，血液検査では血清アルブミンなどの栄養の指標となるマーカーはある程度の高さを保っているのです。すなわち，急激な栄養障害ではなくマラスムス型の慢性的な栄養障害ということです。それでいて，COPD急性増悪などを起こすと一気に血清アルブミン値が下がったりするので，主治医はあわてふためくわけです。

　COPDの栄養の指標として最も重要なのは体重です。特に日本人のCOPDでは体重減少をきたすことが多いのですが，体重減少と気流閉塞は直接的に相関しているわけではありません（るいそうは予後不良因子ではありますが…）[1〜3]。

　栄養の定量的評価というのが難しいため，筋肉量が参考になるとする意見もあります。たとえばCOPDの患者さんでは握力が低下します[4]。そのため，握力のカットオフ値を設定して評価することが将来的に普及するかもしれませんね。

ダイエットの天敵を薦める？

　COPDの栄養といえば，「高脂質食」と習うことが多いでしょう。私の元指導医は「どんどん焼肉食べましょう！」とよく言っていました。食の細ってしまったCOPD患者さんに焼肉はちょっと厳しいかもしれませんが…。では，なぜ脂質が多い方にメリットがあるのでしょうか。そのためには呼吸商について知っておく必要があります。呼吸商…。なんか生物の時間に習ったような記憶が…。ちょっと押入れに入っている生物の教科書を開いてみましょう。え？ 学生時代の教科書は実家に置いてある？ それでは，少し呼吸商の説明にページを割いてみましょう。

呼吸商とは，生体内で栄養素がメラメラと燃焼したときに消費された酸素量に対する二酸化炭素排出量の体積比です．「アンタ何わけわかんないこと言ってんの」と敬遠されると執筆者としては辛いところがあるので，もう少し詳しく解説してみましょう．

たとえば脂質と炭水化物についてみてみましょう（図62）．まずは脂質．脂肪酸の構造は，炭素原子（C）がたくさん並んだ形です．脂肪酸自体の中には酸素原子（O）がとても少ないため，分解するときは多くの酸素を消費しなければなりません．酸素消費量の割には二酸化炭素産生量が少ないので，呼吸商は0.71と三大栄養素のなかでは最小になるわけです．炭水化物．酸素原子（O）が多く含まれているため，少ない酸素消費量で分解できます．そのため，呼吸商は1.00と栄養素のなかでは最大です．

進行したCOPDの患者さんはもともと二酸化炭素が蓄積しやすいので，呼吸商の低くなる栄養素を摂取するほうが有利です．そう，だから脂質が最も二酸化炭素を蓄積しにくい食事というわけです．「Viva焼肉！，Vivaショートケーキ！」言い換えると，若い女性がダイエットの天敵と考えるものを薦めるのがよいのです．元指導医の薦めていた食事は間違いではなかったのです．ただし，COPDに限った話なのでご注意を．コレステロール値は高くなるかもしれませんよ．

ちなみに，以上の事柄を医学的に小難しく書くと，「呼吸商を低く抑え，肺が二酸化炭素を排出する負担を軽くするために脂質の多い食事を摂る」というロジックです[5, 6]．

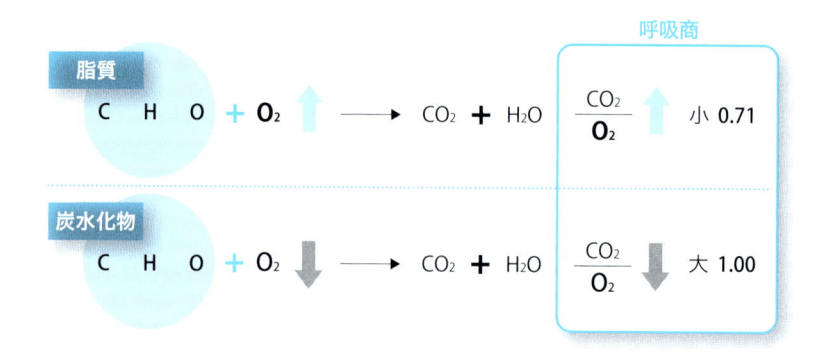

図62 脂質と炭水化物の呼吸商

ただ，日本のCOPDガイドラインでは，脂質よりもタンパク・カロリーのほうが重要であるような文面になっています[7]。リンについての記載も付記されています。本ステートメントでも脂質に重きを置いた記載はありませんので，個々の栄養成分よりもカロリーのほうが重要ということでしょう。可能であれば脂質・タンパクが豊富な食事に，という理解でよいと思われます。

2015年のアメリカの研究では，健康的であるとされる食品の摂取は不健康であるとされる食品に比べるとCOPDの発症リスクを低下させると報告しています[8]。健康的な食品とは，全粒粉，多価不飽和脂肪酸の多い食品，ナッツ，長鎖ω-3脂肪酸の多い食品などで，不健康な食品とは，赤身・加工肉，精製された穀物，糖分の多い飲料水などです。

ビタミンDについては，補充にアウトカム改善効果はないとされています。しかし，MartineauらがビタミンDの不足した患者群では急性増悪の抑制効果があるかもしれないと報告しています[9]。

POINT

▶ COPDに対する栄養療法としては呼吸商を低く抑える高脂質食が良いとされているが，重要なのは総カロリー摂取量を多くすることである

文献

1) Landbo C, et al: Prognostic value of nutritional status in chronic obstructive pulmonary disease. Am J Respir Crit Care Med 160(6):1856-1861, 1999
2) Mostert R, et al: Tissue depletion and health related quality of life in patients with chronic obstructive pulmonary disease. Respir Med 94(9):859-867, 2000
3) Hallin R, et al: Relation between physical capacity, nutritional status and systemic inflammation in COPD. Clin Respir J 5(3):136-142, 2011
4) Cortopassi F, et al: Longitudinal changes in hand grip strength, hyperinflation and 6-minute walk distance in COPD patients and a control group. Chest 148(4):986-994, 2015
5) Cai B, et al: Effect of supplementing a high-fat, low-carbohydrate enteral formula in COPD patients. Nutrition 19(3):229-232, 2003
6) Ferreira IM, et al: Nutritional supplementation for stable chronic obstructive pulmonary disease. Cochrane Database Syst Rev 12: CD000998, 2012
7) 日本呼吸器学会COPDガイドライン第4版作成委員会(編)：COPD診断と治療のためのガイドライン. 第4版, メディカルレビュー社, 2013
8) Varraso R, et al: Alternate Healthy Eating Index 2010 and risk of chronic obstructive pulmonary disease among US women and men: prospective study. BMJ 350: h286, 2015
9) Martineau AR, et al: Vitamin D3 supplementation in patients with chronic obstructive pulmonary disease (ViDiCO): a multicentre, double-blind, randomised controlled trial. Lancet Respir Med 3(2):120-130, 2015

19 ワクチン

インフルエンザワクチン　〜とりあえず接種！〜

　COPD の患者さんに限らず，最近，多くの日本人がインフルエンザワクチンを毎年接種している。そりゃあインフルエンザにかからないほうが安全だというのはわかりますが，インフルエンザワクチンを接種することでどういった効果が得られるでしょうか。

　最も重要なのは，やはり気道症状の軽減が図れる点です[1]。COPD の患者さんがインフルエンザに罹患すると，聴診すればヒューヒュー，ごはんは食べていない，ぐったりしてタイヘン！　ということはよくあるのです。「ワクチンそのもので悪化しないの？」と聞かれることがありますが，享受する利益のほうが圧倒的に大きいので，COPD の患者さんは全例インフルエンザワクチンを接種してよいでしょう[2]。ACCP/CTS ガイドラインでもそのように推奨されています[3]。

　ちなみにメタアナリシスではインフルエンザワクチンを接種すると，COPD 急性増悪の回数が有意に減ることがわかっています（加重平均差−0.37，95% 信頼区間−0.64〜−0.11，p＝0.006）[4]。ただこのメタアナリシス，組み込まれた研究の数が少ない。

　COPD に限らず，65 歳以上の高齢者における研究ではインフルエンザワクチン接種によって肺炎またはインフルエンザによる入院のリスクが 27% 減少し（補正オッズ比 0.73，95% 信頼区間 0.68〜0.77），死亡リスクは 48% 減少した（補正オッズ比 0.52，95% 信頼区間 0.50〜0.55）と報告されています[5]。日本の COPD は高齢者が多いので，ワクチン接種による利益がある群としては一致した集団でしょうか。ただ，ハイリスク患者の研究を評価しないと，死亡リスクについては断言しにくいようにも感じます。

肺炎球菌ワクチン
〜どっちのワクチンを接種すればいいの？〜

　COPD の患者さんに限らず，成人に使用できる肺炎球菌ワクチンはニューモバックス NP®（23 価肺炎球菌多糖体ワクチン：PPSV 23）の一択だったのですが，現在はこれに加えてプレベナー13®（13 価肺炎球菌結合型ワクチン：PCV 13）が使用できます。これが非常にややこしい。本書は感染症の本ではないのであまり詳しくは述べませんが，ちょっと触れておきます。

　日本はいわずと知れた先進国ですが，PPSV 23 の接種率はアメリカの 1/3 くらいとものすごく低かったのです。「在宅呼吸ケア白書」の患者アンケート調査では，在宅酸素療法を要する慢性呼吸不全の患者さんに対してすら 6 割程度の接種率でした[6]。「これはイカン，先進国の水準どころではないぞ」ということでワクチンの接種率向上を目指し，2014 年 10 月より定期接種化された経緯があります。PCV 13 が成人の肺炎球菌ワクチンの世界に乗り込んできたのと時期を同じくしているため，何が助成で何が助成でないのかよくわからない医師も少なくありません。繰り返しますが，執筆時点では助成がおりるのは PPSV 23 のみです。PCV 13 は助成がおりません。この点は覚えておく必要があります。

　さて，ニューモバックス NP® のほうから説明します。PPSV 23 は侵襲性肺炎球菌感染症を減らす可能性はありますが，COPD 急性増悪や肺炎そのものを予防できるだけの威力があるかどうかは報告によってまちまちです[7, 8]。「重篤な感染症を予防できるけど，肺炎そのものを予防できるわけではないんだよ」と指導医に教えてもらった人も多いでしょう。ただ，施設入所中の高齢者といったベースラインの全身状態があまり良くない患者さんではかなり有効かもしれません[9]。COPD の患者さんも高齢者が多いですから，一定の効果はあると私は思っています。

　一方，プレベナー13® はどうでしょうか。PCV 13 については小児ではまとまった報告はあるものの，特に高齢者ではエビデンスが少なかった。そこで，高齢者に対する臨床試験として 2015 年に発表された CAPiTA 試験に注目が集まりました[10]。この試験によれば，高齢者に対する PCV 13 はワクチン血清型の侵襲性肺炎球菌感染症，菌血症を伴わない細菌性肺炎をそれぞれ 75%，45% 予防可能という結果でした。しかし，市中肺炎全体の予防効果はみられ

ませんでした。ワクチン血清型に限ったものとはいえ肺炎を予防できる可能性が示唆されました。

以上を踏まえ，アメリカ疾病管理予防センター(CDC)の予防接種諮問委員会(ACIP)は 2014 年に以下の内容を推奨しています[11]。

> - 肺炎球菌ワクチンの接種歴がない，または接種歴が不明の 65 歳以上の成人は，PCV 13 をまず先に接種し，次いで PPSV 23 を接種する。
> - PCV 13 の接種歴がなく，かつ PPSV 23 を 1 回以上接種したことがある 65 歳以上の成人は，PCV 13 を接種する。
> - 65 歳以上の成人に対する PCV 13 の推奨※については，2018 年に再評価を行い，必要に応じて内容を改訂する。
> (※ACIP および CDC 所長が推奨改訂を承認した場合)

では，高齢者がその大部分を占める COPD 患者さんのワクチン接種はどうすればよいのでしょう。片方接種？ 両方接種？

アメリカの場合，典型的な高齢 COPD 患者さんは推奨に準じて PCV 13＋PPSV 23 を接種することになります。一方，イギリスやカナダなどの他の先進国では免疫不全のある患者さんに対して PCV 13 が推奨されていますが，一般的な高齢 COPD 患者さんに対しては PPSV 23 単独となります。日本はどうかといいますと，日本呼吸器学会と日本感染症学会が合同で「65 歳以上の成人に対する肺炎球菌ワクチン接種に関する考え方(平成 27〜30 年度の接種)」を発表しており，アメリカに準じて PCV 13＋PPSV 23 の両方接種を推奨しています。ただし，PCV 13 は助成がおりませんのでご注意を。

なお，PCV 13＋PPSV 23 を接種する場合，ACIP は PCV 13 を先に接種したあとに PPSV 23 を接種することを推奨しています。また，65 歳未満であれば両者を 8 週間以上あけ，65 歳以上では 1 年以上あけます。過去に PPSV 23 を接種している患者さんに対しては，1 年以上あけて PCV 13 を接種することを推奨しています。

PPSV 23 に対する日本の助成は 5 歳ごとに定められており，しかも 5 の倍数の年齢のときだけというわかりにくい仕組みになっています。「65 歳以上の成人に対する肺炎球菌ワクチン接種に関する考え方(平成 27〜30 年度の接種)」から図 63 を引用しますので参考にしてください。

第 II 部 COPD の治療

PPSV23 未接種者

- 65歳, 70歳, 75歳, 80歳, 85歳, 90歳, 95歳, 100歳の年齢のみ
  → PPSV23（定期接種）
    - 5年以上 → PCV13（任意接種） → 6か月～4年以内（PPSV23の接種間隔は5年以上）→ PPSV23（任意接種）
    - 1年以上 → PCV13（任意接種） → 6か月～4年以内（PPSV23の接種間隔は5年以上）→ PPSV23（任意接種）

- 65～69歳, 71～74歳, 76～79歳, 81～84歳, 86～89歳, 91～94歳, 96～99歳
  → PPSV23（任意接種）
    - 5年以上 → PCV13（任意接種）
    - 1年以上 → PCV13（任意接種）
  → PCV13（任意接種）
    - 6か月～4年以内 → PPSV23*（定期接種） / PPSV23（任意接種）

*当該年度の定期接種対象者に限る

PPSV23 既接種者

- 5年以上 → PPSV23（任意接種）
- 1年以上 → PCV13（任意接種）→ 6か月～4年以内（PPSV23の接種間隔は5年以上）→ PPSV23（任意接種）

【注意】
#1. 今回の考え方は PPSV23 の定期接種措置と米国 ACIP の推奨を参考に作成された．
#2. 定期接種対象者が，定期接種による PPSV23 の接種を受けられるように接種スケジュールを決定することを推奨する．
#3. PPSV23 未接種者に対して両ワクチンを接種する場合には，上記 #2 を勘案しつつ，PCV13 → PPSV23 の順番で連続接種することが考えられる．
#4. PCV13 と PPSV23 の連続接種については海外のデータに基づいており，日本人を対象とした有効性，安全性の検討はなされていない．
#5. 定期接種は平成 26 年 10 月～平成 31 年 3 月までの経過措置に準ずる．
#6. 今回の考え方は 3 年以内に見直しをする

図 63 65 歳以上の成人に対する肺炎球菌ワクチン接種に関する考え方（2015 年 1 月）【平成 27～30 年度の接種】

〔日本呼吸器学会/日本感染症学会合同委員会〕

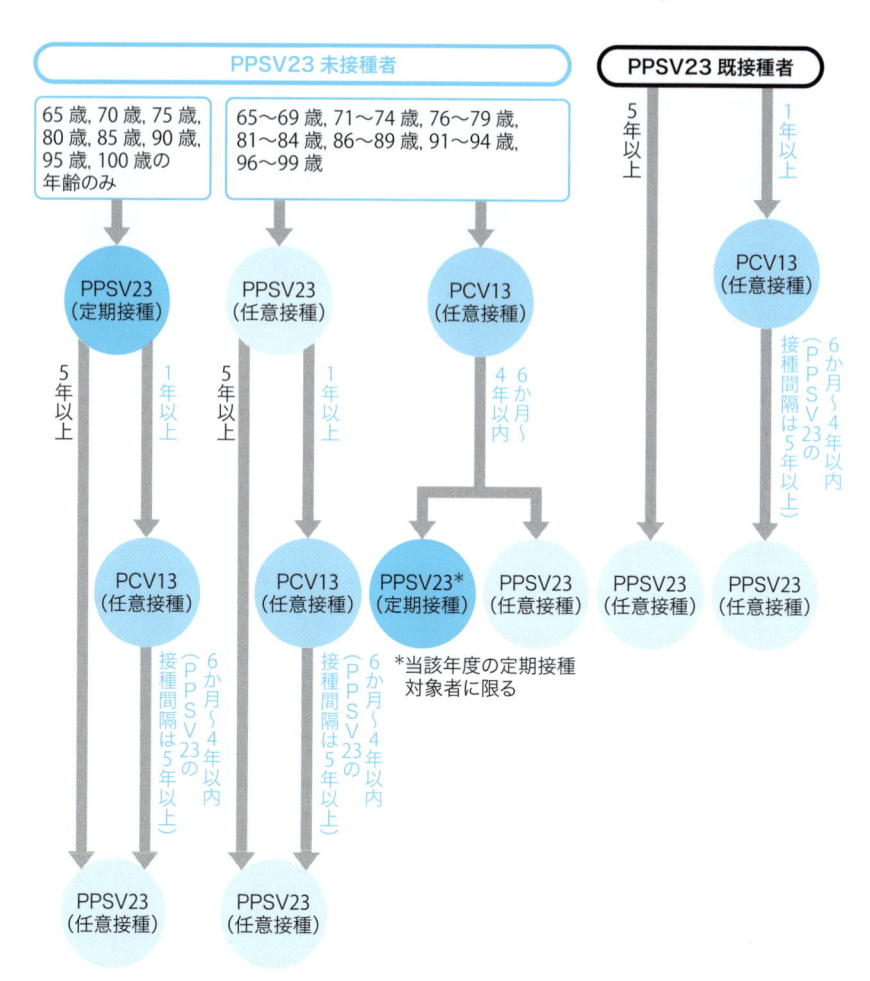

POINT

▶ COPDに対するインフルエンザワクチンはCOPD急性増悪や死亡を減らすことができる

▶ COPDに対する肺炎球菌ワクチンはPPV 23とPCV 13のどちらが有効か結論は出ていないが，執筆時点では高齢者に対して両方接種することが推奨されている

文献

1) Wongsurakiat P, et al: Acute respiratory illness in patients with COPD and the effectiveness of influenza vaccination: a randomized controlled study. Chest 125(6):2011-2020, 2004
2) Tata LJ, et al: Does influenza vaccination increase consultations, corticosteroid prescriptions, or exacerbations in subjects with asthma or chronic obstructive pulmonary disease? Thorax 58(10):835-839, 2003
3) Criner GJ, et al: Prevention of acute exacerbations of COPD: American College of Chest Physicians and Canadian Thoracic Society Guideline. Chest 147(4):894-942, 2015
4) Poole PJ, et al: Influenza vaccine for patients with chronic obstructive pulmonary disease. Cochrane Database Syst Rev (1):CD002733, 2006
5) Nichol KL, et al: Effectiveness of influenza vaccine in the community-dwelling elderly. N Engl J Med 357(14):1373-1381, 2007
6) 日本呼吸器学会肺生理専門委員会　在宅呼吸ケア白書　COPD疾患別解析ワーキンググループ（編）：在宅呼吸ケア白書COPD患者アンケート調査疾患別解析. 日本呼吸器学会, 2013
7) Walters JA, et al: Injectable vaccines for preventing pneumococcal infection in patients with chronic obstructive pulmonary disease. Cochrane Database Syst Rev (11): CD001390, 2010
8) Huss A, et al: Efficacy of pneumococcal vaccination in adults: a meta-analysis. CMAJ 180(1):48-58, 2009
9) Maruyama T, et al: Efficacy of 23-valent pneumococcal vaccine in preventing pneumonia and improving survival in nursing home residents: double blind, randomised and placebo controlled trial. BMJ 340: c1004, 2010
10) Bonten MJ, et al: Polysaccharide conjugate vaccine against pneumococcal pneumonia in adults. N Engl J Med 372(12):1114-1125, 2015
11) Tomczyk S, et al: Use of 13-valent pneumococcal conjugate vaccine and 23-valent pneumococcal polysaccharide vaccine among adults aged ≥65 years: recommendations of the Advisory Committee on Immunization Practices (ACIP). MMWR Morb Mortal Wkly Rep 63(37):822-825, 2014

20 新しいCOPD治療薬
～ロフルミラスト～

ロフルミラスト

　ロフルミラスト（EU：Daxas®，アメリカ：Daliresp®）は，経口ホスホジエステラーゼ4阻害薬で，気道の炎症を抑制する作用があります．重症のCOPD患者さんに対して，数年前から欧米で承認されていますが，日本では未承認です．1日1回500μg錠を内服します．

ロフルミラストは奥の一手
～REACT試験，ACROSS試験～

　コクランレビューにおいて，ホスホジエステラーゼ4阻害薬は，COPD患者に対する呼吸機能の改善と急性増悪の減少をもたらすとされています．ただし，実臨床における症状やQOL改善の度合いはきわめて限定的と考えられているため，奥の一手として位置づけられています[1]．

　COPDに対するロフルミラストの臨床試験で最も有名なのは，REACT試験です[2]．これは，すでに吸入治療を受けている重症COPD患者さんに対するロフルミラストの効果を検証した多施設共同プラセボ対照ランダム化比較試験です．患者さんはランダムに，ロフルミラスト500μg，あるいはプラセボを1日1回投与する群に割り付けられました．REACT試験のプライマリアウトカムである中等症以上のCOPD急性増悪の頻度は，ロフルミラスト群のほうが少ないという結果でした〔ITT（intention-to-treat）：率比0.868，95％信頼区間0.753〜1.002，p＝0.0529，per protocol：率比0.806，95％信頼区間0.688〜0.943，p＝0.0070〕．また，重症のCOPD急性増悪（ITT：率比0.757，95％信頼区間0.601〜0.952，p＝0.0175，per protocol：率比0.668，95％信頼区間0.518〜0.861，p＝0.0018）や入院の必要性（率比0.761，95％信頼区間0.604〜0.960，p＝0.0209）についても，ロフルミラストのほうが良好な結果でした（図64）[2]．

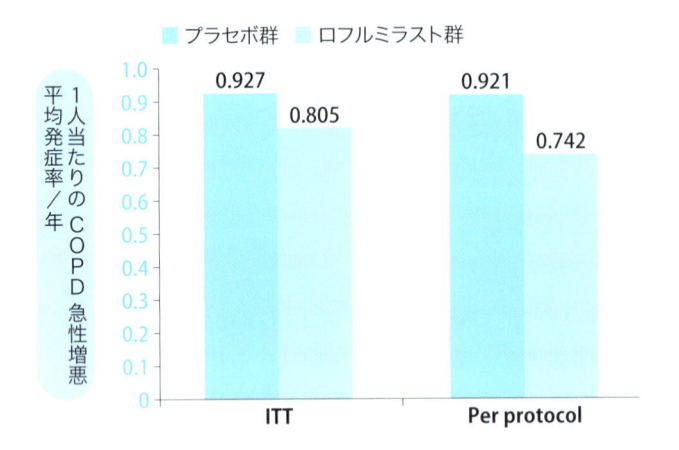

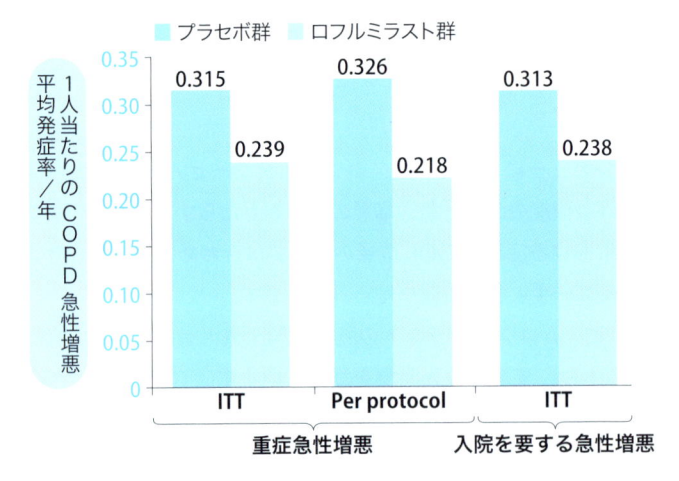

図64　COPD急性増悪に対するロフルミラストの効果
〔Martinez FJ, et al: Effect of roflumilast on exacerbations in patients with severe chronic obstructive pulmonary disease uncontrolled by combination therapy (REACT): a multi-center randomized controlled trial. Lancet 385(9971):857-866, 2015 より〕

　東洋人に限ればACROSS試験のデータが参考になります[3]。これはランダムに1：1にロフルミラスト500 μg 1日1回あるいはプラセボに24週間割り付けた研究で，プライマリアウトカムはベースラインから試験終了時までの気管支拡張薬投与前1秒量の変化と規定されました．その結果，プラセボと比較してロフルミラストはプライマリアウトカムを有意に改善しました

(0.071 L, 95%信頼区間 0.046〜0.095 L, p＜.0001)。

　じゃあ、どんどんロフルミラストをCOPDに使いましょう、というわけではありません。ロフルミラストの副作用として、下痢が多いことが知られています(10人に1人くらい)。これによって、体重減少を起こすこともわかっています。そのため、もし日本でロフルミラストが使用される日がきた場合、私たち臨床医は下痢と体重減少に注意する必要があります。欧米の医師に聞いてみると、1〜2 kgくらいは簡単に減るようなので元気のない高齢COPD患者さんには処方しないほうがよいでしょう。

　ロフルミラストは循環器系疾患の患者さんには安心して使えるようです。それどころか、主要な心血管系疾患イベントはプラセボよりも少ないという報告すらあります(ハザード比 0.65, 95%信頼区間 0.45〜0.93, p＝0.019)[4]。

COPDにおける最強の治療法

　2016年2月時点ではCOPDに対する最強の薬物治療は、トリプル吸入療法(LAMA/LABA/ICS)＋テオフィリン＋ロフルミラスト(＋マクロライド)のようですが、そこまでやってもなかなか症状コントロールができないのが重症COPDです。実臨床で遭遇する重症COPDに対して、トリプル吸入療法＋ロフルミラストがCOPD急性増悪を抑制するという報告があります[5]。特に、過去に何度も急性増悪を起こした人には有効です。

　重症COPDの患者に対する治療選択肢は少なく、高齢者の患者さんの場合、テオフィリンが使いにくく、吸入アドヒアランスの維持が難しいことから効果的な経口治療薬が求められているのは間違いありません。ロフルミラストがその福音となるのかどうかはわかりませんが、将来的に副作用の少ない経口治療薬の選択肢が増えることを祈っています。

POINT

- ロフルミラストは、急性増悪を繰り返す重症COPDに対して有効である
- 痩せ型の患者さんの場合、下痢や体重減少が起こることがあるため、注意が必要である

文献

1) Chong J, et al: Phosphodiesterase 4 inhibitors for chronic obstructive pulmonary disease. Cochrane Database Syst Rev 11:CD002309, 2013
2) Martinez FJ, et al: Effect of roflumilast on exacerbations in patients with severe chronic obstructive pulmonary disease uncontrolled by combination therapy (REACT): a multicentre randomised controlled trial. Lancet 385(9971):857-866, 2015
3) Zheng J, et al: Roflumilast for the treatment of COPD in an Asian population: a randomized, double-blind, parallel-group study. Chest 145(1):44-52, 2014
4) White WB, et al: Cardiovascular safety in patients receiving roflumilast for the treatment of COPD. Chest 144(3):758-765, 2013
5) Muñoz-Esquerre M, et al: Roflumilast added to triple therapy in patients with severe COPD: a real life study. Pulm Pharmacol Ther 30:16-21, 2015

B 在宅酸素療法

1 在宅酸素療法

🫁 酸素療法＝自分はもうダメ？

　在宅酸素療法のことを私たち呼吸器内科医は「ホット」(Home Oxygen Therapy：HOT)と呼びます。HOTについて知らない医療従事者はいないでしょうし，本書を手に取っているのは医療従事者ですから，HOTの概論なんて説明しても無意味かもしれません。だが，あえて説明します。

　私は世界的にもたくさんのHOTを導入している医師の1人だと自負していますが，別にHOTの名医なんてこの世にはいません。正しく酸素処方さえできれば全員が同じ水準の治療を受けられます。医師の知識や技術に大きく左右されることのないはずの治療法です。

　そのため，HOTは導入が簡単です。酸素療法について患者さんに説明を行い，酸素処方箋（図65）を書いて，酸素業者さんに連絡するだけです。早ければ，その日のうちに自宅に酸素濃縮器が届きます。しかし，安易に導入が可能という現状もあって，ホイホイと酸素処方がなされている弊害があるのも事実です。本来は，運動負荷試験などで安静時・労作時の流量を決定し，適正な酸素処方を行うべきであり，これは外来で簡単にできるものではないと思っています。当院では，HOTの導入は基本的に入院で実施しています。

　さて，患者さんにとって，「酸素を導入する必要がありますね」という医師からの言葉は非常に重いものです。これから毎日酸素と付き合っていかなければならないのですから，人生の一大事です。その先の人生が変わるんです。COPDによる慢性呼吸不全に対してHOTを導入すると，ほとんどの患者さんは寿命が尽きるまで使い続けます。意気揚々と老後の第二の人生を送ろうという矢先にHOTが導入されると，「もう自分の人生は終わりなんだ」と思う患者さんも少なくありません。しかし，そんなことありません。絶対にそんなことはない。私は外来で必ずそう言います。

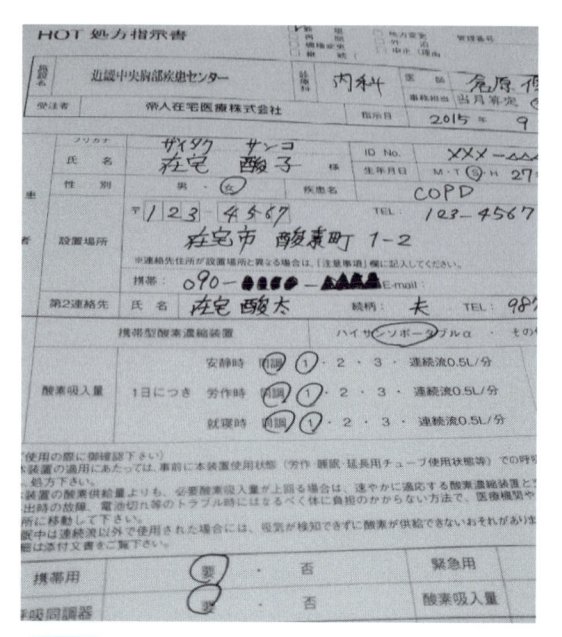

図65 在宅酸素療法の処方箋

「ちょっと大きなメガネみたいなもんです。」

そんなことを言ってしまうと語弊がありますが，私はそういう"笑い"にもっていくこともあります。今はレーシックなんていう視力を回復させる裏ワザもありますが，基本的に失った視力は戻りません。そのため，メガネやコンタクトレンズで過ごすわけです。メガネは基本的に毎日かけるものです。HOTはヘタすれば寝ているときや入浴時にも装着する必要がありますが，メガネの延長線上にあるものだと思ってもらって構わない。そんなに人生を悲観するような治療法ではないんです。患者さんの生活を支えるためのものです。

HOTの目的

HOTの目的は何かと問われれば，洒落ではありませんが「ホッ」とするためです。絶えず息苦しさと闘いながら，自宅でテレビを見ても一息つけない。そんな生活は誰でもイヤでしょう。そんな当たり前の「ホッ」を提供するのが

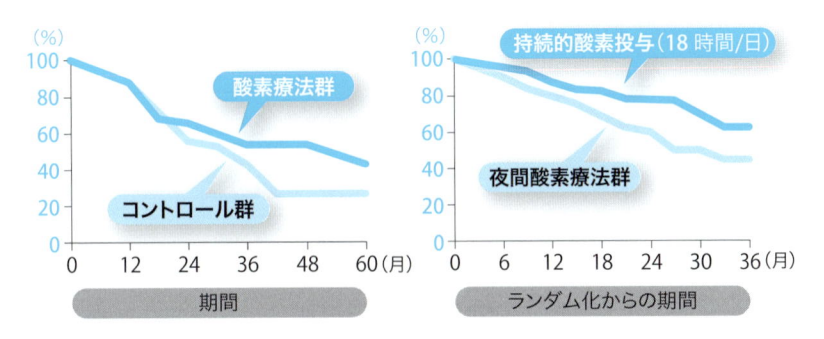

図 66　酸素投与による生存率の改善

〔Report of the Medical Research Council Working Party: Long term domiciliary oxygen therapy in chronic hypoxic cor pulmonale complicating chronic bronchitis and emphysema. Lancet 1(8222):681-686, 1981，および Nocturnal Oxygen Therapy Trial Group: Continuous or nocturnal oxygen therapy in hypoxemic chronic obstructive lung disease: a clinical trial. Ann Intern Med 93(3):391-398, 1980 より〕

HOT の目的です。患者さんにはそういう感じで説明することもあるのですが，医学的には HOT の一番の目的は生存期間の延長です。その次が，呼吸困難感の軽減です。その他にも肺動脈圧の軽減だの，QOL の向上だの言い出すとキリがないのですが，基本的には生存期間の延長と呼吸困難感の改善の２つが目的だと覚えてください。

　慢性呼吸不全に対する HOT には生存を改善するというベネフィットがあります（図66）[1〜3]。COPD による低酸素血症への１日当たりの酸素吸入時間が死亡率改善に関係すると考えられ，COPD の患者さんに持続的に酸素投与を行うと生存が延長しました。

　しかしながら，そこまで低酸素血症がひどくない慢性呼吸不全の COPD 患者さんに対しては生存期間を延長させる効果はありません[4〜6]。極端な報告では，鼻カニューラの酸素投与がプラセボ効果の結果しかもたらさなかったという報告もあります[7]。そのため，安静時に低酸素血症がない COPD 患者さんに対しては，一番の目的である生存期間の延長の恩恵はもたらされません。そういった方々に対しては，呼吸困難感を軽減することが主な目的です。

　労作時のみに低酸素血症になっているだけならそれほど心配いらないのかな？　というと，そういうわけではありません。労作時に SpO_2 が 90% を切る人は寿命が短くなることが知られています（図67）[8]。「人間歩けてナンボや」

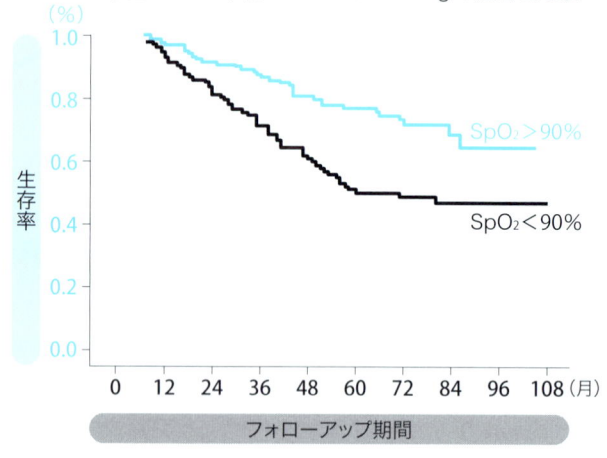

グラフ：1秒量が50%未満でPaO₂>60 mmHgの患者を対象。縦軸 生存率(%)、横軸 フォローアップ期間(月)。SpO₂>90%とSpO₂<90%の2群の生存曲線。

図 67 6分間歩行試験時の低酸素血症の有無による生存期間の差

〔Casanova C, et al: Distance and oxygen desaturation during the 6-min walk test as predictors of long-term mortality in patients with COPD. Chest 134(4):746-752, 2008 より〕

という名言を残した人がいたような気がしますが，まさにそのとおりだと思います。

　自覚症状が改善すると，自然と外出の頻度も増えますので患者さんのQOLは確実に向上するはずです．実際のアンケート調査でも自覚症状の改善により外出がしやすくなったという患者さんが多いです（**図68**）[9]．

　そして，できることが少し増えると，いろいろやりたいことが増えてくるようです（**図69**）[9]．「やりたいことが増える」というのは人生の重要なスパイスです．その輝きこそが生きる意味だと私は心から信じています．私はHOTを導入することで，患者さんのその後の人生に希望の光を与えることができればと常々思っています．そんなキレイゴトで片づけられない複雑な症例はたくさん経験します．しかし，私はそうできることを目指して呼吸器内科医になりました．

第 II 部 COPDの治療

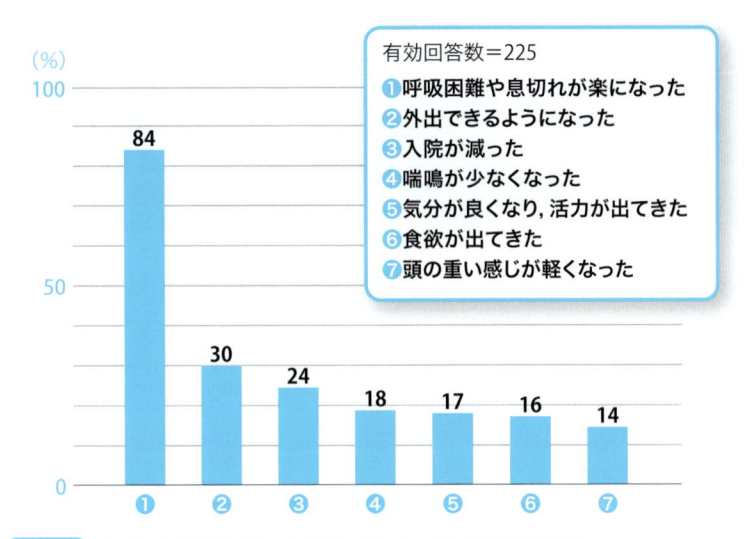

図 68 HOTを始めてから改善されたこと（複数回答）

有効回答数＝225
① 呼吸困難や息切れが楽になった
② 外出できるようになった
③ 入院が減った
④ 喘鳴が少なくなった
⑤ 気分が良くなり，活力が出てきた
⑥ 食欲が出てきた
⑦ 頭の重い感じが軽くなった

① 84％　② 30％　③ 24％　④ 18％　⑤ 17％　⑥ 16％　⑦ 14％

〔日本呼吸器学会肺生理専門委員会　在宅呼吸ケア白書COPD疾患別解析ワーキンググループ：在宅呼吸ケア白書 COPD患者アンケート調査疾患別解析．p28，日本呼吸器学会，2013より〕

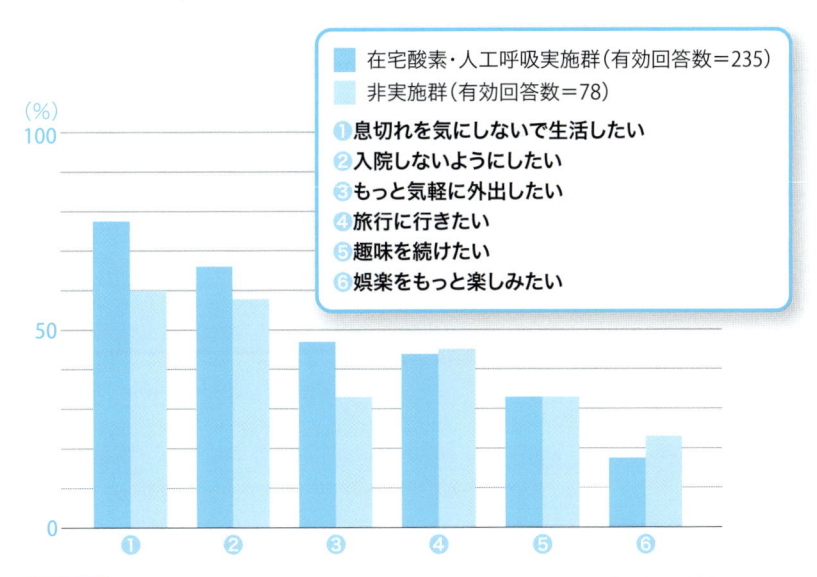

図 69 HOTを始めた患者さんが日常生活に望むこと（複数回答）

■ 在宅酸素・人工呼吸実施群（有効回答数＝235）
□ 非実施群（有効回答数＝78）

① 息切れを気にしないで生活したい
② 入院しないようにしたい
③ もっと気軽に外出したい
④ 旅行に行きたい
⑤ 趣味を続けたい
⑥ 娯楽をもっと楽しみたい

〔日本呼吸器学会肺生理専門委員会　在宅呼吸ケア白書COPD疾患別解析ワーキンググループ：在宅呼吸ケア白書 COPD患者アンケート調査疾患別解析．p10，日本呼吸器学会，2013より〕

POINT

▶ COPDに対するHOTは人生をよりよく過ごすための希望のツールである

▶ COPDに対するHOTは重症例では生存期間を延長し，軽症例でも自覚症状やQOLを改善させる

文献

1) Report of the Medical Research Council Working Party: Long term domiciliary oxygen therapy in chronic hypoxic cor pulmonale complicating chronic bronchitis and emphysema. Lancet 1(8222):681-686, 1981
2) Nocturnal Oxygen Therapy Trial Group: Continuous or nocturnal oxygen therapy in hypoxemic chronic obstructive lung disease: a clinical trial. Ann Intern Med 93(3):391-398, 1980
3) Cranston JM, et al: Domiciliary oxygen for chronic obstructive pulmonary disease. Cochrane Database Syst Rev (4):CD001744, 2005
4) Górecka D, et al: Effect of long-term oxygen therapy on survival in patients with chronic obstructive pulmonary disease with moderate hypoxaemia. Thorax 52(8):674-679, 1997
5) Ameer F, et al: Ambulatory oxygen for people with chronic obstructive pulmonary disease who are not hypoxaemic at rest. Cochrane Database Syst Rev 6:CD000238, 2014
6) Uronis H, et al: Symptomatic oxygen for non-hypoxaemic chronic obstructive pulmonary disease. Cochrane Database Syst Rev (6):CD006429, 2011
7) Moore RP, et al: A randomised trial of domiciliary, ambulatory oxygen in patients with COPD and dyspnoea but without resting hypoxaemia. Thorax 66(1):32-37, 2011
8) Casanova C, et al: Distance and oxygen desaturation during the 6-min walk test as predictors of long-term mortality in patients with COPD. Chest 134(4):746-752, 2008
9) 日本呼吸器学会肺生理専門委員会　在宅呼吸ケア白書COPD疾患別解析ワーキンググループ（編）：在宅呼吸ケア白書 COPD患者アンケート調査疾患別解析. 日本呼吸器学会, 2013

2 在宅酸素療法の実際

HOT はいつ始めるの？　〜「今でしょ！」じゃない〜

「息がしんどいんですか，じゃあ酸素吸っておきますか！」とかそういう簡単な問題ではありません．基本的には COPD の患者さんに対しては，安静時 PaO_2 60 mmHg（SpO_2 90％）以下であることが保険適用基準（**表 23**）に定められているので，本当に医学的に必要なのか医療従事者の方は熟考する必要があります．

適用基準の境界線上にあるような軽度の労作時呼吸困難感（DOE）を訴える COPD 患者さんもいますが，そういう場合は別にスパルタになる必要はなく，患者さんとゆっくり話し合いながら HOT を導入する準備を進めましょう．

HOT を導入する最も多い疾患は当然ながら COPD です（**図 70**）[1]．その他の代表的呼吸器疾患として，間質性肺疾患，肺結核後遺症などが挙げられます．間質性肺疾患のなかでも慢性の経過をたどる特発性肺線維症が多いですね．ほかにも肺がんの終末期の患者さんに HOT を導入することもあります．残された時間を在宅で過ごしたいと希望される方のためです．

表 23　HOT の保険適用上の基準

1	高度慢性呼吸不全例（COPD など） 病状が安定しており，空気吸入下で安静時の PaO_2 55 mmHg 以下，もしくは PaO_2 60 mmHg 以下で睡眠時または運動負荷時に著しい低酸素血症をきたすもの
2	肺高血圧症
3	慢性心不全 医師の診断により NYHA III 度以上であると認められ，睡眠時のチェーン・ストークス呼吸がみられ，無呼吸低呼吸指数（1 時間当たりの無呼吸数および低呼吸数をいう）が 20 以上であることが睡眠ポリグラフィ上確認されている症例
4	チアノーゼ型先天性心疾患

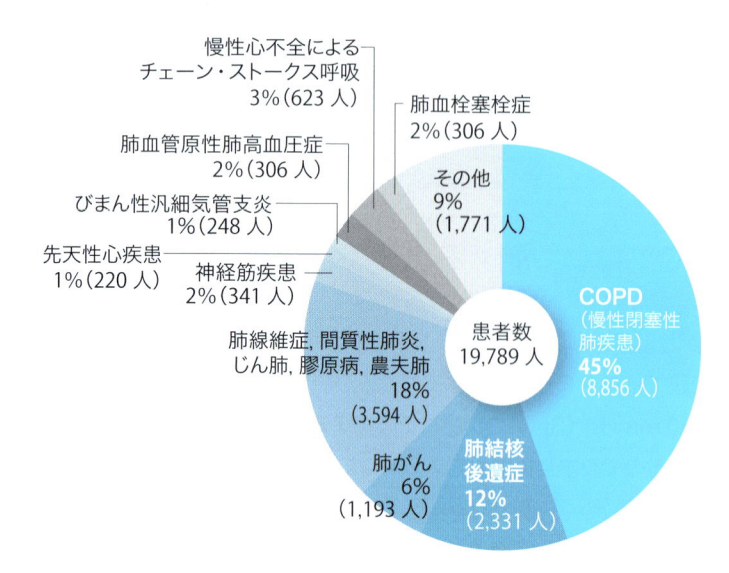

図70　HOT の導入事例（2010年）

〔日本呼吸器学会肺生理専門委員会　在宅呼吸ケア白書 COPD 疾患別解析ワーキンググループ（編）：在宅呼吸ケア白書 COPD 患者アンケート調査疾患別解析．p27, 日本呼吸器学会, 2013 より〕

流量はとりあえず 1 L/分？

　高二酸化炭素血症があるような事例でないかぎり，安定期は初期流量をまず 1 L/分にしてみましょう。これは 2015 年のイギリス呼吸器学会のガイドラインでも記載されている初期投与量です[2]。そのうえで SpO$_2$ 90%（PaO$_2$ 60 mmHg）以上を達成するよう調整しましょう。しかし，日本の呼吸器診療では 0.5 L/分，場合によっては 0.25 L/分レベルまで調整する場合もあります。特にベースラインの PaCO$_2$ が高いケースでは，そういった厳格な投与を行うことがあります。

　患者さんの都合もあるでしょうから，外来でいきなり HOT を導入することもあります。その場合，酸素を流した状態で安静時 90〜95% くらいあれば大丈夫だと思います。労作時の流量を外来で決めるのは難しいのですが，可能であれば歩行試験を行ってから決定するほうが望ましいと思います。どうしても時間がないという場合は後日歩行試験で検査することを約束したうえで，安静

時1L/分，労作時2L/分などのように労作時に多めに流量を設定して帰ってもらうことが多いです．酸素業者さんによっては24時間連続でSpO_2を測定してくれますので，そういった解析やパルスオキシメータのレンタルをお願いすることもあります．その結果をみて，流量を微調整していく方法もあります．

というわけで，流量の決定に絶対的なプロトコルはないのです．

具体的な機種

具体的な機種を紹介するには酸素業者さんの協力が必要なので，当院で最大のシェアを誇っている帝人在宅医療株式会社さんにご協力いただきました．

HOTの構造ですが，基本的に自宅に設置する「酸素濃縮器」と外出時に使用する「酸素ボンベ」の2パターンがあることを知っておいてください．え？そんなの当たり前ですって？

酸素濃縮器にはいくつか種類があります（表24）が，現時点で日本の酸素濃縮器で最大の流量が達成できるのは7L/分の濃縮器です．「8L/分以上の酸素療法が必要な患者さんはどうするんだよ！」とツッコミが入りそうですが，自宅に2台設置している患者さんもいることはいます．ただ，このような高流量の酸素投与は在宅では推奨されませんのでくれぐれもご注意を．

酸素濃縮器をいくつか紹介しましょう（図71）．横についている2，5，7というのは酸素流量（L/分）のことを表しています．大きさはホテルの小さな冷蔵庫くらいとイメージしておくとよいでしょう．最近はどんどん濃縮器も進化しているので驚かされます．

表24　酸素供給源の特色

	最大流量	特徴
吸着型酸素濃縮器（90%タイプ）	7L/分	・取り扱いが簡単 ・安全性が高い ・充填不要
膜型酸素濃縮器（40%タイプ）	6L/分	・安全性が高い ・微量な濃度調整が可能 ・取り扱いが簡単 ・充填不要
液体酸素（100%）	6L/分	・患者自身で携帯用に移充填可能（都道府県に届出必要）

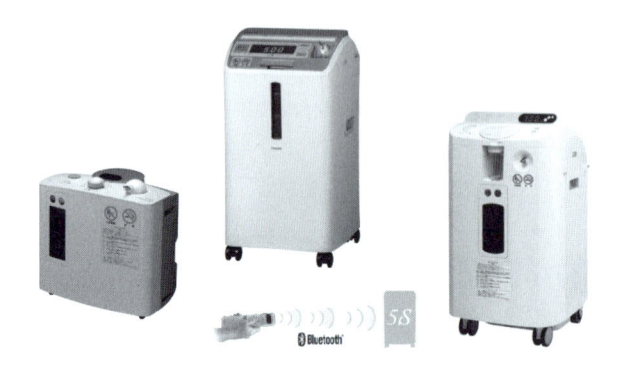

図71 ハイサンソ® 2U(左)，ハイサンソ® 5S(中)，ハイサンソ® 7R(右)
〔帝人在宅医療株式会社より許諾を得て掲載〕

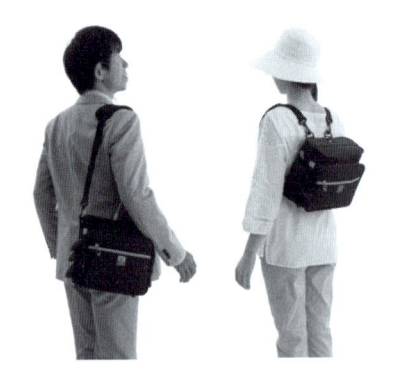

図72 ハイサンソ ポータブルα®
〔帝人在宅医療株式会社より許諾を得て掲載〕

　たとえばハイサンソ® 5S は Bluetooth リコモンで作動します。酸素濃縮器まで歩いて行ってスイッチをつけなくても，手元にリモコンがあればソファでテレビのチャンネルを替えるように酸素流量を変更できるわけです。また，ハイサンソポータブルα®（図72）は，持ち運びができる酸素濃縮器です。3～5時間くらいしかもたないのが難点ではありますが，ちょっとした外出時にこうしたカジュアルな格好でお出かけするのもよいかもしれませんね。低流量の患者さんでは積極的に導入したいところです。

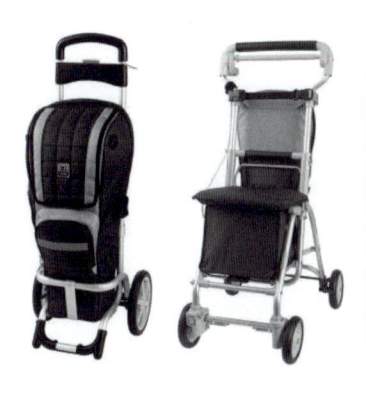

第 II 部 COPDの治療

図73 サンソセーバー® II
〔帝人在宅医療株式会社より許諾を得て掲載〕

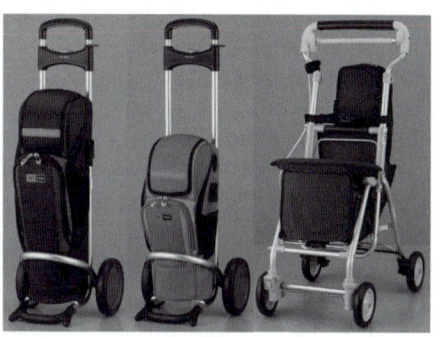

図74 サンソセーバー® 5
〔帝人在宅医療株式会社より許諾を得て掲載〕

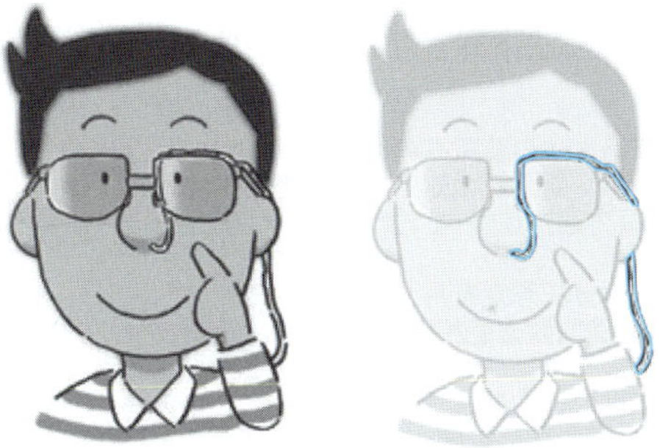

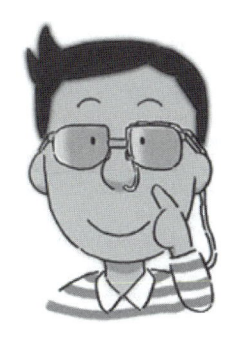

図75 サンソメガネ
〔帝人在宅医療株式会社より許諾を得て掲載〕

　携帯型酸素ボンベはたとえば図73, 74のような製品があります．流量にもよりますが，多くは10時間程度問題なく使用できるため，外出が長い場合はこういった酸素ボンベを持ち歩くほうがよいでしょう．

　見た目が気になるという患者さんも増えていますが，最近はそうした方を対象にサンソメガネ（図75）という鼻カニューラを提供しています．パッと見，メガネにカモフラージュされているので酸素を吸っているかどうかわかりにくいという利点があります．鼻からカニューラを通して外出するのがイヤだった

227

という患者さんの羞恥心を軽減する，良いデバイスだと思います．

HOT に月々いくら支払うのか

　HOT は健康保険が適用されており，指導管理のために患者さんには 1 か月に 1 回受診してもらうことが基本となっています．これによって病院は在宅酸素療法指導管理料（表25）が算定できます．「なんだよ，病院の加算のためじゃないか！」と怒ってしまい病院に来てくださらない患者さんもいらっしゃいますが，基本的に酸素療法を行っている患者さんは 1 か月に 1 回は顔を見せに来ていただかないと，医師としても心配です．

　そもそもどのくらいお金がかかるのかわからないので HOT を始めたくない，病院に月 1 回も来たくないという患者さんもたまにいます．なので，私は最

表25　在宅酸素療法指導管理料算定要件である指導・説明事項

医師がすべきこと	酸素投与方法（流量・吸入時間）の装置への掲示 緊急時連絡方法の装置への掲示 夜間を含めた緊急時の対処方法の患者への説明 指示事項（方法，注意点，緊急時の措置を含む），指導内容の要点を診療録に記載 動脈血酸素分圧測定を月 1 回程度実施 （経皮的動脈血酸素飽和度測定器による酸素飽和度の使用可） 関連学会より留意事項が示されている在宅療養については，指示，管理にあたってはこれらの事項を十分参考とするものとする 〔例：がん緩和ケアに関するマニュアル（厚生労働省・日本医師会 編）〕
医療がすべきこと	装置の保守・管理を販売業者に委託する場合には，業者の保守・管理の内容を患者に説明 上記動脈血酸素分圧測定結果（経皮的動脈血酸素飽和度測定器による酸素飽和度の使用可）の診療報酬明細書への記載

〔厚生労働省告示及び関係通知より〕

表26　HOT にかかる患者さんの費用

▼機器　　　負担割合▶	健康保険または国民保険		
	1 割負担（円）	2 割負担（円）	3 割負担（円）
指導管理料	2,500	5,000	7,500
酸素濃縮器	4,000	8,000	12,000
携帯酸素ボンベ	880	1,760	2,640
呼吸同調器デマンドバルブ	300	600	900
計	7,680	15,360	23,040

初から**表 26** を提示します。3 割負担で HOT を実施すると月々 2 万円以上かかります。さらに酸素濃縮器の電気代がそこに上乗せされてきます。電気代は機種や流量によって異なりますが，安くて 700 円/月くらい，多くても 3,000 円/月くらいだと思います。なお，酸素濃縮器の設置や定期点検については別途費用を支払う必要はありません。

身体障害者手帳・介護保険の申請

HOT 導入患者さんの多くは呼吸機能障害あるいはその他の障害による障害等級で 1〜3 級が認定されます。**図 76**[1]は HOT に加えて在宅人工呼吸管理のデータも含まれているので参考にはなりますが，HOT 導入患者の何割かは身体障害者手帳を持っています。

若手の医師は障害者認定のための資格がありませんので指導医に書いてもらうことになりますが，基準を満たせば医師の多くは障害者の認定に関する書類を記載することができます。呼吸機能障害による身体障害者等級表を別途記載しておきます（**表 27**）。呼吸器の場合，2 級がない点に注意してください。

具体的にどういったサービスへのニーズがあるかというと，費用の減免です。

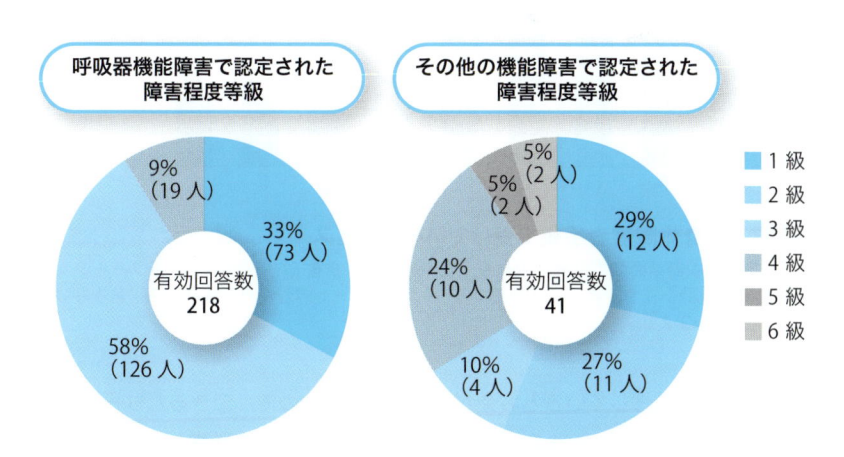

図 76 HOT/ 在宅人工呼吸実施患者における認定障害程度等級

〔日本呼吸器学会肺生理専門委員会　在宅呼吸ケア白書 COPD 疾患別解析ワーキンググループ（編）：在宅呼吸ケア白書 COPD 患者アンケート調査疾患別解析. p22, 日本呼吸器学会, 2013 より〕

表27 呼吸機能障害による身体障害者等級表

級数	区分	解説
1級	呼吸器の機能の障害により，自己の身辺の日常生活活動が極度に制限されるもの	呼吸困難が強いため，歩行がほとんどできない。呼吸障害のため，指数の測定ができない。指数が20以下またはPaO₂が50 Torr以下
3級	呼吸器の機能の障害により，家庭内での日常生活活動が著しく制限されるもの	指数が20を超え30以下，もしくはPaO₂が50 Torrを超え60 Torr以下。またはこれに準じるもの
4級	呼吸器の機能の障害により，社会での日常生活活動が著しく制限されるもの	指数が30を超え40以下，もしくはPaO₂が60 Torrを超え70 Torr以下。またはこれに準じるもの

指数：予測肺活量1秒率（%FEV₁）

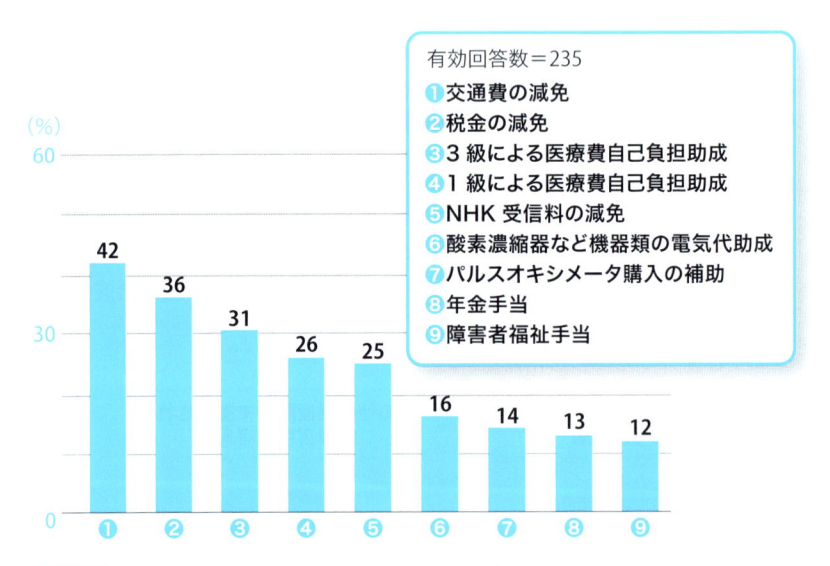

有効回答数＝235
❶交通費の減免
❷税金の減免
❸3級による医療費自己負担助成
❹1級による医療費自己負担助成
❺NHK受信料の減免
❻酸素濃縮器など機器類の電気代助成
❼パルスオキシメータ購入の補助
❽年金手当
❾障害者福祉手当

❶42　❷36　❸31　❹26　❺25　❻16　❼14　❽13　❾12

図77 身体障害者手帳で受けているサービス
〔日本呼吸器学会肺生理専門委員会　在宅呼吸ケア白書COPD疾患別解析ワーキンググループ（編）：在宅呼吸ケア白書 COPD患者アンケート調査疾患別解析. p23, 日本呼吸器学会, 2013より〕

やはり病院を受診しているとお金がかかってしまうので，できるだけ日常生活は節約したいというのが患者さんの本音でしょう。特に交通費と税金に関する期待が大きいようです（図77）[1]。

HOTを導入するということは，それだけ日常生活が制約されるため，介護保険を同時に申請する患者さんは多いです。しかしながら，実際のところは要

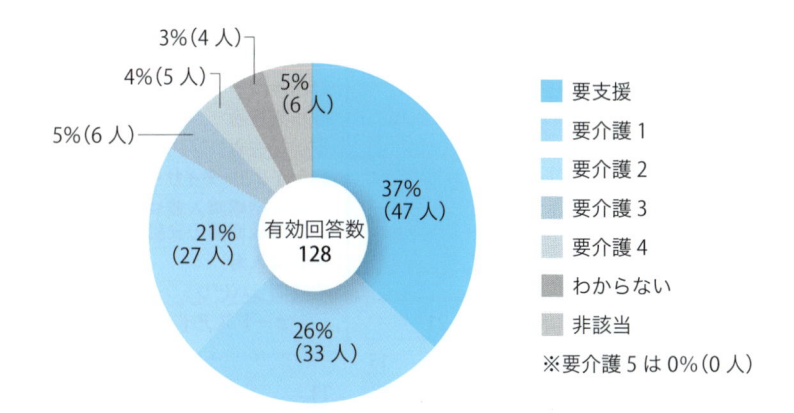

図78 認定された要介護度(2010年)

〔日本呼吸器学会肺生理専門委員会　在宅呼吸ケア白書COPD疾患別解析ワーキンググループ(編):在宅呼吸ケア白書 COPD患者アンケート調査疾患別解析. p24, 日本呼吸器学会, 2013より〕

凡例:
- 要支援 37%(47人)
- 要介護1 26%(33人)
- 要介護2 21%(27人)
- 要介護3 5%(6人)
- 要介護4 4%(5人)
- わからない 3%(4人)
- 非該当 5%(6人)
- 有効回答数 128
- ※要介護5は0%(0人)

支援〜要介護1がほとんど(63%)です(図78)[1]。要介護5を取りたいとおっしゃる患者さんもいますが,外来に通院できる状態で要介護5というのは難しいと思います(要介護5のほとんどのCOPD患者さんは寝たきりです)。ただ,このデータは在宅人工呼吸の患者さんも含まれているので,HOTのみの患者さんでは割合として要支援〜要介護1が増えるのではないかと考えます。

介護保険で利用しているサービスは,ヘルパー・訪問看護・福祉機器(ベッドなど)のレンタルといったところが上位を占めています(図79)[1]。

POINT
- COPDに対するHOTには保険適用基準が定められているが,おおむねSpO_2 90%を下回るケースに処方される
- 近年はCOPDの患者さんにとってもQOLを改善させるような工夫された濃縮器や吸入デバイスが登場している
- HOTのおおまかな患者負担額を知っておく
- 身体障害者手帳・介護保険の申請について知っておく

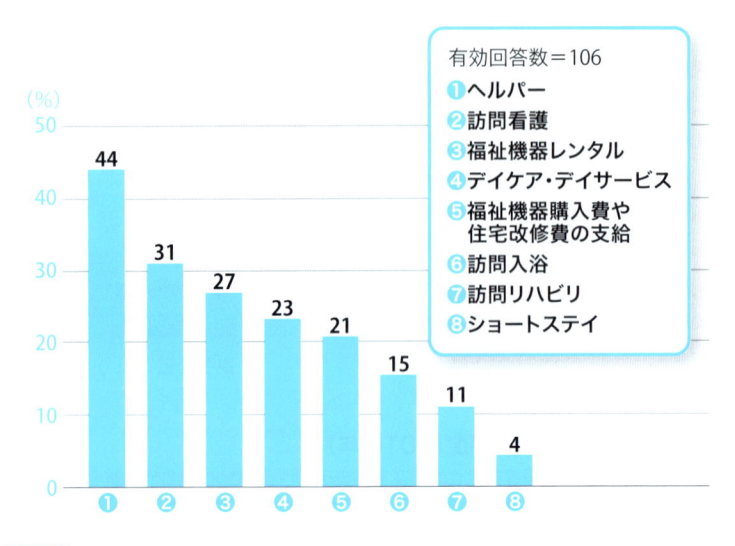

図79 介護保険で利用しているサービス

有効回答数＝106
❶ヘルパー
❷訪問看護
❸福祉機器レンタル
❹デイケア・デイサービス
❺福祉機器購入費や住宅改修費の支給
❻訪問入浴
❼訪問リハビリ
❽ショートステイ

❶	❷	❸	❹	❺	❻	❼	❽
44	31	27	23	21	15	11	4

〔日本呼吸器学会肺生理専門委員会　在宅呼吸ケア白書COPD疾患別解析ワーキンググループ（編）：在宅呼吸ケア白書 COPD患者アンケート調査疾患別解析. p25, 日本呼吸器学会, 2013より〕

ステップアップCOPD　呼吸同調器とは

HOTをしている患者さんが外出時に使用する酸素ボンベには呼吸同調器がついているものがあります。酸素ボンベにこれを取り付けることで，吸気時にうまく酸素を流すことができます。これによって，酸素の使用時間を2〜3倍に増やせます。そのため，別名「酸素節約器」とも呼びます。

文献
1）日本呼吸器学会肺生理専門委員会　在宅呼吸ケア白書COPD疾患別解析ワーキンググループ（編）：在宅呼吸ケア白書 COPD患者アンケート調査疾患別解析. 日本呼吸器学会, 2013
2）Hardinge M, et al: British Thoracic Society guidelines for home oxygen use in adults. Thorax 70 Suppl 1:i1-i43, 2015

第 II 部 COPD の治療

3 在宅酸素療法の注意点

火気厳禁！ 爆発…はしないけど

　酸素濃縮器はカテーテルを伝って引火することがあります。そのため，HOT を処方する患者さんでは必ず禁煙を指導するようこころがけてください。濃縮器に引火して火事にならなくても，顔面に引火して熱傷を負った患者さんを何人か診たことがあります。酸素を吸いながらたばこを吸うなんて言語道断です。東尋坊の崖で逆立ちするようなもんです。
　最近の酸素濃縮器は引火してもセンサーやヒューズが作動して自動的に酸素供給を止めるシステムがありますが，それでも 100％ 火事にならないという

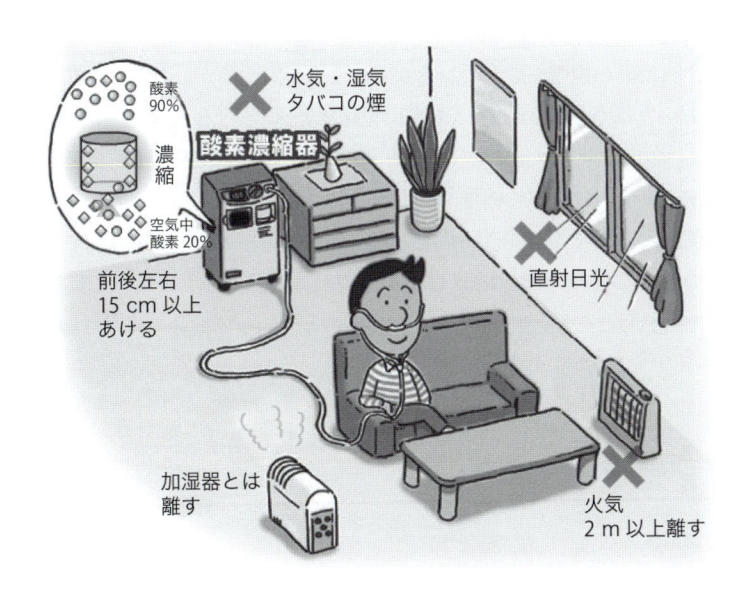

図 80 HOT の注意点

〔帝人在宅医療株式会社より許諾を得て掲載〕

わけではありません。たばこだけでなく，仏壇の線香，ろうそくあたりには注意が必要です。

なお日本の場合，酸素吸入時は火の気から 2 m 以上離れること が推奨されています。直射日光もあまり良くありません。酸素ボンベや酸素濃縮器は高温にならない 40℃ 以下の場所に保管することが望ましいとされています(図80)。

医療従事者が受ける酸素ボンベの相談
〜操作法は？ 使用時間は？〜

医療従事者は，院内でいきなり酸素ボンベの操作を求められることがありますので，代表的な酸素ボンベの使い方をまとめておきます。まずは残量がしっかりあるか，確認しましょう(図81)。酸素が残っていないのに吸っていても意味がありません。

技術的な側面で質問を受けることも多いです。当院は毎日のように HOT をお願いするので，酸素業者さんを院内で見かけることが多いのですが，そうでない病院のほうが多いでしょうから，ある程度操作を覚えておくほうがよいでしょう(図82)。

また，外出時の携帯型酸素ボンベがどのくらいもつのか，おおまかな数字を知っておいたほうがよいと思います。サンソセーバー® 5（帝人在宅医療株式会社）は，従来のサンソセーバー® 2 と比較してボンベの使用時間が延長されています。業者だけでなく機種や同調器の有無によっても使用時間がまちまちなので気をつけてください。一例として，サンソセーバー® 5 を同調モードで使用した場合の使用時間を掲載します(表28)。同調モードではなく，連続使用にした場合はこの使用時間は 1/4 に減ることを知っておいてください。

第 II 部 COPDの治療

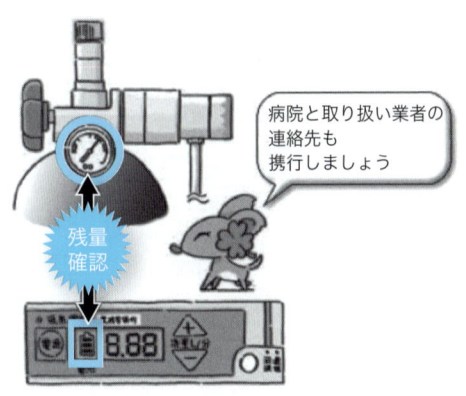

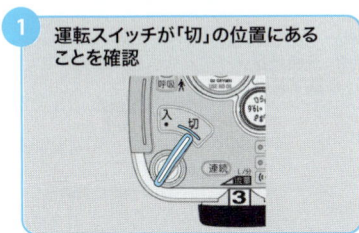

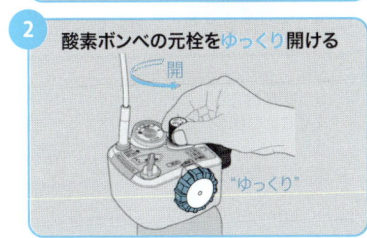

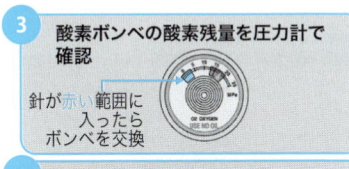

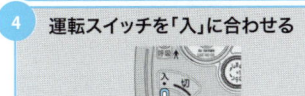

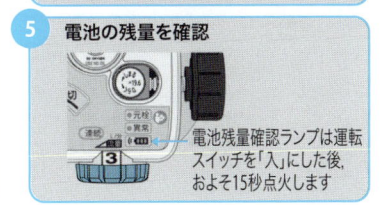

病院と取り扱い業者の連絡先も携行しましょう

残量確認

① 運転スイッチが「切」の位置にあることを確認

② 酸素ボンベの元栓をゆっくり開ける

③ 酸素ボンベの酸素残量を圧力計で確認
針が赤い範囲に入ったらボンベを交換

④ 運転スイッチを「入」に合わせる

⑤ 電池の残量を確認
電池残量確認ランプは運転スイッチを「入」にした後，およそ15秒点火します

サンソセーバー®5 の残量確認

電池残量ランプの見かた		
点灯		電池残量は十分です．
点灯		電池が減ってきています．新しい乾電池をご用意ください．
ゆっくり点滅		電池残量はわずかです．乾電池を交換してください．
早く点滅警報音		電池が消耗しました．ただちに，乾電池を交換してください．（同調モードでの動作ができません）

乾電池を交換するときは，2本とも単3形アルカリ乾電池の新しいものをお使いください．

図 81　残量の確認

〔帝人在宅医療株式会社より許諾を得て掲載〕

各部の名称

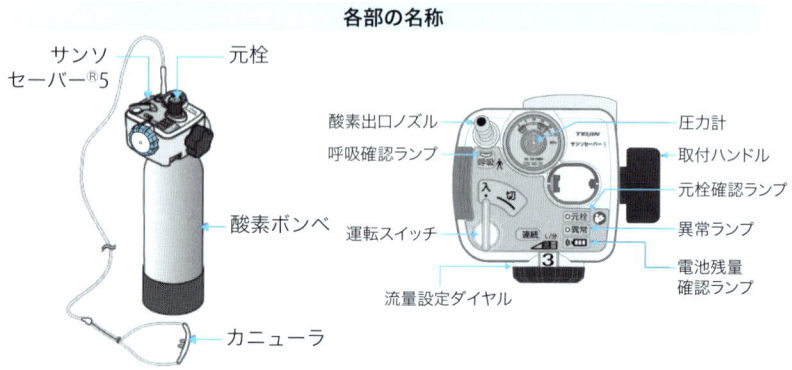

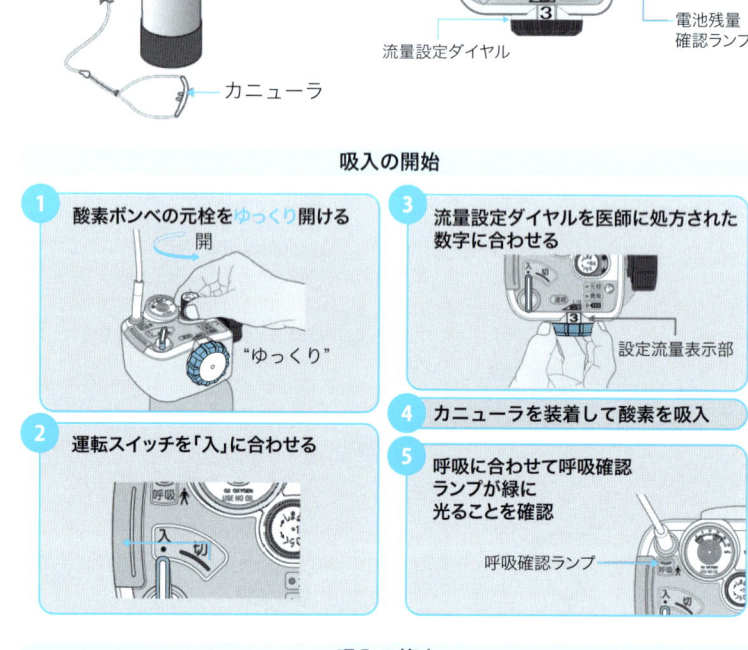

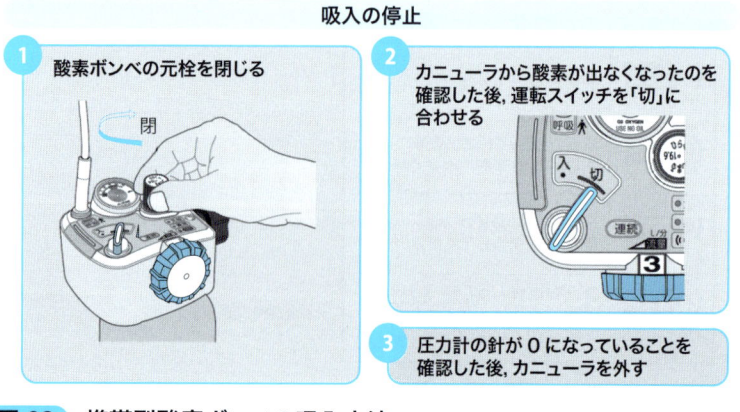

- サンソセーバー®5
- 元栓
- 酸素出口ノズル
- 圧力計
- 呼吸確認ランプ
- 取付ハンドル
- 酸素ボンベ
- 元栓確認ランプ
- 運転スイッチ
- 異常ランプ
- 電池残量確認ランプ
- 流量設定ダイヤル
- カニューラ

吸入の開始

1 酸素ボンベの元栓をゆっくり開ける
"ゆっくり"

2 運転スイッチを「入」に合わせる

3 流量設定ダイヤルを医師に処方された数字に合わせる
設定流量表示部

4 カニューラを装着して酸素を吸入

5 呼吸に合わせて呼吸確認ランプが緑に光ることを確認
呼吸確認ランプ

吸入の停止

1 酸素ボンベの元栓を閉じる
閉

2 カニューラから酸素が出なくなったのを確認した後, 運転スイッチを「切」に合わせる

3 圧力計の針が0になっていることを確認した後, カニューラを外す

図82 携帯型酸素ボンベの吸入方法

〔帝人在宅医療株式会社より許諾を得て掲載〕

表 28 酸素ボンベ使用時間の目安(19.6 MPa [200 kg/cm²] 充填でサンソセーバー® 5 を使用した場合)

吸入流量 (L/分)	V1.1 (DF1020A)	V1.1 (ALT764J/ALT501Y/ALT296C)	酸素ボンベタイプ V2.0 (ALT765J/ALT502Y/DF2020A/EHB)	V2.1 (212C)	V2.3 (ALT129C)	V2.8 (EN)
0.5	19 時間	21 時間	38 時間 15 分	40 時間	44 時間	53 時間 30 分
1	10 時間 15 分	11 時間 45 分	20 時間 30 分	21 時間 30 分	23 時間 30 分	28 時間 45 分
1.5	7 時間	7 時間 45 分	14 時間	14 時間 45 分	16 時間	19 時間 45 分
2	5 時間 15 分	5 時間 45 分	10 時間 30 分	11 時間 15 分	12 時間 15 分	15 時間
2.5	4 時間 15 分	4 時間 45 分	8 時間 45 分	9 時間 15 分	10 時間 15 分	12 時間 30 分
3	3 時間 30 分	3 時間 45 分	7 時間	7 時間 15 分	8 時間	9 時間 45 分
3.5	3 時間	3 時間 15 分	6 時間	6 時間 15 分	7 時間	8 時間 30 分
4	2 時間 30 分	2 時間 45 分	5 時間 15 分	5 時間 30 分	6 時間	7 時間 30 分
4.5	2 時間 15 分	2 時間 30 分	4 時間 45 分	5 時間	5 時間 30 分	6 時間 45 分
5	2 時間	2 時間 15 分	4 時間 15 分	4 時間 30 分	5 時間	6 時間
6	1 時間 45 分	2 時間	3 時間 45 分	4 時間	4 時間 15 分	5 時間 15 分
7	1 時間 30 分	1 時間 45 分	3 時間 15 分	3 時間 30 分	3 時間 45 分	4 時間 30 分

[帝人在宅医療株式会社より許諾を得て掲載]

POINT

▶ HOT 使用中は火気厳禁である。特に喫煙については絶対に禁ずるべきである

▶ 携帯型酸素ボンベの操作について最低限理解しておく

▶ 携帯型酸素ボンベのおおまかな使用時間について知っておく

第 II 部　COPDの治療

4　在宅酸素療法中のCOPD患者さんは飛行機旅行ができない？

機内のPaO₂を予測する！

　一般的に国際線の飛行機内は，高度8,000フィート（2,438 m）くらいの水準になるよう与圧されています。COPDの患者さんでは，室内気でSpO₂が93％くらいの場合，フライトによって82％あたりまで低下することが知られています[1]。吸入酸素濃度は平地で21％ですが，フライト中は15％くらいまで低下します[2]。

　病態が安定していない患者さん，安静時の呼吸困難感が強い患者さん，高二酸化炭素血症のある患者さん，不整脈や貧血がある患者さんではフライトのリスクが高いため，事前に低酸素試験（高地刺激試験）といった模擬搭乗を実施することが有効です[3]。よくわからないときは，平地にいるときよりも1〜2 L/分多めに酸素を流すという方法もよいかもしれません。機内のSpO₂がどこまで下がるか予測する式があるので，これを使ってみてもよいかもしれません[4]。

$$\text{高所 PaO}_2 = 22.8 - \left\{2.74 \times \frac{\text{高度（フィート）}}{1,000}\right\} + (0.68 \times \text{地上 PaO}_2)$$

※1フィート＝0.3048 m

　たとえば，地上のPaO₂が60 mmHg（SpO₂ 90％相当）であれば，国際線機内（8,000フィート）ではPaO₂は，

$$22.8 - \left(2.74 \times \frac{8,000}{1,000}\right) + (0.68 \times 60) = 22.8 - 21.92 + 40.8 = 41.68 \text{（mmHg）}$$

とかなり低くなることがわかります。なお，国内線の機内は5,000フィートで計算してください。計算が面倒くさい人は，ノモグラム（図83）[4]を使って高

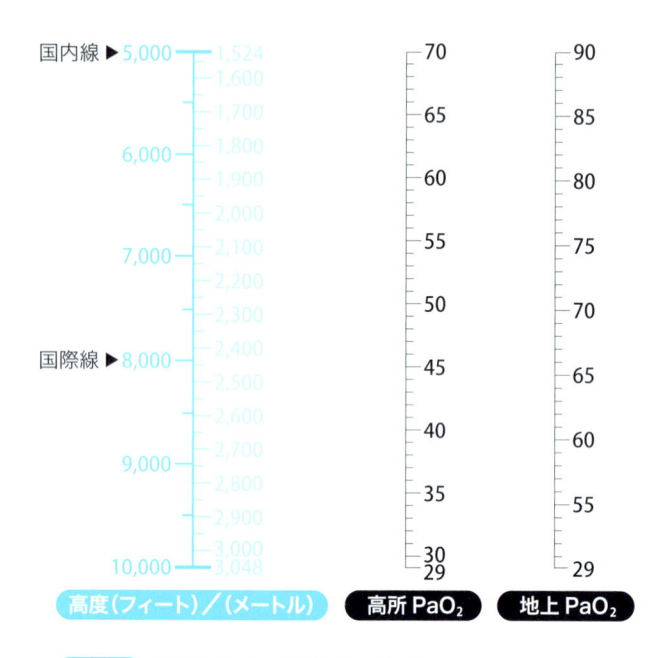

図 83　高所 PaO₂ 予測ノモグラム
〔Gong H JR, et al: Hypoxia-altitude simulation test. Evaluation of patients with chronic airway obstruction. Am Rev Respir Dis 130(6):980-986, 1984 より引用改変〕

所 PaO₂ を予測してもよいでしょう．

酸素ボンベは機内に持ち込める？

　主治医の許可があれば，基本的に酸素ボンベを機内に持ち込むことが可能です．また，JAL や ANA では酸素ボンベの貸し出しも行っています．そのため，HOT 中の患者さんであろうと飛行機旅行は可能です．ただし，グアムやハワイを含むアメリカ離発着路線においては機内のボンベ持ち込みは法律上禁止されています．アメリカ旅行をする場合，機内は酸素ボンベレンタル，現地ではアメリカの酸素業者を使うといった工夫をしたほうがよさそうです．いずれにしてもたくさん機内にボンベを持ち込むのは大変なので，機内ではレンタルをしたほうが無難かと思います．

アメリカ以外の国際線や国内線で酸素ボンベを機内に持ち込んだ場合，ANAでは酸素ボンベの操作を理解している患者さんであれば1人で搭乗しても大丈夫とのことです。JALでは自身の酸素ボンベを持ち込む場合は1人でも搭乗可能ですが，レンタルする場合は付き添いが必要とのことです。いずれも医師がその旨を証明する必要があります。

最近は酸素濃縮器も持ち運びできるようになったので，酸素濃縮器を機内に持ち込むケースもあります。アメリカの離発着便であっても，酸素濃縮器は持ち込みが可能のようです。ただし，コンセントの使用は多くの場合は断られるようで，フライト時間の1.5倍稼働できるだけのバッテリーを準備してもらうように言われるはずです。

航空会社によって細かい取り決めが異なるので，各社ごとに問い合わせる必要があります。

機内に持ち込み可能な酸素ボンベ

自分の酸素に慣れているから…ということで，どうしても慣れた酸素ボンベを持ち込みたい患者さんもいるでしょう。その場合，持参可能な酸素ボンベには規定があります。ANAの場合，以下の基準を満たさなければなりません（図84）。

酸素ボンベは高さ70 cm×直径10 cm程度，重量は1本当たり5 kg以下（航空法に基づき必須）であれば持ち込み可能です。本数に制限はありません。

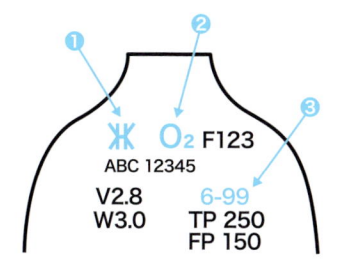

❶「Ж」の表示があること
（容器証明済みであること）
❷「O₂」の表示があること
（医療用ガス状酸素であること）
❸ 3年（1部5年）ごとの
耐用証明検査を受けていること

図84 持参可能な酸素ボンベ（ANA「病気やけがをされているお客様へ」）
〔http://www.ana.co.jp/service-info/share/assist/medical.html より〕

実際の流れ　〜診断書が必要〜

　酸素ボンベは航空手荷物では「危険品」に該当します。そのため，医療を目的として用いる場合に限って航空輸送が許可されています。機内で酸素を使用する場合は，主治医が記入した航空会社所定の診断書が必要です。では実際の流れをみてみましょう。

① 航空会社に酸素ボンベの使用について申請する

　航空会社によりますが，申請はおおよそ 2〜3 日前までです。搭乗日がわかっているなら，早めに申請しましょう。各社で申請方法は異なりますが，予約時に口頭で相談するのが手っ取り早いかもしれません。いずれにしても書類の提出が必要になります。

② 診断書・酸素ボンベ等仕様証明書の作成

　診断書は搭乗日を含めて 14 日以内に作成したものが有効です。各航空会社独自の形式があるので，患者さんから「この用紙を使ってください」と医療機関に依頼があるはずです。長期休暇に入る前の場合，病院の事務手続きに時間がかかってしまうと休暇明けに患者さんの手元に届くような事態にもなりかねませんので，依頼があればできるだけ早めに書いてください。

　診断書には検査内容を書く必要はなく，COPD による慢性呼吸不全に対してどのくらい酸素を吸入しているか記載するくらいです。ものの 5 分もあれば記載できるでしょう。

③ 搭乗可否の決定

　患者さん自身が診断書などを航空会社に FAX あるいは郵送し，診断書の内容が検証され搭乗可否が決定します。航空会社にとっては大事なお客様ですから，ちょっと無茶な注文をしたとしても何かしらの代替案を提示してくれることが多いです。

POINT

▶ COPD の患者さんが飛行機に乗ると，SpO_2 が大幅に下がる可能性がある

▶ HOT 中の患者さんでも酸素ボンベを持参して飛行機に搭乗できるが，アメリカ離発着便の場合，酸素ボンベは法律上持ち込みができない

▶ 多くの航空会社では機内で酸素ボンベのレンタルが可能である

文献

1) Edvardsen A, et al: High prevalence of respiratory symptoms during air travel in patients with COPD. Respir Med 105(1):50-56, 2011
2) Ahmedzai S, et al: Managing passengers with stable respiratory disease planning air travel: British Thoracic Society recommendations. Thorax 66 Suppl 1:i1-30, 2011
3) Akerø A, et al: COPD and air travel: oxygen equipment and preflight titration of supplemental oxygen. Chest 140(1):84-90, 2011
4) Gong H Jr, et al: Hypoxia-altitude simulation test. Evaluation of patients with chronic airway obstruction. Am Rev Respir Dis 130(6):980-986, 1984

C COPD急性増悪の治療

1 COPD急性増悪って何？

定義と分類　～Anthonisen分類～

　COPD急性増悪って何ですかと聞くと「COPDが急性に増悪することです！」と自信をもって答えてくれる研修医がいます。まあ間違いではないんですが，麦茶って何ですかと聞いて「麦のお茶です！」と答えるのと大して変わりません。

　COPD急性増悪とは，呼吸困難感，咳，喀痰などの症状が日常の生理的変動を超えてCOPDが急激に悪化し，安定期の治療内容の変更を要する状態のことを指します。ただし，他疾患(心不全，気胸，肺血栓塞栓症など)の合併により増悪した場合は除きます。つまり，風邪をひいてCOPDが悪化して入院となるようなケースは間違いなくCOPD急性増悪です。

　COPDの世界では有名なAnthonisen医師が提唱しているCOPD急性増悪分類は以下のとおりです(表29)[1]。Anthonisen分類は抗菌薬使用の目安と

表29　COPD急性増悪のAnthonisen分類

タイプ	重症度	定義
1型増悪	重症	呼吸困難感，喀痰量，喀痰膿性度の増加をすべて満たすもの
2型増悪	中等症	呼吸困難感，喀痰量，喀痰膿性度の増加のうち2つを満たすもの
3型増悪	軽症	呼吸困難感，喀痰量，喀痰膿性度の増加のうち1つを満たし，かつ以下のうち1つ以上を満たすもの ・咳嗽 ・wheezes ・発熱(ほかに原因がないもの) ・過去5日以内の上気道感染 ・ベースラインの20%を超える呼吸数増加 ・ベースラインの20%を超える心拍数増加

〔Anthonisen NR, et al: Antibiotic therapy in exacerbations of chronic obstructive pulmonary disease. Ann Intern Med 106(2):196-204, 1987 より〕

表30　Burge および Wedzicha の COPD 急性増悪の分類

軽症	抗菌薬で治療される増悪だが，全身性ステロイド投与は不要。血液ガス分析ができなければ，呼吸不全の有無を確認する。
中等症	抗菌薬の有無は問わないが，点滴ステロイドを要する増悪。血液ガス分析ができなければ，呼吸不全の有無を確認する。
重症	低酸素血症はあるが，二酸化炭素貯留やアシドーシスを伴わないⅠ型呼吸不全（PaO_2＜60 mmHg，$PaCO_2$＜45 mmHg）。
超重症	低酸素血症と二酸化炭素貯留はあるが，アシドーシスを伴わないⅡ型呼吸不全（PaO_2＜60 mmHg，$PaCO_2$＞45 mmHg，pH＞7.35）
致死的	二酸化炭素貯留とアシドーシスを伴うⅡ型呼吸不全（$PaCO_2$＞45 mmHg，pH＜7.35）

〔Burge S, et al: COPD exacerbations: definitions and classifications. Eur Respir J (Suppl) 41:46s-53s, 2003 より〕

しても使用されています。もちろん，喀痰が膿性だとわかった時点でグラム染色をするのが望ましいのですが…。どういうわけか，Anthonisen 分類は日本の臨床ではほとんど用いられていませんが，COPD 急性増悪の研究においてこの分類が現在もよく使用されます。他の分類として，プライマリケアにおける分類も提唱されています（表30）[2]。フムフム，これも特に異論のない分類です。COPD 急性増悪は，人工呼吸器を要するほど重症かどうか，CO_2 ナルコーシスを合併しているかどうか，という点を初療時に迅速に判断しなければなりません。

　COPD 急性増悪の原因のほとんどは感染症です。気管支拡張症と同じで，気道に菌がコロナイゼーションしやすいため，急性増悪を起こしやすいと考えてよいでしょう[3,4]。COPD 急性増悪の原因となる微生物で多いのは，インフルエンザ桿菌，モラクセラ・カタラーリス，肺炎球菌です。重症例では緑膿菌の頻度が増えるとされています[5]。菌だけでなくウイルスも重要な急性増悪の原因なので[6〜9]，インフルエンザウイルスのような強い気道症状を起こすウイルスには注意が必要です。

　COPD 急性増悪を起こすと，そのたびに呼吸機能が減少することが知られており（図85），その回数が多いほど予後不良といわれています[10,11]。さらに，急性増悪の入院歴や白血球高値がある COPD 患者さんでは，急性増悪で入院するリスクが高いとされています。繰り返せば繰り返すほど入院リスクは上がっていくものと考えてよさそうです[12]。次の COPD 急性増悪が起こるリス

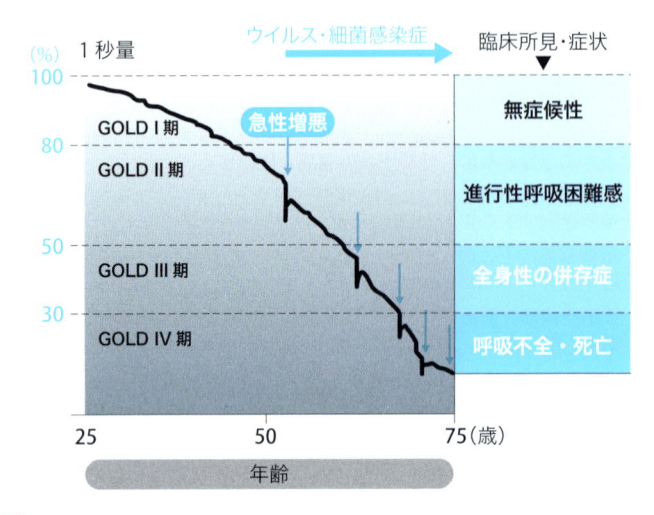

図 85 繰り返す COPD 急性増悪による呼吸機能の減少
〔Hansel TT, et al: New drugs for exacerbations of chronic obstructive pulmonary disease. Lancet 374(9691):744-755, 2009 より〕

クは 2 回目の増悪では 3 倍，10 回目の増悪で 24 倍に上昇するとされています[13]。そのため，私たち呼吸器内科医は COPD 急性増悪をどうにかして予防したいと常日頃から思慮しています。

入院の適応

　COPD 急性増悪で入院させなければならないのはどういった患者さんでしょうか。日本のガイドラインでは入院の適応および集中治療室への入院の適応について**表 31** のように記載されています[14]。
　現場では総合的に判断して入院させるかどうかを決めるのですが，COPD 急性増悪を起こす患者さんの多くが高齢者である日本では，その多くが入院を要します。在宅酸素療法を使用している GOLD IV 期の患者さんではまず間違いなく入院の適応です。

表31 COPD増悪時の入院の適応と集中治療室(ICU)への入院の適応

入院の適応
- 低酸素血症の悪化や急性の呼吸性アシドーシス
- 呼吸困難の増加，膿性痰，痰量の増加などの症状の著明な悪化
- 安定期の気流閉塞の重症度
- 初期治療に反応しない場合
- 重篤な併存症（左・右心不全，肺塞栓症，肺炎，気胸，胸水，治療を要する不整脈など）の存在
- 頻回の増悪
- 高齢者
- 不十分な住宅サポート

集中治療室(ICU)への入院の適応
- 初期治療に対して不応性の重症の呼吸困難や不安定な精神状態など
- 非常に重症で生命を脅かすような場合
- 酸素投与やNPPVにより低酸素血症が改善しない場合（PaO_2<40 Torr）や呼吸性アシドーシス（pH<7.25），侵襲的陽圧換気療法（IPPV）が必要な場合
- 血行動態が不安定で血管収縮薬などが必要な場合

〔日本呼吸器学会COPDガイドライン第4版作成委員会（編）：COPD診断と治療のためのガイドライン．第4版，p107，メディカルレビュー社，2013より〕

POINT

▶ COPD急性増悪の分類にはいくつかあるが，国際的にはAnthonisen分類が用いられている

▶ COPD急性増悪の原因として細菌感染症だけでなく，ウイルス感染症も重要である

▶ 日本のCOPD急性増悪の多くは入院を要する

ステップアップCOPD　COPD急性増悪は冬に多い

「呼吸器疾患は冬に多い！」なんていわれますけど，COPD急性増悪は本当に冬に多いのでしょうか．14年もの長期間観察したイギリスの研究では，11月～2月に急性増悪が多く，退院が長引くことが報告されています[15]．

文献

1) Anthonisen NR, et al: Antibiotic therapy in exacerbations of chronic obstructive pulmonary disease. Ann Intern Med 106(2):196-204, 1987
2) Burge S, et al: COPD exacerbations: definitions and classifications. Eur Respir J Suppl 41:46s-53s, 2003
3) Tumkaya M, et al: Relationship between airway colonization, inflammation and exacerbation frequency in COPD. Respir Med 101(4):729-737, 2007

4) Cabello H, et al: Bacterial colonization of distal airways in healthy subjects and chronic lung disease: a bronchoscopic study. Eur Respir J 10(5):1137-1144, 1997
5) Soler N, et al: Bronchial microbial patterns in severe exacerbations of chronic obstructive pulmonary disease (COPD) requiring mechanical ventilation. Am J Respir Crit Care Med 157(5 Pt 1):1498-1505, 1998
6) Clark TW, et al: C-reactive protein level and microbial aetiology in patients hospitalised with acute exacerbation of COPD. Eur Respir J 45(1):76-86, 2015
7) George SN, et al: Human rhinovirus infection during naturally occurring COPD exacerbations. Eur Respir J 44(1):87-96, 2014
8) Wark PA, et al: Viral and bacterial infection in acute asthma and chronic obstructive pulmonary disease increases the risk of readmission. Respirology 18(6):996-1002, 2013
9) Wu X, et al: Prevalence and risk of viral infection in patients with acute exacerbation of chronic obstructive pulmonary disease: a meta-analysis. Mol Biol Rep 41(7):4743-4751, 2014
10) Hansel TT, et al: New drugs for exacerbations of chronic obstructive pulmonary disease. Lancet 374(9691):744-755, 2009
11) Soler-Cataluñã JJ, et al: Severe acute exacerbations and mortality in patients with chronic obstructive pulmonary disease. Thorax 60(11):925-931, 2005
12) Müllerová H, et al: Hospitalized exacerbations of COPD: risk factors and outcomes in the ECLIPSE cohort. Chest 147(4):999-1007, 2015
13) Suissa S, et al: Long-term natural history of chronic obstructive pulmonary disease: severe exacerbations and mortality. Thorax 67(11):957-963, 2012
14) 日本呼吸器学会COPDガイドライン第4版作成委員会(編):COPD診断と治療のためのガイドライン. 第4版, メディカルレビュー社, 2013
15) Donaldson GC, et al: Influence of season on exacerbation characteristics in patients with COPD. Chest 141(1):94-100, 2012

2 具体的な初期対応
~エビデンスは後回し？~

🫁 COPD 急性増悪の患者さんを受け持ったら何をすべきか

　教科書的には，血液ガス分析や胸部 X 線など云々かんぬんで重症度を評価し，心臓喘息を除外して…など何ページにもわたり診断前の前座がいろいろと書かれていますが，ここでは最初から「COPD 急性増悪」と確定診断されているものとして話を進めていきます。そうしないと，皆さんも退屈してしまうでしょうから…。

　COPD 急性増悪時の治療として「ABC アプローチ」が提唱されています。A：Antibiotics(抗菌薬)，B：Bronchodilators(気管支拡張薬)，C：Corticosteroids(全身性ステロイド)の３つです。うーん，覚えやすいような覚えにくいような。

　私は，COPD 急性増悪に対して以下のように治療を開始します。あくまで初期対応の話です。具体的なエビデンスについては後述します。とりあえず，目の前に COPD 急性増悪の患者さんが来たら，という想定です。

【治療例】

初期治療

1. 患者さんを楽な体勢にして，主治医がまず落ち着くこと。バイタルサイン，動脈血液ガス分析，画像検査，全体の印象から緊急性を判断する。人工呼吸器が必要そうなら各方面へ連絡。間に合わないと判断した場合は迷わず挿管。
   ※気胸は COPD 急性増悪を疑ったときに除外が必要な疾患である。気胸によってあたかも COPD 急性増悪であるかのような症状を呈することが多いため，急性期には必ず気胸は除外しておきたい。

NPPV 導入の目安

1. 高度の呼吸困難
2. 薬物療法に反応不良
3. 吸気補助筋の著しい活動性，奇異性呼吸
4. 呼吸性アシドーシス（pH≦7.35），高二酸化炭素血症（$PaCO_2$≧45 mmHg）
5. 胸部 X 線写真で自然気胸を除外していること

2. CO_2 ナルコーシスがないのを確認して，SpO_2 が 88〜93％ になるよう酸素吸入を開始
    ※受診歴のある COPD 患者さんの場合，必ず以前の PaO_2，$PaCO_2$ と比較すること。

3. 短時間作用性 $β_2$ 刺激薬（SABA）…以下のいずれか
    ・ベネトリン® 吸入液 0.3〜0.5 mL＋生理食塩水 5〜8 mL　ネブライザー吸入　20 分あけて 3 回まで
    ※溶媒の生理食塩水があまりにも少ないと薬剤の"漏れ"が大きくなるので注意する。
    ※NPPV 装着中の場合は，マスクにネブライザーキット（図 86）を装

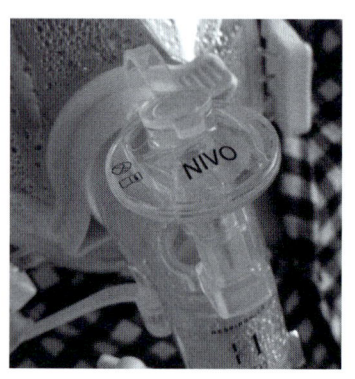

図 86 NIVO/Pro-X ネブライザ・システム
〔フィリップス社より許諾を得て掲載〕

着することも可能だが，その場合，全量を3 mL程度にする必要がある。
- メプチン® エアー，メプチン® スイングヘラー，サルタノール® インヘラー　2吸入　20分あけて3回まで

※手持ちの吸入薬は，救急現場では上手に吸えないことがほとんど（吸入後息止めができない）

4. 全身性ステロイド（ただし効果発現に3時間ほどかかる）…以下のいずれか
    - プレドニン® 40 mg＋生理食塩水 100 mL　1日1回　5日間
    ※特にCOPD急性増悪の場合はプレドニゾロンが推奨されている[2]。
    - ソル・メドロール® 40〜125 mg＋生理食塩水 100 mL 点滴，以後，ソル・メドロール® 40〜80 mg＋生理食塩水 100 mL　1日3〜4回
    （1日量80 mg/日あれば十分とされる）
    - ソル・コーテフ® 50〜100 mg＋生理食塩水 100 mL　1日3回
    - リンデロン® 8 mg＋生理食塩水 100 mL 点滴，以後リンデロン® 4〜8 mg＋生理食塩水 100 mL　1日3〜4回
    （コハク酸アレルギーを疑う場合に使用）

    ※ステロイドの全身投与でコハク酸アレルギーによる気管支攣縮をきたすのは，全体の0.3%とまれである。また，COPD急性増悪を起こす高齢者にアスピリン喘息の患者が多いとは考えにくい。ゆえに全例リンデロンという対応をする必要はない[1]。

5. 抗菌薬（グラム染色を併用して起因菌を推定する。肺炎球菌，インフルエンザ桿菌，モラクセラ・カタラーリスが多い）
    - セフトリアキソン 2 g＋生理食塩水 100 mL　24時間ごと
    - ユナシン®-S 3 g＋生理食塩水 100 mL　6時間ごと

    ※非定型肺炎を考慮する必要があるときは，マクロライド系抗菌薬などの併用も考慮する。

> 通常の治療を行っても1時間効果がない場合

6. アミノフィリン（入院を減らすことができるかもしれない）
　ネオフィリン®（250 mg/筒）6 mg/kg＋生食 250 mL のうち最初の半量を15分で，残り半量を45分で投与
　※テオフィリン内服患者は上記のアミノフィリンの量を半量にすることが望ましい。
　※アトロベント®，テルシガン®などのSAMAも有効とされているが，吸入薬無効例にSAMAを追加吸入して改善した例を私は見たことがない。

7. マグネシウム（喘息発作に有効だがCOPD急性増悪にはエビデンスない。AOCS例では有効かも）
　硫酸Mg補正液 1 mEq/mL 1A＋生理食塩水 100 mL
　※嘔気・嘔吐が出ることがあるので注意
　※喘息コンポーネントを有さない純粋なCOPD急性増悪には無効かもしれない[3]。

ステップアップCOPD　COPD急性増悪では便秘に注意？

　COPD急性増悪の患者さんが入院してくると，多くの方は便秘を訴えられています。そのため，酸化マグネシウムなどを処方するのですが，それでも頑固な便が詰まっており，浣腸や坐薬を用いることもしばしば…。
　オハイオ州で行われたレトロスペクティブな症例対照研究では，65歳以上の高齢者の38%が入院後に便秘を訴えているのですが，COPD急性増悪の患者さんではそのリスクがさらに上昇することが報告されています[4]。
　気管支喘息の場合，排便時に発作を起こしうることがありますし[5]，COPD急性増悪の患者さんでも便秘には気をつけたいところですね。

文献

1) Sheth A, et al: Worsening of asthma with systemic corticosteroids. A case report and review of literature. J Gen Intern Med 21(2):C11-13, 2006
2) Leuppi JD, et al: Short-term vs conventional glucocorticoid therapy in acute exacerbations of chronic obstructive pulmonary disease: the REDUCE randomized clinical trial. JAMA 309(21):2223-2231, 2013
3) Edwards L, et al: Use of nebulised magnesium sulphate as an adjuvant in the treatment of acute exacerbations of COPD in adults: a randomised double-blind placebo-controlled trial. Thorax 68(4):338-343, 2013
4) Gau JT, et al: Risk factors associated with lower defecation frequency in hospitalized older adults: a case control study. BMC Geriatr 15:44, 2015
5) Ano S, et al: Defecation-related asthma. Intern Med 52(6):685-687, 2013

3 短時間作用性 β_2 刺激薬(SABA), 短時間作用性抗コリン薬(SAMA)

COPD 急性増悪のときに使用するレスキュー吸入薬

　SABA や SAMA はサッカーにたとえると，サッカー好きの若者です。試合となるとわれ先にとピッチに飛び出しますが，すぐにバテてしまいます。そのため，COPD の長期管理(長期戦)には向かない薬剤です。

　COPD 急性増悪時に短期的な作用を狙って使用する薬剤のことを，閉塞性肺疾患の分野では「リリーバー」と呼んでいます。長期管理薬(コントローラー)と対を成す言葉です。この SABA，SAMA は COPD の臨床ではリリーバーとして使用します。

　SABA や SAMA には**表32**ような薬剤があります。シムビコート® で長期管理をしている患者さんは，COPD 急性増悪時には SMART 療法(160 ページ)も有効かもしれません。ただ，SMART 療法は元来気管支喘息発作の際に用いるレスキュー使用法で，COPD 急性増悪に対する効果はよくわかっていません[1]。海外では，発作時の使用吸入薬は第 1 位 SABA，第 2 位 SAMA ですので，ここに ICS や LABA が入る余地は今のところはなさそうです。SMART 療法が COPD 急性増悪に有効かどうかはよくわかっていません。合わせて使用するのであれば，SABA＋LAMA なんてのも妥当な選択肢かもしれません[2]。

　さて，SABA，SAMA の中で有効なリリーバーがあるとすれば，pMDI でスペーサーを併用する方法あるいはネブライザーで吸入する方法だけだと私は思っています。それゆえ，スペーサー付きサルタノール®，ベネトリン® ネブライザー吸入くらいしか有効性はないのでは，と考えます。異論はあると思いますが，COPD 急性増悪のときにゲホゲホとしんどい患者さんに息止めを指導するのはまず不可能ですし，吸入漏れの少ないスペーサーあるいは吸入しやすいネブライザーを選択するほうが賢明です。特に pMDI は高齢者にとっては吸入手技が難しいので[3]，急性増悪を起こすリスクが高いアドヒアランス不良の高齢者に対して，私は pMDI の SABA を処方することはあまりありませ

表32　発作時に使用することがある吸入薬

一般名	商品名	1回量	1日最大量	可能噴霧回数	剤形
SABA					
サルブタモール硫酸塩	サルタノールインヘラー 100 μg	1回2吸入	8吸入	200	pMDI
	アイロミールエアゾール 100 μg	1回2吸入	8吸入	200	pMDI
	ベネトリン吸入液 0.5%	1回 0.3〜0.5 mL (1.5〜2.5 mg)	―	―	ネブライザー
プロカテロール塩酸塩水和物	メプチンエアー10 μg 吸入100回	1回2吸入	8吸入	100	pMDI
	メプチンキッドエアー 5 μg	1回4吸入(成人)	16吸入(成人)	100	pMDI
	メプチン吸入液 0.01% メプチン吸入液ユニット 0.3 mL メプチン吸入液ユニット 0.5 mL	1回 0.3〜0.5 mL (30〜50 μg)	―	―	ネブライザー
	メプチンスイングヘラー 10 μg 吸入100回	1回2吸入	8吸入	100	DPI
フェノテロール臭化水素酸塩	ベロテックエロゾル 100	1回1〜2吸入	1日8吸入	200	pMDI
SAMA					
イプラトロピウム臭化物	アトロベントエロゾル 20 μg	1回1〜2吸入(定期使用時は1日3〜4回)	―	200	pMDI
オキシトロピウム臭化物	テルシガンエロゾル 100 μg	1回1〜2吸入(頓用使用時は1日3回)	―	84	pMDI
SAMA・SABA					
イプラトロピウム臭化物/サルブタモール硫酸塩	Combivent レスピマット	1回1吸入	1日6吸入	60, 120	ソフトミスト

ん。盲目的に SABA を処方したくはありません。とはいえ，ネブライザーでも pMDI でも大して効果は変わらないという意見もありますので，ネブライザー至上主義というわけではありません[4]。

　海外では SAMA と SABA の合剤である Combivent® レスピマットという製剤があります（図87）。コンビニ弁当じゃないです，コンビベントです。このレスピマット製剤は，イプラトロピウムとサルブタモールの合剤で，なおかつ pMDI のように吸入が難しくないという利点があるため，発作時治療に合剤があるとすればこれなんだろうなと思います[5]。

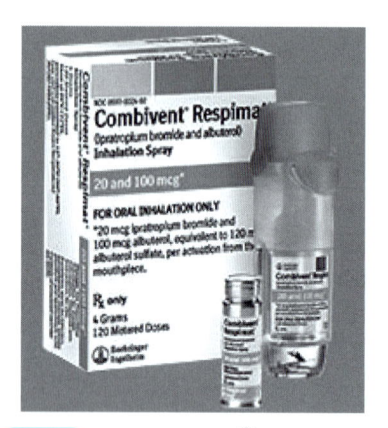

図 87 Combivent® レスピマット
〔ベーリンガーインゲルハイム社より許諾を得て掲載〕

余談ですが，アメリカではサルブタモールのことをアルブテロールと呼ぶので，文献を探す際は注意して下さい。アメリカではリファンピシンのことをリファンピンと呼んだり，アドレナリンのことをエピネフリンと呼んだり，結構ややこしい…。

なお，COPD 急性増悪に対して内服や注射剤の β_2 刺激薬を用いることはありません。昔使用していたこともあるんですけどね。

短時間作用性気管支拡張薬のみで COPD 急性増悪は改善するのか

病院を受診する COPD 急性増悪の患者さんのうち，SABA あるいは SAMA のみで増悪が改善することはほとんどありません。多くの患者さんは全身性ステロイドや抗菌薬の投与を余儀なくされます。きわめて軽度の COPD 急性増悪はそもそも病院を受診しないことが多いのです。だから，「ちょっと SABA 使ってみましょうか」，「とりあえず SAMA 吸っときましょうか」というくらいの軽症の急性増悪に対して，これら短時間作用性気管支拡張薬がどのくらい有効なのかいまいちピンとこないのです。そういうランダム化比較試験が 1 つもないため，本当に効果があるのかどうかわかっていません[6]。

現在は販売中止になった SABA のアロテック®（メタプロテレノール）と代表的な SAMA であるアトロベント®（イプラトロピウム）を比較した研究があります[7]。試験の結果，どちらも同等の 1 秒量改善効果がみられました。この研究により，SABA も SAMA も 200〜300 mL くらいは吸入後の 1 秒量を一時的に改善する効果があるのかなと考えられています。ただ，プラセボ効果でも 1 秒量の 5〜8% くらいは変動するのでご注意を。気管支喘息を対象にした研究では発作時のサルブタモールはプラセボよりは改善率が高いことがわかっていますが[8]，私たちが思っている以上に吸入薬のプラセボ効果は大きく，どこまでが真の薬効なのかわからないことも。

SABA や SAMA の使用によって，COPD 急性増悪が正常の状態にリカバリーするだけのパワーがあるかどうかは私はまだ答えをもっていません。

SABA の実際の使いかた

私は COPD の患者さんに SAMA を処方することはほとんどありませんので，SABA の頓用を処方する場合を考えてみましょう。SABA の場合，私はメプチン® スイングヘラーやサルタノール® を処方することが多いです。特に COPD 急性増悪時には，pMDI ではスペーサーは必須です。20 分ごとに 3 セット（2 吸入/セット）の吸入を行っても改善する傾向がなければ，SABA で発作が軽快する可能性は低いと思います。COPD 急性増悪を頻繁に起こす患者さんには SABA に加えて，プレドニゾロンなどの経口ステロイド薬を常備してもらうこともありますが，推奨された方法ではないのでご注意を（266 ページ）。

SABA を何度も吸入して頻脈や手の振戦を呈する患者さんもいますが，SABA も SAMA も吸入後 30 分くらい経たないと効果のピークに達しないので，パニックのあまり連続して吸入しないように注意しましょう。

POINT
- COPD 急性増悪に対する短時間作用性気管支拡張薬は，pMDI＋スペーサーあるいはネブライザーによる投与法が望ましい
- 20 分ごとに 3 セット（2 吸入/セット）の吸入をしても症状が改善しなければ，SABA のみで急性増悪が改善する可能性は低い

文献

1) Chapman KR, et al: Single maintenance and reliever therapy (SMART) of asthma: a critical appraisal. Thorax 65(8):747-752, 2010
2) Cydulka RK, et al: Effects of combined treatment with glycopyrrolate and albuterol in acute exacerbation of chronic obstructive pulmonary disease. Ann Emerg Med 25(4):470-473, 1995
3) Aydemir Y: Assessment of the factors affecting the failure to use inhaler devices before and after training. Respir Med 109(4):451-458, 2015
4) Turner MO, et al: Bronchodilator delivery in acute airflow obstruction. A meta-analysis. Arch Intern Med 157(15):1736-1744, 1997
5) Ferguson GT, et al: COPD patient satisfaction with ipratropium bromide/albuterol delivered via Respimat: a randomized, controlled study. Int J Chron Obstruct Pulmon Dis 8:139-150, 2013
6) Celli BR, et al: Standards for the diagnosis and treatment of patients with COPD: a summary of the ATS/ERS position paper. Eur Respir J 23(6):932-946, 2004
7) Karpel JP, et al: A comparison of the effects of ipratropium bromide and metaproterenol sulfate in acute exacerbations of COPD. Chest 98(4):835-839, 1990
8) Wechsler ME, et al: Active albuterol or placebo, sham acupuncture, or no intervention in asthma. N Engl J Med 365(2):119-126, 2011

第 II 部　COPD の治療

4　COPD 急性増悪に対する抗菌薬

🫁 COPD 急性増悪に対して全例抗菌薬を投与する？

　「COPD 急性増悪だ！　よし，カルバペネムだ！」という光景はほとんど見なくなりました。そんなことをしたら，感染症科のスタッフから「何やっとんじゃい！」とドヤしつけられますよ。COPD 急性増悪時には，市中肺炎と同様の治療を導入することが多いのですが，念のため抗菌薬に関する研究を紹介しましょう。

　まず，COPD 急性増悪に対して実際どのくらいの患者さんに抗菌薬が投与されているかといえば，イギリスの研究で 61％ という数値が報告されています[1]。えっ！　全例じゃないの⁉　と思われる方もいらっしゃるかもしれません。しかしながら，現時点で盲目的な抗菌薬の投与は推奨されておらず，気道感染症が示唆されるときだけ処方すべきという意見が趨勢を占めています。私もそう思います。非感染症で COPD 急性増悪を起こす患者さんもいるわけですから，「これは細菌感染症だ」と主治医が想定した場合に投与すべきです[2]。軽症の COPD 急性増悪の患者さんを集めた小規模な研究がありますが，これによれば軽症〜中等症の COPD 急性増悪に対してプレドニゾロンにアモキシシリン/クラブラン酸を追加しても急性増悪の軽快に差はみられなかったと報告されています[3]。

　ただ，ICU に入室しそうな重症の COPD 急性増悪の患者さんには，抗菌薬を使用しない場合よりも盲目的に抗菌薬を使用したほうがまだアウトカムはマシかもしれません[4,5]。

　コクランレビューにおいては，外来であれ入院であれ，COPD 急性増悪に対する抗菌薬の使用は治療失敗のリスクを減少させる効果があるとしていますが（図88），ただし，メタアナリシスに引用された論文は古い研究が多いため，現在使用できる抗菌薬に限るとその有効性にはハテナマークがつくかもしれません[6]。また，このメタアナリシスによれば，抗菌薬の使用が COPD 急性増悪による死亡を減らしたり，入院期間を短くしたりするという効果はなさそう

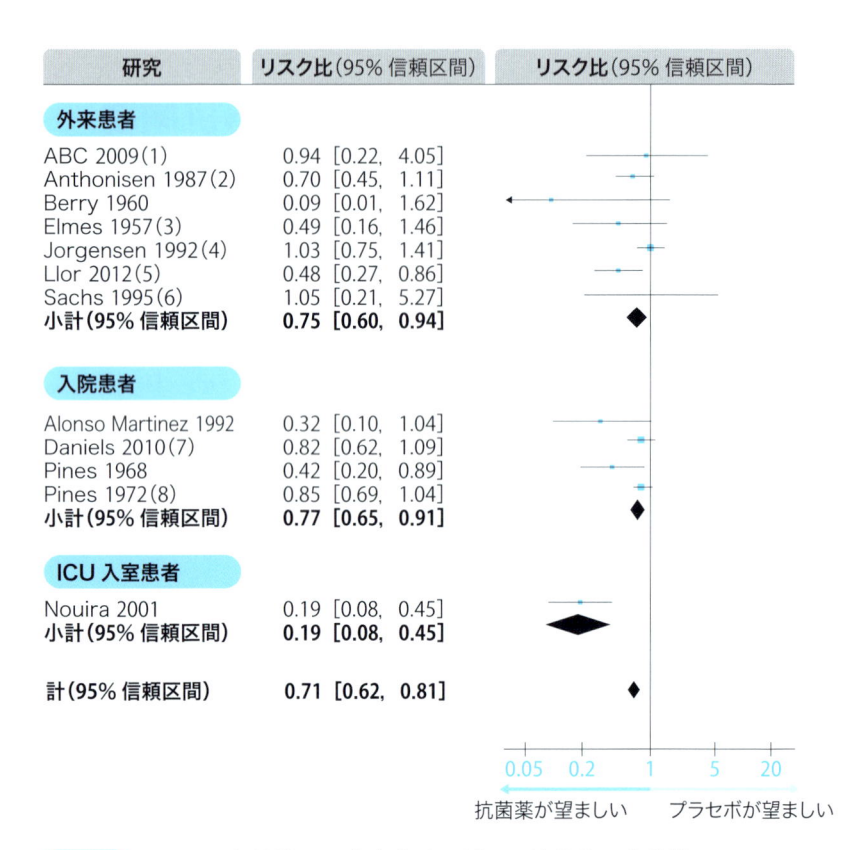

研究	リスク比(95% 信頼区間)	リスク比(95% 信頼区間)
外来患者		
ABC 2009(1)	0.94 [0.22, 4.05]	
Anthonisen 1987(2)	0.70 [0.45, 1.11]	
Berry 1960	0.09 [0.01, 1.62]	
Elmes 1957(3)	0.49 [0.16, 1.46]	
Jorgensen 1992(4)	1.03 [0.75, 1.41]	
Llor 2012(5)	0.48 [0.27, 0.86]	
Sachs 1995(6)	1.05 [0.21, 5.27]	
小計(95% 信頼区間)	0.75 [0.60, 0.94]	
入院患者		
Alonso Martinez 1992	0.32 [0.10, 1.04]	
Daniels 2010(7)	0.82 [0.62, 1.09]	
Pines 1968	0.42 [0.20, 0.89]	
Pines 1972(8)	0.85 [0.69, 1.04]	
小計(95% 信頼区間)	0.77 [0.65, 0.91]	
ICU 入室患者		
Nouira 2001	0.19 [0.08, 0.45]	
小計(95% 信頼区間)	0.19 [0.08, 0.45]	
計(95% 信頼区間)	0.71 [0.62, 0.81]	

0.05　0.2　1　5　20
抗菌薬が望ましい　　プラセボが望ましい

図 88　COPD 急性増悪の治療失敗に対する抗菌薬の有効性
〔Vollenweider DJ, et al: Antibiotics for exacerbations of chronic obstructive pulmonary disease. Cochrane Database Syst Rev 12: CD010257, 2012 より〕

です．
　COPD 急性増悪を目の前にしたとき，いつ抗菌薬を開始するかという答えはありませんが，早期に投与するほうが人工呼吸器装着率や再入院率が低くなることが知られています[7]．

まとめ

　過去の知見を踏まえ，GOLD のガイドラインでは，3 つの主要な症状(呼吸

困難感，喀痰量，喀痰膿性度の増加)がすべてある場合，もしくはこれらのうち喀痰膿性度の増加を含む2つの主要な症状があれば抗菌薬を投与すべきと記載されています．つまり Anthonisen 分類(244 ページ)で1型ないし2型の増悪のときに抗菌薬を使用するわけです．また，人工呼吸器を要するような重症例についても推奨しています．

その推奨を受けて現場はどうなっているかというと，ヨーロッパの病院では，GOLD ガイドラインの推奨を大きく超えて抗菌薬が過剰投与されていると報告されています[8]．日本でも，GOLD が推奨するよりも多くの COPD 急性増悪患者さんに抗菌薬が投与されていることでしょう．

抗菌薬の投与期間は5～10日間が望ましいですが，具体的なレジメンについては市中肺炎の治療に準ずると考えます．

そのため，私は外来ベースであればアモキシシリンやアモキシシリン/クラブラン酸，入院ベースであればアンピシリン/スルバクタムやセフトリアキソンを使用することが多いです．

POINT

▶ COPD 急性増悪に対する抗菌薬は，喀痰が膿性などの細菌感染症を疑う所見がある場合に用いるのが原則だが，人工呼吸器を要するような重症の増悪例にはルーチンで投与してもよい

▶ 抗菌薬のレジメンは市中肺炎の治療に準ずる

文献

1) Boggon R, et al: Variability of antibiotic prescribing in patients with chronic obstructive pulmonary disease exacerbations: a cohort study. BMC Pulm Med 13:32, 2013
2) Boersma WG: Antibiotics in acute exacerbations of COPD: the good, the bad and the ugly. Eur Respir J 40(1):1-3, 2012
3) Brusse-Keizer M, et al: Necessity of amoxicillin clavulanic acid in addition to prednisolone in mild-to-moderate COPD exacerbations. BMJ Open Respir Res 1(1):e000052, 2014
4) Anthonisen NR, et al: Antibiotic therapy in exacerbations of chronic obstructive pulmonary disease. Ann Intern Med 106(2):196-204, 1987
5) Nouira S, et al: Once daily oral ofloxacin in chronic obstructive pulmonary disease exacerbation requiring mechanical ventilation: a randomised placebo-controlled trial. Lancet 358(9298):2020-2025, 2001
6) Vollenweider DJ, et al: Antibiotics for exacerbations of chronic obstructive pulmonary disease. Cochrane Database Syst Rev 12:CD010257, 2012

7) Rothberg MB, et al: Antibiotic therapy and treatment failure in patients hospitalized for acute exacerbations of chronic obstructive pulmonary disease. JAMA 303(20):2035-2042, 2010
8) López-Campos JL, et al: Antibiotic Prescription for COPD Exacerbations Admitted to Hospital: European COPD Audit. PLoS One 10(4):e0124374, 2015

5 COPD急性増悪に対する全身性ステロイド

　「COPD急性増悪と気管支喘息発作の治療はそう大して変わらないんだよ」と私は研修医に教えていますが，その理由の1つが全身性ステロイドを使用するためです．気管支喘息ほど切れ味の良さは感じませんが，急性増悪時の末梢気道の喘鳴には非常に有効な選択肢だと考えています．

最適なステロイドの量は？

　1999年のDaviesらの研究では，プレドニゾロン30 mg/日を14日間投与する群とプラセボを投与する群を比較したところ，ステロイドによって1秒量や入院日数のアウトカムに有効であったことが報告されています[1]．同様に2003年のAaronらの研究では，プレドニゾロン40 mg/日を10日間投与するレジメンの有効性が示されています[2]．この研究は外来ベースでの研究です．つまり，今から10年以上前には，プレドニゾロン30～40 mg/日くらいの用量が妥当ではないかとすでにわかっていたわけです．

　その後の研究でもプレドニゾロンの量をランダム化比較した研究はありませんので，現時点でもGOLDのガイドラインもプレドニゾロン換算で40 mg/日の投与を推奨しています[3]．2015年のアメリカ胸部学会(ATS)で，COPD急性増悪に対する全身性ステロイドの投与量についてはエビデンスが不足しているため，大規模比較試験を実施すべきという発表した研究グループすらあったくらいです[4]．このポスター発表は複数の医師にアンケートをとったものですが，COPD急性増悪に対する全身性ステロイドの初期投与量はメチルプレドニゾロン換算で中央値120 mg/日という結果でした．

最適なステロイドの投与期間は？
～知っておきたいREDUCE試験～

　さて，COPD急性増悪に対する全身性ステロイド投与の最適量はどのく

いでしょうか。COPD 急性増悪の患者さん 271 人を全身性ステロイドおよびプラセボにランダムに割り付けた SCCOPE 試験では，治療失敗率や入院日数の軽減にステロイドが有効であったと結論づけられています[5]。この臨床試験では 2〜8 週間と非常に長い期間ステロイドが用いられています。

上述の Davies ら[1]や Aaron ら[2]の報告ではプレドニゾロン 30〜40 mg/日くらいで，やはり 10 日〜2 週間の投与期間の有効性が示されています。そのため，この時代は多くの研究者がだいたい 2 週間くらいステロイドは投与するものだと考えていたようです。

一方，同じ頃に 3 日くらいの短い期間はどうだろうか，という検証が Sayiner ら[6]によってなされましたが，結果的に 3 日間のステロイド投与よりも 10 日のほうが呼吸機能上のアウトカムを改善したという報告があり，いくらなんでも 3 日間は短いのかな，と多くの呼吸器内科医が感じていました。

以上の歴史を踏まえて，2000〜2005 年あたりの頃は COPD 急性増悪に対する全身性ステロイドについては，10〜14 日間という投与期間が 1 つの標準であったと推察されます。そのため，GOLD のガイドラインでも近年までは 10〜14 日間という期間を推奨していました。

しかしながら，2013 年に REDUCE 試験という研究が発表されました（図 89）[7]。これは，COPD 急性増悪に対する短期的な全身性ステロイド（5 日間）が非短期間（14 日間）の治療に非劣性であることを検証したものです。患者はプレドニゾロン 40 mg/日の 5 日間投与群あるいは 14 日間投与群にランダムに割り付けられました。いずれも初回ステロイド投与は静注（メチルプレドニゾロン 40 mg/日）で行い，2 回目以降は経口（プレドニゾロン 49 mg/日）で薬剤が投与されました。解析の結果，COPD 増悪のハザード比は非劣性の範囲内であったことが証明されました。つまり，この研究は COPD 急性増悪に対する全身性ステロイドは 5 日間でも問題ないと結論づけたのです。

これを受けて，GOLD のガイドラインやコクランレビューでも COPD 急性増悪に対する全身性ステロイドの投与期間は 5 日でよいだろうと記載しています[3, 8]。

まとめ

現時点ではプレドニゾロン 40 mg/日を 5 日間投与する，というのが標準治

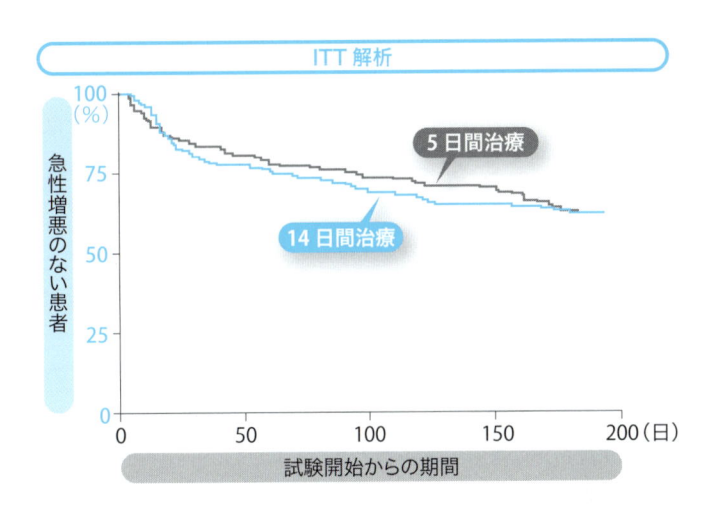

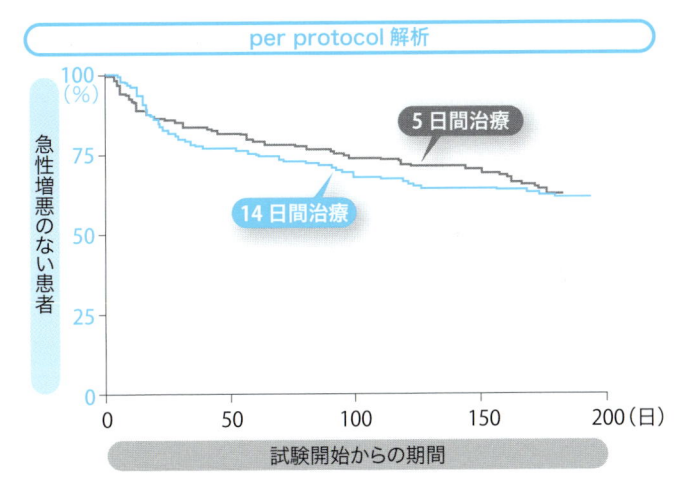

図89 COPD急性増悪に対する短期および長期ステロイド投与の比較

〔Leuppi JD, et al: Short-term vs conventional glucocorticoid therapy in acute exacerbations of chronic obstructive pulmonary disease: the REDUCE randomized clinical trial. JAMA 309(21):2223-2231, 2013 より〕

療でよさそうです。

　ちなみに，COPD急性増悪において気管支喘息発作と同様に，経口と点滴静注のいずれであっても全身性ステロイドの効果に差はないとされています[9]。そのため，急性増悪を起こしたのちにすぐに病院を受診できない患者さんには，

プレドニン®（5 mg錠）を1日当たり4〜6錠持参させて，増悪時には家でプレドニン®を2〜3日間内服するよう指導することもあります．もちろん，できるだけ早めに病院に来ていただきますが，気管支喘息発作のときにはこうしたプレドニン®を持参させる戦略を組むこともあります．COPD急性増悪ではあまりやってませんねえ…．

日本はまだ医療アクセスが良いほうですが，僻地の場合は病院受診まで時間がかかってしまうことがあり，こうした予防戦略が認められてもよいかなと思います[10]．

なお，ICUに入室するような重症例に対して，全身性ステロイドの投与はその後のアウトカムまで変えてしまうほどの効果はないとされています[11]．全身管理のほうがはるかに重要，ということですね．

POINT
▶ COPD急性増悪に対する全身性ステロイドは，プレドニゾロン40 mg/日を5日間投与するのが標準治療である

ステップアップCOPD アルコール摂取によってCOPD急性増悪は増えるか

お酒を毎日飲んでいるような人って，なんとなくCOPD急性増悪が多いような気がしませんか．え？ 偏見？

ところがどっこい，過去の報告では，アルコールの摂取が増えてもCOPD急性増悪とはさほど関連性がないことが示されています[12, 13]．ただし，気管支喘息の場合はアルコールの摂取によって容易に発作になりやすいことが知られているので，注意が必要ですよ！

文献

1) Davies L, et al: Oral corticosteroids in patients admitted to hospital with exacerbations of chronic obstructive pulmonary disease: a prospective randomised controlled trial. Lancet 354(9177):456-460, 1999
2) Aaron SD, et al: Outpatient oral prednisone after emergency treatment of chronic obstructive pulmonary disease. N Engl J Med 348(26):2618-2625, 2003
3) Global Strategy for Diagnosis, Management, and Prevention of COPD-2016. December 2015
 (http://www.goldcopd.org/uploads/users/files/GOLD_Report%202016.pdf)

4) Kiser TH, et al: Corticosteroid Dosing for Acute Exacerbations of Chronic Obstructive Pulmonary Disease Requiring Ventilatory Support. ATS2015, B23, Poster Discussion Session
5) Niewoehner DE, et al: Effect of systemic glucocorticoids on exacerbations of chronic obstructive pulmonary disease. Department of Veterans Affairs Cooperative Study Group. N Engl J Med 340(25):1941-1947, 1999
6) Sayiner A, et al: Systemic glucocorticoids in severe exacerbations of COPD. Chest 119(3):726-730, 2001
7) Leuppi JD, et al: Short-term vs conventional glucocorticoid therapy in acute exacerbations of chronic obstructive pulmonary disease: the REDUCE randomized clinical trial. JAMA 309(21):2223-2231, 2013
8) Walters JA, et al: Different durations of corticosteroid therapy for exacerbations of chronic obstructive pulmonary disease. Cochrane Database Syst Rev 12:CD006897, 2014
9) de Jong YP, et al: Oral or IV prednisolone in the treatment of COPD exacerbations: a randomized, controlled, double-blind study. Chest 132(6):1741-1747, 2007
10) Bassir L, et al: Sicker from the start: copd exacerbation and distance to hospital. Emerg Med J 32(5):e7, 2015
11) Abroug F, et al: Systemic corticosteroids in acute exacerbation of COPD: a meta-analysis of controlled studies with emphasis on ICU patients. Ann Intensive Care 4:32, 2014
12) Greene CC, et al: The association between alcohol consumption and risk of COPD exacerbation in a veteran population. Chest 134(4):761-767, 2008
13) Wetherbee EE, et al: Self-reported alcohol intake and risk of acute exacerbations of chronic obstructive pulmonary disease: a prospective cohort study. Int J Chron Obstruct Pulmon Dis 10:1363-1370, 2015

6 COPD急性増悪に対する酸素療法
～SpO₂ はどのくらいを目安に？～

🫁 COPD急性増悪は救急車で搬送されることが多い

　COPD急性増悪の典型例の場合，あまりにもしんどいので救急車を要請することが多いです．私がこれまで入院で受け持った急性増悪の患者さんの多くはウォークインではなく，救急搬送例でした．
　COPDの患者さんが救急搬送される場合，以下のような原因が多いと思います（**表33**）．多くの搬送例においてSpO₂低下と呼吸困難感があります．

🫁 SpO₂ のコントロールはやや低めを意識する

　COPDや気管支喘息などの閉塞性肺疾患でCO_2ナルコーシスに陥った患者さんに大量の酸素投与を行うと，高二酸化炭素血症の増悪だけでなく，呼吸不全の増悪やさらなる意識レベルの低下を引き起こすことが知られています．そのため，COPD急性増悪の患者さんでは酸素投与をできるだけ控えたほうがよいでしょう．

表33　COPDの患者さんが救急要請する状況

病態	共通所見	特徴的な所見
低酸素血症 ・酸素流量が不足している場合 ・酸素濃縮器やカニューラの異常	・パルスオキシメータでSpO₂が低下 ・呼吸困難感がある	・救急車内で酸素を開始すると急激にSpO₂が上昇
COPD急性増悪 ・感冒や肺炎などの感染症の併発 ・旅行などの身体的ストレス		・前胸部にwheezesを聴取 ・発熱・膿性痰などの感染徴候
II型呼吸不全（CO_2ナルコーシス）		・意識レベル低下
気胸の併発		・一側の呼吸音の減弱 ・胸痛
循環器疾患の併発 ・心不全 ・二次性肺高血圧症 ・肺血栓塞栓症，急性冠症候群		・前胸部にcoarse cracklesを聴取 ・下腿浮腫 ・胸痛

COPD の患者さんでは SpO_2 を 90〜93%，あるいは動脈血酸素分圧（PaO_2）を 60〜70 mmHg と少し低めでコントロールしたほうがよいとされています[1]。また，救急車で搬送するときに SpO_2 を 88〜92% とやや低めに維持することで，患者さんの死亡率を下げたという報告もあるくらいです[2]。そのため，SpO_2 は 100% を目指すのではなく，低めに維持することを心がけてください。特に SpO_2 は 100% がベストなどということは絶対にありません。"下げられる酸素は下げる"。この鉄則は COPD 診療において非常に重要なので肝に銘じておいてください。GOLD のガイドラインでは SpO_2 のコントロールは 88〜92% でよいと記載されています[3]。

意識レベルの低下した重度の COPD 急性増悪の患者さんに対してリザーバーマスクで酸素を開始すると，とんでもない事態になることがありますので注意してください。ただし，いくら CO_2 ナルコーシスだからといっても，酸

表 34 酸素流量と吸入酸素濃度

吸入デバイス	100% 酸素流量（L/分）	吸入酸素濃度の目安（%）
鼻カニューラ （酸素濃度 [%]＝20+4x） x＝酸素流量（L/分）	1	24
	2	28
	3	32
	4	36
	5	40
	6	44
酸素マスク	5〜6	40
	6〜7	50
	7〜8	60
リザーバー付き鼻カニューラ （オキシマイザー）	0.5	30
	1.5	35
	2	40
	3	55
	5	75
	6	85
	7	95
リザーバー付き酸素マスク （酸素濃度 [%]＝10x） x＝酸素流量（L/分）	6	60
	7	70
	8	80
	9	90
	10	99

素を絞りすぎて患者さんを低酸素サイドに置いておくことも害になります。

各酸素吸入デバイスと吸入酸素濃度を**表34**にまとめておきます。鼻カニューラの20+4xの式と，リザーバー付き酸素マスクの10xの式は覚えておいたほうがよいです。

無理に粘らず，NPPVの導入を検討

当院では，NPPVはレスピロニクスV60（フィリップス社）という機種を使用していますが，どのNPPVであってもそれなりに準備とスペースが必要です。そのため，大部屋の患者さんがCOPD急性増悪を起こしたときにNPPVの導入を躊躇してしまうこともあるかもしれませんが，「こりゃイカン」と思ったら，早めにNPPVを導入してください。

具体的な「こりゃイカン」については次項で述べます。

POINT

▶ COPD急性増悪に対する酸素投与はSpO$_2$ 88～92%を目標にコントロールする

▶ 呼吸促迫感が強いときや，動脈血液ガス分析で呼吸性アシドーシスを伴うII型呼吸不全があるときは，NPPVの使用を早期に考慮する

文献
1) Celli BR, et al: Standards for the diagnosis and treatment of patients with COPD: a summary of the ATS/ERS position paper. Eur Respir J 23(6):932-946, 2004
2) Austin MA, et al: Effect of high flow oxygen on mortality in chronic obstructive pulmonary disease patients in prehospital setting: randomised controlled trial. BMJ 341:c5462, 2010
3) Global Strategy for Diagnosis, Management, and Prevention of COPD. January 2015 (http://www.goldcopd.org/uploads/users/files/GOLD_Report_2015_Feb18.pdf)

第 II 部 COPDの治療

7 COPD急性増悪に対する非侵襲的陽圧換気療法

COPD急性増悪における非侵襲的陽圧換気療法（NPPV）の適応（急性期）

　日本のCOPDのガイドラインにおけるNPPVの適応基準は**表35**のとおりです[1]。

　非常にざっくりしていますが，現場では「こりゃイカン」と思ったときに導入することが多いです。私たち呼吸器内科医がゾっとするのは，やはり$PaCO_2$が極端に高くpHが極端の低い呼吸不全です。それに加えて患者さんの全身状態から総合判断して「こりゃイカン」と感じるわけです。

　とはいえ，さすがに呼吸停止や循環動態が不安定なケースでは挿管・人工呼吸管理を考慮します。また，COPD急性増悪で喀痰が非常に多いときも，NPPVではなく挿管を考慮します。溺れるような喀痰を呈した患者さんにNPPVを装着するのは禁忌と考えてください。

　具体的なNPPVの設定は教科書によって違いますが，個人的によく使用する設定を**表36**に記載します。COPD急性増悪時にはまずこの設定で開始します。吸気圧（IPAP）については体格によって異なるのですが，おおむね8〜10 cmH_2Oに設定することが多いです。呼気圧（EPAP）が4 cmH_2Oを下回るとCO_2を再呼吸するリスクがあるため，最低でも4 cmH_2Oかけるようにします。

　酸素化が悪い場合は，EPAPを上げたり，酸素流量・吸入酸素濃度（FiO_2）

表35　NPPVの適応基準（2項目以上満たす場合に適応）

・呼吸補助筋の使用，奇異性呼吸を伴う呼吸困難
・pH＜7.35かつ$PaCO_2$＞45 Torrを満たす呼吸性アシドーシス
・呼吸回数＞25回/分

〔日本呼吸器学会COPDガイドライン第4版作成委員会（編）：COPD診断と治療のためのガイドライン. 第4版, p113, メディカルレビュー社, 2013より〕

表36 COPD 急性増悪に対する NPPV 導入の設定例

- モード：S/T
- IPAP：8〜10 cmH$_2$O
- EPAP：4〜6 cmH$_2$O
- 吸入酸素濃度（FiO$_2$）：0.4〜0.6
- 呼吸回数：12 回/分
- 吸気トリガーはオートトリガーしない程度に
- 呼気トリガーは鋭敏に設定
- 吸気時間：1.2 秒
- Rise Time：0.05〜0.1 秒

→初期導入時の目標：PaCO$_2$ を 5〜10 mmHg 程度低下させること，意識レベルを改善させること

表37 鼻マスクと口鼻マスクの比較

項目	鼻マスク	口鼻マスク
快適さ	＋＋＋	＋＋
閉塞感	＋	＋＋
再呼吸	＋	＋＋
PaCO$_2$ 減少効果	＋	＋＋
喀痰排出が可能	＋＋	＋
会話が可能	＋＋	＋
食事が可能	＋	－
鼻閉があっても機能する	－	＋

〔Liesching T, et al: Acute applications of noninvasive positive pressure ventilation. Chest 124(2):699-713, 2003 より〕

を上げます。PaCO$_2$ が下がらない場合，IPAP を上げる・EPAP を下げる・バックアップ換気数を増やすなどの対処を行います。S/T モードでも同調性が悪いときは，EPAP を上げたり，トリガーを鋭敏に設定したりすることが望ましいです。あるいは，むしろ T モードのほうが良好のこともあります。

　総合的には口鼻マスクが望ましいとされていますので，第一選択では口鼻マスクを選択します（**表37**）[2]。呼吸生理学的に最も好ましいのはトータルフェイスマスクですが[3]，顔全体がマスクで覆われてしまい，患者さんの QOL に対する制約が大きいため，現場ではそこまで頻繁に用いられていません。

　また，もともと義歯をつけている患者さんの場合，頬がこけてしまいマスクからリークが大きくなることがあります。義歯をつけた状態で NPPV を装着

してもらうとリークが減るので，一度お試しあれ．頬の隙間にガーゼなどを挟む技もあります．

COPD 急性増悪における NPPV のエビデンス

14 のランダム化比較試験を組み込んだメタアナリシスでは，COPD 急性増悪に対する NPPV の使用は，NPPV を用いない治療と比較して死亡率や挿管率を半減させる効果があるとされています（図 90）[4]．

急性期は NPPV も挿管・人工呼吸管理も有効な選択肢ですが，長期アウトカムについてはどちらが良いかというコンセンサスはまだありません．COPD 急性増悪に対して挿管・人工呼吸管理を行った群と NPPV を行った群を比較した臨床試験がありますが，これによれば，1 年後までの再入院率は

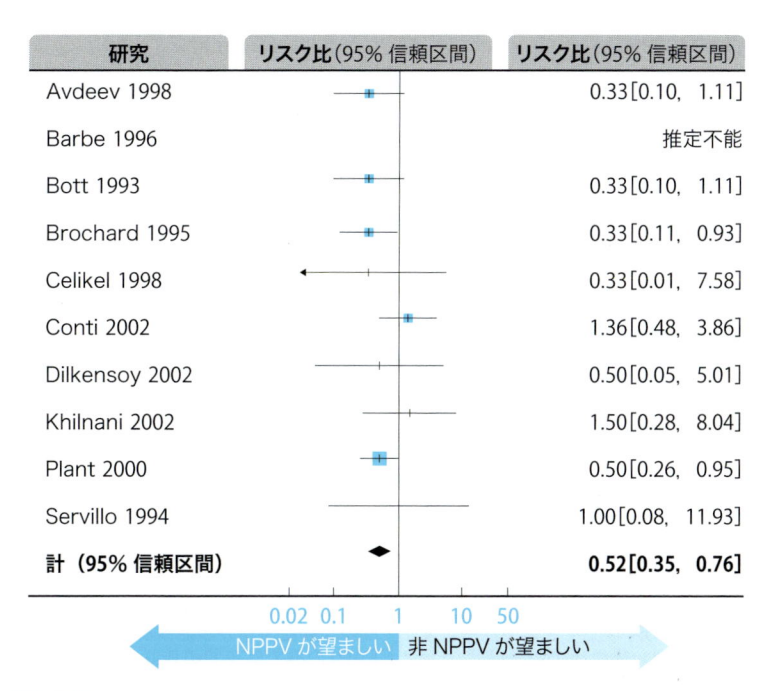

研究	リスク比（95% 信頼区間）	リスク比（95% 信頼区間）
Avdeev 1998		0.33 [0.10, 1.11]
Barbe 1996		推定不能
Bott 1993		0.33 [0.10, 1.11]
Brochard 1995		0.33 [0.11, 0.93]
Celikel 1998		0.33 [0.01, 7.58]
Conti 2002		1.36 [0.48, 3.86]
Dilkensoy 2002		0.50 [0.05, 5.01]
Khilnani 2002		1.50 [0.28, 8.04]
Plant 2000		0.50 [0.26, 0.95]
Servillo 1994		1.00 [0.08, 11.93]
計（95% 信頼区間）		0.52 [0.35, 0.76]

0.02　0.1　　1　　10　50
　　NPPV が望ましい　　非 NPPV が望ましい

図 90 COPD 急性増悪における NPPV の死亡率に対する効果

〔Ram FS, et al: Non-invasive positive pressure ventilation for treatment of respiratory failure due to exacerbations of chronic obstructive pulmonary disease. Cochrane Databases Sys Rev (1): CD004104, 2004 より〕

NPPVのほうが少なかったという結果でした[5]。

NPPVはれっきとした人工呼吸器ですが，挿管を希望しない高齢者の患者さんであってもNPPVまでは希望すると言う人がいます。厳しい病状説明を行うことが多いですが，超高齢者であってもNPPVでCOPD急性増悪を乗り切れる患者さんは結構たくさんいます[6]。ただし，308ページに示すように，COPDの患者さんはある段階で終末期についての話をしておくべきだと私は考えます。

NPPVは初期設定まで下げていき，FiO_2が0.3でPaO_2，$PaCO_2$が正常化していれば離脱可能と考えます。on-off法（少しずつ外す時間を増やす）でウィーニングしていくことが多いですが，定まったウィーニング法はありません。少しずつウィーニングする方法と一気にオフにする方法を比較した研究がありますが，両者に差はありませんでした[7]。

COPDにおけるNPPVの導入基準（慢性期）

COPDの慢性期の患者さんでもNPPVを在宅で使用するケースがあります。具体的な患者選択基準はガイドラインで以下のように定められています（表38）[8]。

表38 COPDにおける在宅NPPVの患者選択基準

❶あるいは❷に示すような自・他覚症状があり，❸の(a)〜(c)いずれかを満たす場合

❶呼吸困難，起床時の頭痛・頭重感，過度の眠気などの自覚症状がある
❷体重増加・頸静脈の怒張・下肢の浮腫などの肺性心の徴候
❸(a) $PaCO_2 ≧ 55$ Torr
　　　$PaCO_2$の評価は，酸素吸入症例では，処方流量下の酸素吸入時の$PaCO_2$，酸素吸入をしていない症例の場合，室内気下で評価する
　(b) $PaCO_2 < 55$ Torrであるが，夜間の低換気による低酸素血症を認める症例。夜間の酸素処方流量下に終夜睡眠ポリソムノグラフィ（PSG），あるいはSpO_2モニターを実施し，$SpO_2 < 90\%$が5分間以上継続するか，あるいは全体の10％以上を占める症例。また，閉塞型睡眠時無呼吸症候群（OSAS）合併症例で，経鼻持続陽圧呼吸（nasal CPAP）のみでは夜間の無呼吸，自覚症状が改善しない症例
　(c) 安定期で$PaCO_2 < 55$ Torrであるが，高二酸化炭素血症を伴う急性増悪入院を繰り返す症例

〔日本呼吸器学会NPPVガイドライン作成委員会（編）：NPPV（非侵襲的陽圧換気療法）ガイドライン．改訂第2版，p122，南江堂，2015より〕

慢性期の NPPV の使用は，1 年後の生存率を改善させる効果があるため[9]，選択基準に該当する COPD 患者さんには在宅酸素療法ではなく，在宅 NPPV の使用を勧めることがあります．在宅 NPPV の患者データを病院側がオンラインで管理をして早期の異常を検出することができれば，将来的に COPD 急性増悪を事前に予見できる時代がくるかもしれません[10]．

実際に管理する場合，$PaCO_2$ をいかに安定させるかが鍵になります．$PaCO_2$ の変動が激しかったり，下がりにくいケースでは長期 NPPV の継続は困難と考えられます[11]．

POINT

▶ COPD 急性増悪に対する NPPV は死亡率や挿管率を減少させる
▶ NPPV の具体的な設定を 1 つ覚えておくとよい
▶ 慢性期の COPD に対する NPPV は 1 年後の生存率を改善する

文献

1) 日本呼吸器学会 COPD ガイドライン第 4 版作成委員会（編）：COPD 診断と治療のためのガイドライン．第 4 版，メディカルレビュー社，2013
2) Liesching T, et al: Acute applications of noninvasive positive pressure ventilation. Chest 124(2):699-713, 2003
3) Ozsancak A, et al: Evaluation of the total face mask for noninvasive ventilation to treat acute respiratory failure. Chest 139(5):1034-1041, 2011
4) Ram FS, et al: Non-invasive positive pressure ventilation for treatment of respiratory failure due to exacerbations of chronic obstructive pulmonary disease. Cochrane Database Syst Rev (1): CD004104, 2004
5) Conti G, et al: Noninvasive vs. conventional mechanical ventilation in patients with chronic obstructive pulmonary disease after failure of medical treatment in the ward: a randomized trial. Intensive Care Med 28(12):1701-1707, 2002
6) Nicolini A, et al: The use of non-invasive ventilation in very old patients with hypercapnic acute respiratory failure because of COPD exacerbation. Int J Clin Pract 68(12):1523-1529, 2014
7) Lun CT, et al: A pilot randomized study comparing two methods of non-invasive ventilation withdrawal after acute respiratory failure in chronic obstructive pulmonary disease. Respirology 18(5):814-819, 2013
8) 日本呼吸器学会 NPPV ガイドライン作成委員会（編）：NPPV（非侵襲的陽圧換気療法）ガイドライン．改訂第 2 版，p122，南江堂，2015
9) Köhnlein T, et al: Non-invasive positive pressure ventilation for the treatment of severe stable chronic obstructive pulmonary disease: a prospective, multicentre, randomised, controlled clinical trial. Lancet Respir Med 2(9):698-705, 2014
10) Borel JC, et al: Parameters recorded by software of non-invasive ventilators predict COPD exacerbation: a proof-of-concept study. Thorax 70(3):284-285, 2015
11) Tsuboi T, et al: The Importance of Stabilizing $PaCO_2$ during Long-term Non-invasive Ventilation in Subjects with COPD. Intern Med 54(10):1193-1198, 2015

第III部

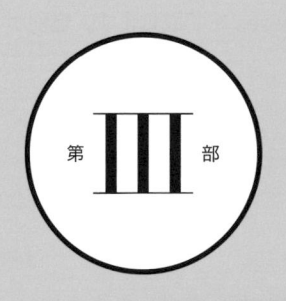

ちょっと知りたい
COPDの実臨床

1 COPD急性増悪と喘息発作の鑑別をどうする？

病歴から判断する
～痩せ型のおじいさんがwheezesを呈していたら？～

　COPD急性増悪と喘息発作は，急性〜亜急性に進行する呼吸困難感が主症状で，いずれも聴診でwheezesを聴取します。鑑別ポイントは**表1**に詳しく記載します。簡単に言うと，
　「痩せ型のおじいさんがwheezesを呈していたらCOPD急性増悪」
　「若い患者さんが明け方にwheezesを呈していたら喘息発作」
という感じでアタリをつけることは可能です。もちろん，外れることもあります。

表1 喘息発作とCOPD急性増悪の違い

	喘息発作	COPD急性増悪
発症時間帯	夜間〜明け方の発症が多い[1] （夜間は副交感神経優位，コルチゾル低下）	時間を問わず発症する
原因	ストレス[2]，アレルゲンの曝露（花粉・掃除[3]・引越など），運動[4]，飲酒[5]，妊娠[6,7]など	感染症が多い （細菌感染症・ウイルス感染症）
喫煙歴	さまざま	必ずある （α_1アンチトリプシン欠損症はきわめてまれ）
男女比	やや女性に多い（成人の場合）[8]	圧倒的に男性に多い
年齢	若年層が多い	高齢者が多い
$PaCO_2$上昇	少ない	よくある
体型	特徴的なものはないが，痩せ型は少ない	痩せ型，胸鎖乳突筋発達，樽状胸[9]，気管短縮[10]
既往歴	・過去に「気管支喘息」と言われていることが多い（ただし成人喘息の多くは成人発症[11]） ・鼻茸合併例がある（鼻茸は特にアスピリン喘息を疑う[12]）	

検査から判断する　〜胸部 CT が一番か〜

　喘息発作の診断のゴールドスタンダードは気道可逆性試験（32 ページ）ですが，発作中にうまく気道可逆性試験なんてできないことがほとんどです。また，呼気一酸化窒素（FeNO）を測定することで好酸球性炎症かそうでないかを鑑別することもできるかもしれませんが，やはりこの検査も長時間息を吐き続けなければならないため，救急の現場ではあまり役に立ちません。

　基礎疾患に気管支喘息か COPD のどちらを有しているかを客観的に知るには，胸部 CT がベストかつ簡便な選択肢だと考えます。急性増悪を起こして来院する COPD の患者さんの多くは胸部 CT において気腫性病変が複数同定されるからです。もちろん，ACOS（45 ページ）という両者が合併している状態も存在しますので，気腫肺イコール COPD と簡単に片づけられるものではありませんが…。

　また，"心臓喘息" の存在は忘れてはいけません。循環器疾患の患者さんが wheezes を呈してくることはそこまで多くないのですが，急性発症の場合，急性冠症候群や心不全の除外が必須になります。心不全の患者さんはピークフローが喘息発作や COPD 急性増悪ほど低下していないため，来院時にまずピークフローを実施してもらってもよいかもしれません[13]。ただ，高齢になればなるほどピークフローはまったくアテにならなくなるので，「この人は全力を出して測定できそうだ」と思う患者さんにしか私は使いません。

鑑別できなくても治療内容は大きく変わらない

　Anthonisen 分類の 1 型・2 型増悪に対して抗菌薬を用いる場合がありますが，COPD 急性増悪と喘息発作の治療はほぼ同じと考えてよいです。酸素療法，SABA の吸入，全身性ステロイドの投与がメインストリームになります。そのため，両者の鑑別が困難な場合，両方とも一気に治療してしまうのも 1 つの手かもしれません。具体的な初期対応については 249 ページに記載したとおりです。

　落ち着いたのち，COPD なのか気管支喘息なのか調べるという戦略もアリです。

POINT

▶ COPD 急性増悪と喘息発作を鑑別するうえで，問診と身体所見は非常に重要である
▶ 胸部 CT で気腫肺が同定されれば，COPD 急性増悪の可能性が高くなる
▶ 心臓喘息を見逃さないようにする
▶ 両者の鑑別が困難であれば，初期治療を導入してしまう

文献

1) Sistek D, et al: Clinical diagnosis of current asthma: predictive value of respiratory symptoms in the SAPALDIA study. Swiss Study on Air Pollution and Lung Diseases in Adults. Eur Respir J 17(2):214-219, 2001
2) Busse WW, et al: NHLBI Workshop summary. Stress and asthma. Am J Respir Crit Care Med 151(1):249-252, 1995
3) Vizcaya D, et al: Cleaning products and short-term respiratory effects among female cleaners with asthma. Occup Environ Med 72(11):757-763, 2015
4) King CS, et al: Clinical asthma syndromes and important asthma mimics. Respir Care 53(5):568-580; discussion 580-582, 2008
5) Shimoda T, et al: Investigation of the mechanism of alcohol-induced bronchial asthma. J Allergy Clin Immunol 97(1 Pt 1):74-84, 1996
6) Tan KS, et al: Asthma in pregnancy. Am J Med 109(9):727-733, 2000
7) Rey E, et al: Asthma in pregnancy. BMJ 334(7593):582-585, 2007
8) Chen W, et al: Gender difference, sex hormones, and immediate type hypersensitivity reactions. Allergy 63(11):1418-1427, 2008
9) Holleman DR Jr, et al: Does the clinical examination predict airflow limitation? JAMA 273(4):313-319, 1995
10) Straus SE, et al: The accuracy of patient history, wheezing, and laryngeal measurements in diagnosing obstructive airway disease. CARE-COAD1 Group. Clinical Assessment of the Reliability of the Examination-Chronic Obstructive Airways Disease. JAMA 283(14):1853-1857, 2000
11) Burrows B, et al: Characteristics of asthma among elderly adults in a sample of the general population. Chest 100(4):935-942, 1991
12) Szczeklik A, et al: Natural history of aspirin-induced asthma. AIANE Investigators. European Network on Aspirin-Induced Asthma. Eur Respir J 16(3):432-436, 2000
13) McNamara RM, et al: Utility of the peak expiratory flow rate in the differentiation of acute dyspnea. Cardiac vs pulmonary origin. Chest 101(1):129-132, 1992

2 在宅酸素療法が必要だが、禁煙できない

在宅酸素療法（HOT）中の喫煙による死亡例

　HOTを導入する患者さんの多くはCOPDが基礎疾患にありますので、喫煙中の人も当然含まれます。多くの患者さんは必要性を説明すれば禁煙してくれますが、一部の患者さんは「わかったもうやめる」と言いながらも"減煙"しつつ継続喫煙していることがあります。HOT中の患者さんが喫煙をすると、火災のリスクが上がります。当然です。火に酸素を注げば火力は倍増するわけですから。火災が起これば熱傷や焼死のリスクも上がります。そのため、HOTを導入するときは何が何でも禁煙を指導しなければなりません。

　一般社団法人日本・産業医療ガス協会の調査では、2003（平成15）〜2014（平成26）年11月末までの間に、HOTを実施している患者宅で発生した火災による重篤な健康被害の事例は、52件にのぼるとされています。その52件のうち、喫煙が原因と思われる患者さんは21人にものぼります（表2）。そのほとんどが焼死しています。

どうしても禁煙してくれない患者さんがいたら？

　厚生労働省は「在宅酸素療法を受けている患者やその家族等にご注意いただきたい事項」として以下の提言をしています。

1) 高濃度の酸素を吸入中に、たばこ等の火気を近づけるとチューブや衣服等に引火し、重度の火傷や住宅の火災の原因となります。
2) 酸素濃縮装置等の使用中は、装置の周囲2m以内には、火気を置かないで下さい。特に酸素吸入中には、たばこを絶対に吸わないで下さい。
3) 火気の取扱いに注意し、取扱説明書どおりに正しく使用すれば、酸素が原因でチューブや衣服等が燃えたり、火災になることはありませんので、過度に恐れることなく、医師の指示どおりに酸素を吸入して下さい。

表2 重篤な健康被害事例のうち喫煙によるもの（日本産業・医療ガス協会 医療ガス部門まとめ［2014（平成26）年11月末時点］）

発生年月	場所	年齢(性別)	被害状況	原因(推定含)
2003（平成15）年12月	静岡県	70代(男)	死亡(焼死)	喫煙
2005（平成17）年2月	栃木県	70代(男)	死亡	喫煙
2005（平成17）年3月	広島県	60代(男)	死亡(焼死)	喫煙(寝タバコ)
2005（平成17）年7月	兵庫県	60代(男)	死亡(焼死)	喫煙
2005（平成17）年11月	広島県	70代(男)	死亡(焼死)	(不明：寝タバコか)
2006（平成18）年5月	東京都	80代(男)	死亡(火傷)	煙草の不始末
2006（平成18）年8月	京都府	80代(女)	死亡(一酸化炭素中毒)	喫煙(寝タバコ)
2006（平成18）年8月	兵庫県	60代(女)	重症(火傷)→死亡	喫煙
2006（平成18）年10月	京都府	70代(男)	死亡(焼死)	喫煙
2007（平成19）年3月	長野県	50代(男)	死亡(焼死)	喫煙
2007（平成19）年5月	兵庫県	80代(女)	重症(顔火傷)	喫煙
2007（平成19）年11月	福島県	80代(男)	死亡	喫煙
2008（平成20）年3月	山口県	70代(女)	死亡	喫煙
2009（平成21）年2月	鹿児島県	50代(男)	死亡(焼死)	喫煙
2009（平成21）年10月	京都府	80代(男)	死亡(焼死)	喫煙
2010（平成22）年1月	大阪府	80代(男)	重症(火傷)→死亡	喫煙
2010（平成22）年9月	神奈川県	60代(男)	死亡(焼死)	(不明：煙草の不始末か)
2011（平成23）年1月	大阪府	40代(女)	死亡	(不明：喫煙か)
2011（平成23）年4月	長野県	70代(男)	死亡(焼死)	煙草の不始末
2011（平成23）年4月	岡山県	60代(男)	死亡(焼死)	煙草の不始末
2012（平成24）年6月	岡山県	80代(男)	死亡	喫煙
2012（平成24）年11月	大阪府	60代(男)	死亡(焼死)	(不明：喫煙か)
2014（平成26）年8月	大阪府	80代(男)	死亡	喫煙
2014（平成26）年10月	東京都	70代(男)	死亡	喫煙

〔厚生労働省：在宅酸素療法における火気の取扱いについて（http://www.mhlw.go.jp/stf/houdou/2r98520000003m15_1.html）より一部改変〕

この提言に基づいて患者さんに説明をしても，どうしても禁煙できない患者さんがいます．もちろん禁煙外来を勧めたり，家族に協力してもらったりいろいろ工夫をするわけですが，それでもたばこをやめてくれない．その場合は，喫煙を継続のまま酸素療法をするリスクと，酸素療法をしないリスクのバランスを考えざるをえません．

　HOTを導入しないと短期的な生命予後に影響する場合，喫煙による熱傷・焼死のリスクがあることを説明のうえ，誓約書を取っておいたほうがよいかもしれません．

　HOTを導入しないリスクより火災のリスクが高い場合は危険なので，病院としてHOTを導入しない選択もあります．その場合は，「喫煙の危険性を説明したものの禁煙ができないため，熱傷・焼死のリスクを考えHOTを導入しないこととする」と診療録に明記することが肝要になります．

　ちなみに各業者の酸素濃縮器には，火気を検知すると自動的に停止するシステムが導入されていることが多いです．

POINT

▶ HOT中の喫煙による事故では焼死が多い
▶ 病院としては最大限説明と対策を講じるべきであるが，どうしても協力が得られない場合には誓約書を取ったり，診療録の記載を確実にすることが肝要である

3 不整脈のある COPD 患者さんに β₂ 刺激薬を処方してもよいか

吸入薬でも頻脈になる

β₂ 刺激薬を使用すると，頻脈を誘発するリスクが高くなるのは薬理作用上当然のことですが，それが臨床上問題になるのかならないのか，というのは呼吸器内科医にとって非常に重要なことです．SABA を何度も吸入すると「ドキドキする」，「手が震える」と言う患者さんは多く，いくら吸入薬といえども，全身性に影響を与えることがあるのは知っておかなければなりません．

COPD の診療で最も不整脈に困るのは，COPD 急性増悪時です．

COPD 急性増悪時の不整脈といえば？

69 人の夜間酸素療法を受けた患者さんのうち，無症候性の心室性不整脈については予後に影響を与えなかったという報告がありますが[1]，COPD 急性増悪で入院した患者が MAT（Multifocal Atrial Tachycardia，多源性心房頻拍）を呈した場合には，院内死亡率を 46% にまで上昇させる可能性があります[2]．私も MAT が出現するとちょっとイヤだなと思っているのは，重症の COPD 急性増悪に合併するケースが多いからです．予後不良の未来を心電図で直視している気になります．

COPD 急性増悪で多い不整脈は何かと問われると，やはりこの MAT で，全体の 17% を占めます[3]．ただ，テオフィリンやオールドファッションの β 刺激薬がガンガン使われていた時代の話であって，現在では COPD 急性増悪の患者さんの多くが MAT を呈するわけではありません．ちなみに，MAT は心房細動と同じく，R-R 間隔は完全に不規則ですが，形・向きがさまざまな P 波が存在するのが特徴的です（表 3，図 1）[4]．病棟のモニター心電図では心房細動と間違えられることが多いです．

MAT と鑑別が難しいことがあるのですが，発作性心房細動もやはり多いです．これは COPD 急性増悪における不整脈の 8% を占める不整脈です[5]．

表3 MATの診断

1. 形の異なるP波が3種類以上ある（主となるP波は存在しない）
2. PP/PR/RR間隔が変動
3. 不規則で不整な頻脈

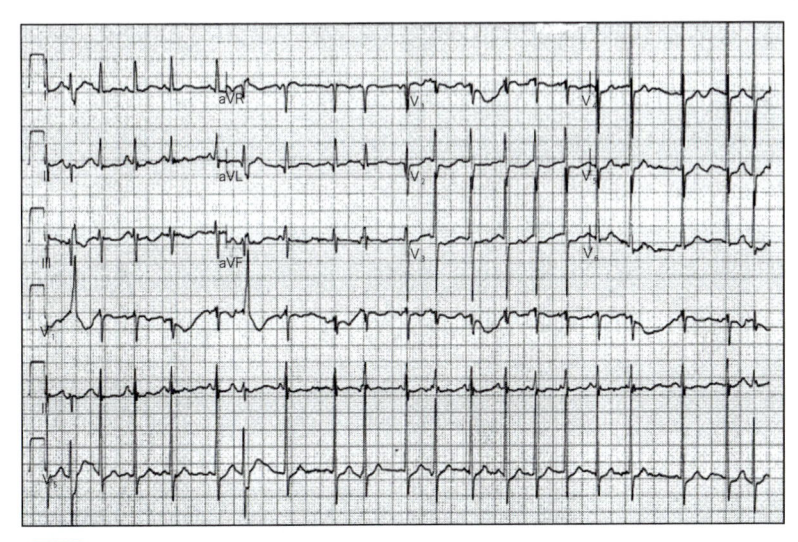

図1 MATの心電図波形

〔Kim LK, et al: Development of multifocal atrial tachycardia in patient using aminophylline - A case report-. Korean J Anesthesiol 59: Suppl S. 77-81, 2010 より〕

安定期COPDの患者さんではどの不整脈もだいたい2倍，死亡リスクも高い

COPDと診断された患者さんで3,000人以上にホルター心電図を装着した研究がありますが，これによれば，COPDの患者さんは心房細動・粗動（23% vs 11%），非持続性心室頻拍（13% vs 6%），持続性心室頻拍（1.6% vs 0.9%）とCOPDのない患者さんのおおよそ2倍の不整脈を有することが明らかになっています[6]。有名なCopenhagen City Heart Studyにおいても，5年のフォローアップで心房細動の頻度はCOPD患者さんは非COPD患者さんの2倍の発症率とされています[7]。

COPDの患者さんに多い高二酸化炭素血症は血中のノルアドレナリンを増加させるといわれており，これが不整脈の引き金になることがあるようです[8]。

2015年のアメリカ胸部学会（ATS）で発表されたARISTOTLE試験によれば，心房細動を合併しているCOPDの患者さんは，総死亡リスク（ハザード比1.54，95％信頼区間1.31〜1.82），心臓血管系疾患による死亡リスク（ハザード比1.35，95％信頼区間1.06〜1.71）が有意に高かったそうです[9]。

安定期COPDに対するSABA

さて本題に入ります。安定期の落ち着いたCOPDの患者さんでGOLD I〜II期の軽症の場合，SABAを処方することがあるかもしれません。たとえば基礎疾患に心房細動などの不整脈がある場合，SABAを処方しても大丈夫なのでしょうか。SABAの添付文書上は不整脈を有する患者さんに対して禁忌ではなく，慎重投与となっています。

β刺激薬ですから，SABAの処方によってCOPD患者さんの脈拍は上がる方向に働きます[10]。うん，そりゃそうだ。33のランダム化比較試験を組み込んだメタアナリシスでは，COPDに対するβ_2刺激薬の使用は洞性頻脈のリスクを上昇させるものの（オッズ比3.06，95％信頼区間1.7〜5.5），有意な心血管系イベントまでは増加させないとされています[11]。1回のSABA吸入によって起こる頻脈は，だいたい9回/分の増加といわれています。

では，落ち着いた心房細動であれば大丈夫かというとその保証はできません。私は安定期COPDの患者さんにSABAを処方することはほとんどありませんので，不整脈を有する患者さんにSABAを安易に処方することには反対です。特に高齢者の場合，症状が良くならないということで複数回吸入してしまうことがザラにあるわけですから。

ちなみに，チョコレートをたくさん食べてSABAを吸っていた人が心房細動になった報告があります[12]。メチルキサンチンを含むチョコレートはSABAの不整脈のリスクを上げるのかもしれません。チョコレートが大好きな高齢COPD患者さんはなかなかいないと思いますが…。

安定期 COPD に対する LABA

　SABA ではなく LABA の場合はどうでしょう。作用時間も長く，心臓への負担は大きいのかな？　と思われがちですが，実は，LABA のようにマイルドに気管支に作用させるタイプの吸入薬は全身性への影響が大きくないとされています[13]。添付文書では，SABA と同様慎重投与になっています。

　1,429 人の LABA を投与された COPD 患者さんを調べた研究では，統計学的に有意な心房性の不整脈を増加させなかったと報告されています[14]。また，20 の研究をまとめたデータでも不整脈の有意な増加は観察されていません[15]。

POINT
- 繰り返し SABA を吸入することで頻脈になる可能性はあるが，不整脈を有する COPD の患者さんに対して SABA や LABA の使用がクリティカルなリスクになるわけではない
- COPD 急性増悪時には MAT や心房細動の出現に注意し，安易に SABA の吸入を反復しないように心がける

ステップアップ COPD　テオフィリンや吸入ステロイド薬も不整脈のリスク？

　本項で述べたように，COPD の患者さんにおける不整脈といえば β_2 刺激薬が有名ですが，その他の COPD 治療薬についてはどうでしょうか。

　たとえば，テオフィリン血中濃度が高いほど不整脈リスクが増し[16]，吸入ステロイド薬でさえ高用量で用いれば心房細動のリスクが上昇することがわかっています[17]。どの COPD 治療薬も，少ないとはいえリスクを孕むのです。循環器疾患を有する COPD 患者さんにはどの薬剤も慎重に投与しなければなりませんが，治療をしないリスクも高いことを知っておく必要があります。

文献

1) Shih HT, et al: Frequency and significance of cardiac arrhythmias in chronic obstructive lung disease. Chest 94(1):44-48, 1988
2) Payne RM: Management of arrhythmias in patients with severe lung disease. Clin Pulm Med 1:232, 1994
3) Hudson LD, et al: Arrhythmias associated with acute respiratory failure in patients with chronic airway obstruction. Chest 63(5):661-665, 1973
4) Kim LK, et al: Development of multifocal atrial tachycardia in patient using aminophylline- A case report-. Korean J Anesthesiol 59:Suppl S. 77-81, 2010
5) Fuso L, et al: Predicting mortality of patients hospitalized for acutely exacerbated chronic obstructive pulmonary disease. Am J Med 98(3):272-277, 1995
6) Konecny T, et al: Relation of chronic obstructive pulmonary disease to atrial and ventricular arrhythmias. Am J Cardiol 114(2):272-277, 2014
7) Buch P, et al: Reduced lung function and risk of atrial fibrillation in the Copenhagen City Heart Study. Eur Respir J 21(6):1012-1016, 2003
8) Anand IS, et al: Pathogenesis of congestive state in chronic obstructive pulmonary disease. Studies of body water and sodium, renal function, hemodynamics, and plasma hormones during edema and after recovery. Circulation 86(1):12-21, 1992
9) Durheim MT, et al: Chronic Obstructive Pulmonary Disease is Associated with Increased Risk of Mortality Among Patients with Atrial Fibrillation: Insights from the ARISTOTLE Trial. ATS 2015, Publication Number: A6199.
10) Kallergis EM, et al: Acute electrophysiologic effects of inhaled salbutamol in humans. Chest 127(6):2057-2063, 2005
11) Salpeter SR, et al: Cardiovascular effects of beta-agonists in patients with asthma and COPD: a meta-analysis. Chest 125(6):2309-2321, 2004
12) Patanè S, et al: Atrial fibrillation associated with chocolate intake abuse and chronic salbutamol inhalation abuse. Int J Cardiol 145(2):e74-76, 2010
13) Donohue JF, et al: Long-term safety of nebulized formoterol: results of a twelve-month open-label clinical trial. Ther Adv Respir Dis 2(4):199-208, 2008
14) Hanrahan JP, et al: Arrhythmias in patients with chronic obstructive pulmonary disease (COPD): occurrence frequency and the effect of treatment with the inhaled long-acting beta2-agonists arformoterol and salmeterol. Medicine (Baltimore) 87(6):319-328, 2008
15) Decramer ML, et al: The safety of long-acting β_2-agonists in the treatment of stable chronic obstructive pulmonary disease. Int J Chron Obstruct Pulmon Dis 8:53-64, 2013
16) Bittar G, et al: The arrhythmogenicity of theophylline. A multivariate analysis of clinical determinants. Chest 99(6):1415-1420, 1991
17) van der Hooft CS, et al: Corticosteroids and the risk of atrial fibrillation. Arch Intern Med 166(9):1016-1020, 2006

4 COPDにβ遮断薬を処方してもよいか

呼吸器疾患とβ遮断薬併用のジレンマ

「呼吸器内科医はβ遮断薬が嫌い」という格言(?)があります。気管支平滑筋を収縮させるわけですから，COPDの患者さんに対しては基本的に禁忌と考えられていたためです。β遮断薬の添付文書をざっと眺めてみると，気管支喘息の患者さんには使いにくいようになっています。最近の循環器内科事情には精通していませんが，循環器疾患においてエビデンスが豊富なビソプロロール(メインテート®)やカルベジロール(アーチスト®)などの薬剤では，前者は呼吸器疾患(特に気管支喘息)に対しては慎重投与ですが，後者はなんと禁忌とされています。

β遮断薬はそこまで悪者ではない？

循環器内科的にはβ遮断薬が必要だろう，しかし呼吸器内科的にはβ遮断薬は良くないだろう，では一向に話が前に進みません。うーむ，困った…。

2011年にBMJに衝撃的な報告がなされました。6,000人近いCOPD患者さんを解析したコホート研究において，β遮断薬の使用はCOPD全体で死亡率を"低下"させたのです(図2)[1]。

また，心臓選択性のβ遮断薬を使用しても，気流閉塞の悪化はほとんど起こらないということが報告されており[2]，「循環器疾患のあるCOPD患者さんに対してβ遮断薬はダメ！」というのは時代遅れになってきたのでは…という意見がちらほら出始めました。特に，虚血性心疾患のリスクが高そうなCOPD患者さんに対してはむしろβ遮断薬を用いたほうがよいのでは，という意見もあります[3,4]。ただし，酸素療法を要するような超重症のCOPD患者さんに対してはβ遮断薬の有害性のほうが上回る可能性があるので注意が必要です[5]。また，ACOSのような気管支喘息との合併例に対しては安易に使用しないほうがよいでしょう。COPDはともかくとして，気管支喘息に対しては有害で

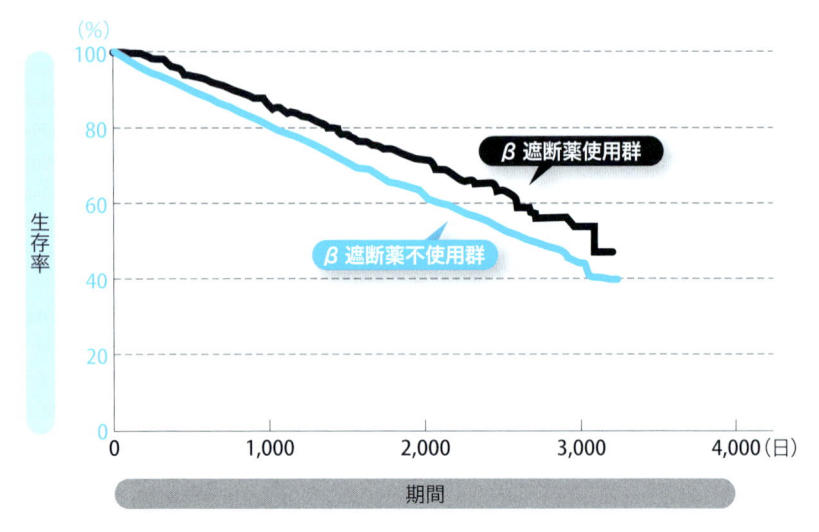

図2 β遮断薬の使用・不使用による COPD 患者の死亡率
〔Short PM, et al: Effect of beta blockers in treatment of chronic obstructive pulmonary disease: a retrospective cohort study. BMJ 342:d2549, 2011 より〕

あるという意見のほうが多いくらいです[6]。

　虚血性心疾患の既往があったり，将来的にそのリスクが高い COPD 患者さんにおいて，トータルでみればβ遮断薬を使用したほうが生命予後の改善に結びつく可能性が高いでしょう。私も，心筋梗塞二次予防，収縮性心不全の患者さんには積極的に導入してもよいかなと考えています。β遮断薬の作用機序に目が行きがちですが，患者さんが元気に長生きできるかどうか，という視点で捉えなければならないと思います。もちろん，個々の症例について効果とリスクを天秤にかける必要があることは言うまでもありません。

POINT

▶ 酸素投与を要さないような非重症の COPD 患者さんに対しては，循環器科的にβ遮断薬が必要であればその有益性のほうが勝るかもしれない

文献

1) Short PM, et al: Effect of beta blockers in treatment of chronic obstructive pulmonary disease: a retrospective cohort study. BMJ 342:d2549, 2011
2) Salpeter S, et al: Cardioselective beta-blockers for chronic obstructive pulmonary disease. Cochrane Database Syst Rev (4):CD003566, 2005
3) Quint JK, et al: Effect of β blockers on mortality after myocardial infarction in adults with COPD: population based cohort study of UK electronic healthcare records. BMJ 347:f6650, 2013
4) Du Q, et al: Beta-blockers reduced the risk of mortality and exacerbation in patients with COPD: a meta-analysis of observational studies. PLoS One 9(11):e113048, 2014
5) Ekström MP, et al: Effects of cardiovascular drugs on mortality in severe chronic obstructive pulmonary disease. Am J Respir Crit Care Med 187(7):715-720, 2013
6) Morales DR, et al: Adverse respiratory effect of acute β-blocker exposure in asthma: a systematic review and meta-analysis of randomized controlled trials. Chest 145(4):779-786, 2014

5 自分で診るか，専門医に診てもらうか

🫁 COPD は呼吸器内科の最多疾患

　COPD は現在の日本の呼吸器専門医だけでは診きれないほど多数の患者さんがいます。そのため，COPD 全例を呼吸器専門医が診るべきという結論をここに書いてしまうと，日本中の専門医からクレームが来るのは間違いありません。

　100 万人に 1 人といったまれな疾患であれば専門家が診るべきかと思いますが，COPD はあまりにも common すぎます。そのため，高血圧などと同様に専門外であっても診療できることが望ましいと考えます。そのために本書を執筆したといっても過言ではありません。

🫁 病診連携をとる！

　気道可逆性試験（32 ページ）を含めた呼吸機能検査ができないクリニックも多く，総合病院クラスでなければ COPD の正確な診断や病期診断ができないことが多いです。そのため，喫煙歴や臨床所見から COPD の存在を疑った時点で，いったん専門医に初診時の診断を仰ぐというスタンスが勧められます。検査を行い，治療内容の情報提供をもらえれば，あとは自分で診ていくかたちでよいと思います。

　スピリーバ® などの LAMA を導入した状態で，良くならないので一度診てほしいというパターンも結構多いのですが，いずれにしても COPD の患者さんがどこかの時点で一度は呼吸器専門医に診てもらう，というかたちをとれば誤った方向にいくことは少ないでしょう。

　また，COPD 急性増悪時には入院が必要になることが多いため，迅速な治療を導入するうえでも病診連携をとっておくことは重要です。当院でも，かかりつけ医にできるだけフィードバックをできる体制づくりを目指しています（図 3）。

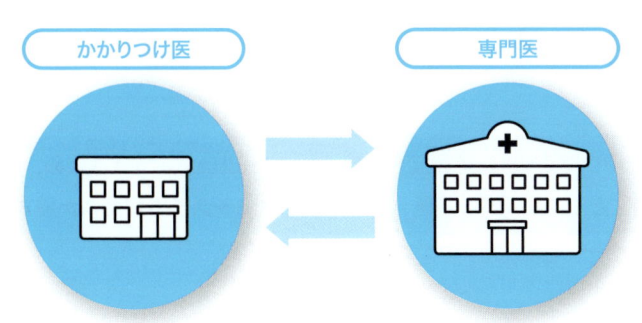

第 III 部 ちょっと知りたい COPD の実臨床

かかりつけ医
- COPD スクリーニング
- 安定期の治療・急性憎悪予防
- 合併症の管理
- 在宅ケアのマネジメント

専門医
- 診断
- 病期診断
- 重症度診断
- 治療方針の決定
- 定期検査（呼吸機能検査など）
- COPD 急性憎悪時の入院・治療

図 3 COPD の病診連携

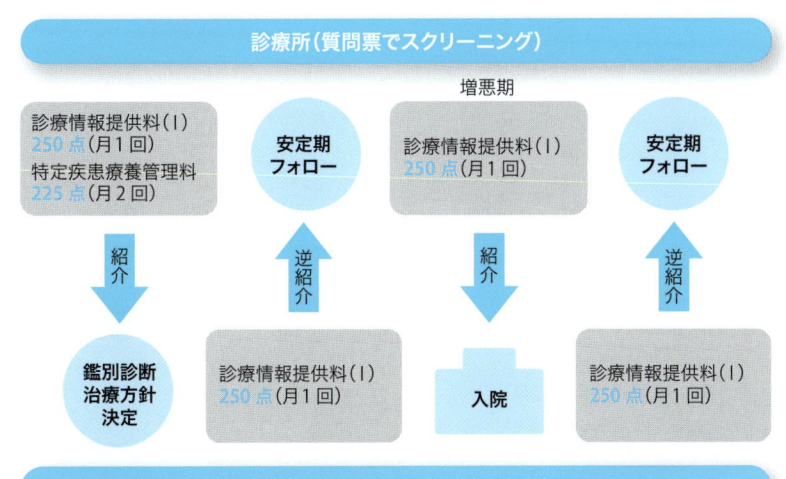

診療所（質問票でスクリーニング）

増悪期

診療情報提供料（I）
250 点（月 1 回）
特定疾患療養管理料
225 点（月 2 回）

安定期フォロー

診療情報提供料（I）
250 点（月 1 回）

安定期フォロー

紹介 / 逆紹介 / 紹介 / 逆紹介

鑑別診断
治療方針
決定

診療情報提供料（I）
250 点（月 1 回）

入院

診療情報提供料（I）
250 点（月 1 回）

病院（スパイロメトリーで確定診断）

スパイロメトリー検査：330 点（月 1 回）
内訳：肺気量分画測定 90 点・フローボリュームカーブ 100 点・呼吸機能検査等判断料 140 点

（2013 年 3 月現在）

図 4 具体的な医療連携

〔日本呼吸器学会 COPD ガイドライン第 4 版作成委員会（編）：COPD 診断と治療のためのガイドライン．第 4 版，p123，メディカルレビュー社，2013 より〕

具体的に記載すると，**図4**以下のように相互に連携を取り合うことでかかりつけ医・病院の双方にもメリットがあります[1]。

POINT

▶ COPDは呼吸器内科においてcommon diseaseであるため，病診連携をとってかかりつけ医と情報を共有するシステムづくりが望ましい

文献
1) 日本呼吸器学会COPDガイドライン第4版作成委員会(編)：COPD診断と治療のためのガイドライン. 第4版, メディカルレビュー社, 2013

6 高齢者の吸入療法がうまくいかない

吸入薬の理想と現実のミスマッチ

　COPDは世界中にたくさんの患者さんが存在します。一方でその多くを高齢者が占めるため、吸入療法が複雑であればあるほどアドヒアランスが低下するという理想と現実のミスマッチを孕みます。実際に高齢の患者さんでは処方した吸入薬がうまく吸えていないことが往々にしてあります。病院内や地域薬局の薬剤師さんがきめ細かく指導してくれていますが、どれだけ指導してもやはり高齢者の方々にとって吸入薬はハードルの高い薬剤であることに変わりはありません。

> 吸入薬　吸えないと思え　高齢者

　高齢の患者さんには失礼かもしれませんが、そのように想定しながら治療にあたったほうが失敗しなくて済むと思います。
　高齢者に限らず、一般的に吸入薬のアドヒアランスは低いです。せいぜい40%くらいと見積もってもよいでしょう。「40%!? そんなに低いの？」と思われる方もいるかもしれませんが、日本全国を平均すればそんなものかなと思います（**図5**参照[1]）。ただし、"指示を守って使用している割合"）。

高齢者の吸入指導で注意すべき点

　高齢のCOPD患者さんでは、**表4**で示した点に注意する必要があります。
　高齢の患者さんでは1回の指導で手技を習得するのはまず不可能なので、繰り返し指導を行ったり、実際に吸入薬を使用しているところを確認するなどさまざまな工夫が必要です。また、患者さんに対する指導だけではうまくいかないこともあるので、家族にも指導をしたほうがよい場合もあります。

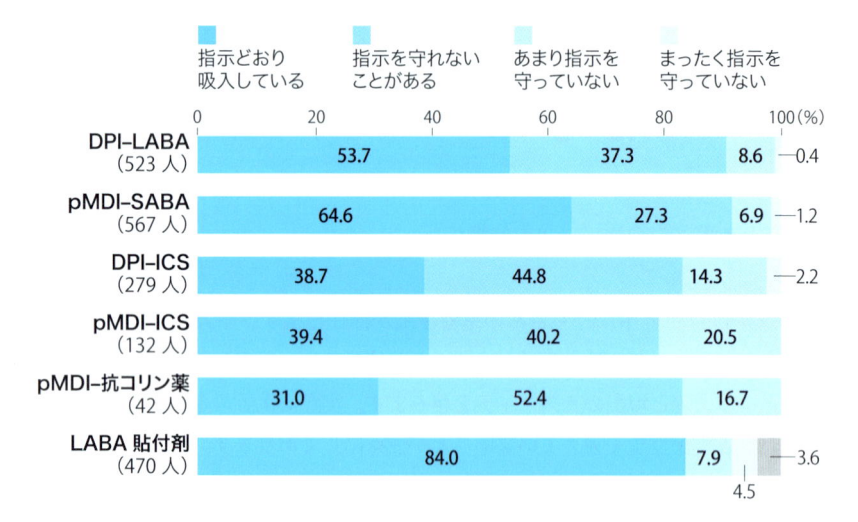

剤型 (人数)	指示どおり吸入している	指示を守れないことがある	あまり指示を守っていない	まったく指示を守っていない
DPI-LABA (523人)	53.7	37.3	8.6	0.4
pMDI-SABA (567人)	64.6	27.3	6.9	1.2
DPI-ICS (279人)	38.7	44.8	14.3	2.2
pMDI-ICS (132人)	39.4	40.2	20.5	
pMDI-抗コリン薬 (42人)	31.0	52.4	16.7	
LABA貼付剤 (470人)	84.0	7.9	4.5	3.6

図5　吸入薬の剤型ごとのアドヒアランス

DPI：ドライパウダー吸入器，pMDI：加圧式定量噴霧吸入器，LABA：長時間作用性 β_2 刺激薬，SABA：短時間作用性 β_2 刺激薬，ICS：吸入ステロイド薬

〔Tamura G, et al: Adherence to treatment by patients with asthma or COPD: comparison between inhaled drugs and transdermal patch. Respir Med 101(9):1895-1902, 2007 より一部改変〕

認知症の患者さんでは1日1回の吸入が理想的

　認知症を発症していても，比較的 ADL が良い COPD 患者さんの場合，吸入療法のアドヒアランスを維持するためには，家族への指導が最も重要になります。それでいて，なおかつ1日1回でカプセル充填が不要という最小限の吸入療法が可能なデバイスが望ましいと考えます。

　私は「明らかに理解が難しそうだ」と判断した場合，LAMA ではスピリーバ® レスピマットかエンクラッセ®，LAMA/LABA ではアノーロ®，ICS/LABA ではレルベア® あたりを選択します。軽度の認知症でもしっかり吸入力があるので，家族が準備すれば DPI でも吸入可能です。ただ，家族が忙しい場合もあるので，やはり1日1回が望ましいです。また，カプセルを置いておくと認知症の患者さんが誤って飲み込んでしまうことがあるので，カプセル非充填型の吸入療法のほうが望ましいと考えます。また，カプセルは非常に小さいの

表4 高齢者の吸入療法で注意すべき点

特性	注意点
視力の低下	文字が小さい説明書だけで済ませないこと
握力・筋力の低下	ボンベが握れない・操作できないことがあるので，補助デバイスを考慮 例：フルティフォーム®のフルプッシュ，レスピマットの回転くん，タービュヘイラーの専用グリップサポーターなど（写真）
歯の欠損，義歯	吸入口をくわえることができない可能性も考慮
理解力の低下	まくしたてられるように説明され，結局理解できないまま帰宅するケースもある．特に認知症の場合には注意が必要
物を大切にする習慣	製剤の交換時期を過ぎても使用し続ける
錠剤に対する信頼	薬剤＝錠剤のほうが効果が大きいという固定観念をもつ人もいるため，吸入薬のアドヒアランスが低下する

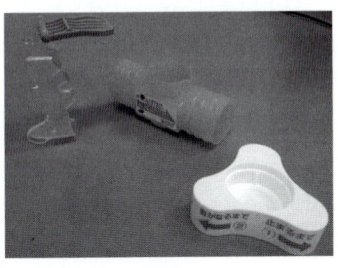

で手元が見にくい高齢の患者さんでは使いにくいという意見もしばしばいただきます．pMDIはスペーサーがなければ高齢者や認知症の患者さんでは同調がやはり難しいと思います[2, 3]．pMDIは専門家が指導をしたとしても半数くらいしか適切に吸入できていないという報告もあります[3]．DPIは吸入力不足だと効果が発揮できませんし，pMDIは同調ができないと効果が発揮できないというデメリットをそれぞれもちますが，高齢者では比較的DPIのほうが使用しやすいというのが個人的な意見です．

以上のことから，高齢のCOPD患者さんでは効果やエビデンスよりもアドヒアランスを優先して吸入薬を選択することが勧められます．

外来で吸入薬を実演してもらう

私が高齢のCOPD患者さんを診療する際に心がけているのは，処方してから1か月ごとくらいに吸入薬を実際に外来に持ってきてもらって，目の前で

実演してもらうことです。そうすれば適切な吸入ができているかどうか判断することができます。

　COPDの患者さんに，いざ実演をしてもらったら驚きました。実感では1/3くらいの患者さんしかまともに吸入できていなかったのです。当院は院外処方箋で吸入薬を出しますが，院外薬局の薬剤指導のクオリティは担当した薬剤師の手腕に依存しています。日本の薬剤指導は海外と比べてすばらしい水準だとは思いますが，いかんせん，吸入薬は何度も何度も吸入法を指導しなければ身につかないものです。特に認知力が低下した高齢者では，10回，20回と指導しなければダメだと思います。ただ，そういった夢の薬剤指導システムがある先進国はほとんどなく，現実的にはやはりマンパワーが不足しているため，高齢のCOPD患者さんの吸入アドヒアランスは思ったほど高くないのだろうと感じています。

POINT
▶ 高齢者は潜在的にアドヒアランスの低い患者群であることを理解する
▶ 各個人に合った吸入デバイスを処方することが肝要だが，最も重要なのは繰り返し吸入指導をすることである
▶ 外来で吸入がしっかりできているか実演してもらうのもよい

ステップアップCOPD　アドヒアランスとコンプライアンスの違いって？

　医療従事者側からいえば，指示どおりに薬剤を使用してもらうことは，治療するうえで絶対条件といえます。患者さんが，医療従事者の指示どおりきちんと服薬を遵守する態度を「コンプライアンスが良い」と私たちは呼んでいます。つまり，コンプライアンス＝医療従事者の指示に従っているかどうか，です。ところが，患者さんが薬の内容を理解できていない，副作用を懸念しているといった状況では，服薬が守られないことがあります。このとき，「コンプライアンス不良」という判断が下されます。

　医療従事者側の指示どおり忠実に薬剤を使用するのではなく，患者さん自身が治療に積極的に参加し，自らが責任をもって服薬を遵守するという態度のことを「アドヒアランス」といいます。つまり，コンプライアンス

> よりも患者の能動性のニュアンスが含まれた言葉，ということですね。近年は，従来の医療従事者主導による「コンプライアンス」という言葉から患者さん主体の「アドヒアランス」という考えかたに変わってきています。

文献

1) Tamura G, et al: Adherence to treatment by patients with asthma or COPD: comparison between inhaled drugs and transdermal patch. Respir Med 101(9):1895-1902, 2007
2) Gibson PG, et al: Asthma in older adults. Lancet 376(9743):803-813, 2010
3) Aydemir Y: Assessment of the factors affecting the failure to use inhaler devices before and after training. Respir Med 109(4):451-458, 2015

7 COPD において吸気流速は重要か

加齢とともに吸入力は落ちていく

　COPD 治療の根幹をなす吸入薬。レスピマットのように，吸入力がなくとも"勝手に吸えてしまう"製剤であれば問題ありません。また，pMDI もゆっくり吸入すればよいので吸入力は必要ありません。しかし，それ以外の DPI 製剤の吸入薬は吸入力が求められます。

　某メーカーの掃除機のように衰えない吸引力が実現できればよいのですが，残念ながらヒトは加齢とともに吸入力が落ちていきます。そのため，高齢者が多い COPD では DPI を処方する場合，患者さんの吸入力にちょっとだけ注意しなければなりません。

各 DPI 吸入薬に求められる吸気流速

　メーカーやエキスパートオピニオンによって必要吸気流速の意見には開きがあるのですが，私が知る限りの吸入デバイスごとの大まかな必要吸気流速を

表5　各吸入デバイスごとの必要最低限の吸入流速
（ただし，個人的意見も含む）

吸入デバイス	必要な吸気流速
ディスカス®	30 L/分　以上
ディスクヘラー® （ロタディスク®）	30〜60 L/分
タービュヘイラー®	30〜35 L/分　以上（販売元は 30 L/分以上と記載） ※個人的にはこの数値よりもう少し吸気流速が必要だと考えます
ツイストヘラー®	20〜30 L/分　以上
エリプタ®	30〜36 L/分　以上
ジェヌエア®	45 L/分　以上
スイングヘラー®	20 L/分　以上
ハンディヘラー®	20 L/分　以上 ※個人的にはこの数値よりもう少し吸気流速が必要だと考えます
ブリーズヘラー®	20 L/分　以上

表5にしてみましょう。

どうでしょう。おおよそ 40 L/分くらいの吸気流速があれば大丈夫そうですね。しかし，40 L/分というのは一体どのくらいの数値でしょう。私の手元には，吸気流速を測定できるインチェックダイアルという秘密兵器があるのですが，これを使って大まかな吸気流速を算出してみましょう。といっても，吸うものの対象の太さによって吸気抵抗も異なりますから，あくまで参考値と思ってください。

- ジュースをストローで飲む…30 L/分
- フレンチキス…20〜40 L/分
- ラーメンをすする…40〜60 L/分
- ラジオ体操で深呼吸をする…50 L/分
- 明石家さんまが引き笑いをする…80〜100 L/分（筆者モノマネ実測値）

2011年の日本呼吸器学会誌の報告では，30 L/分の吸気流速を達成できたのは COPD 患者の 98.9% であり，吸入薬を吸うために必要最低限のラインにはほぼ全員が達していることがわかりました[1]。

ただ，患者さんが 30〜40 L/分を達成しているかどうかどうやってわかる

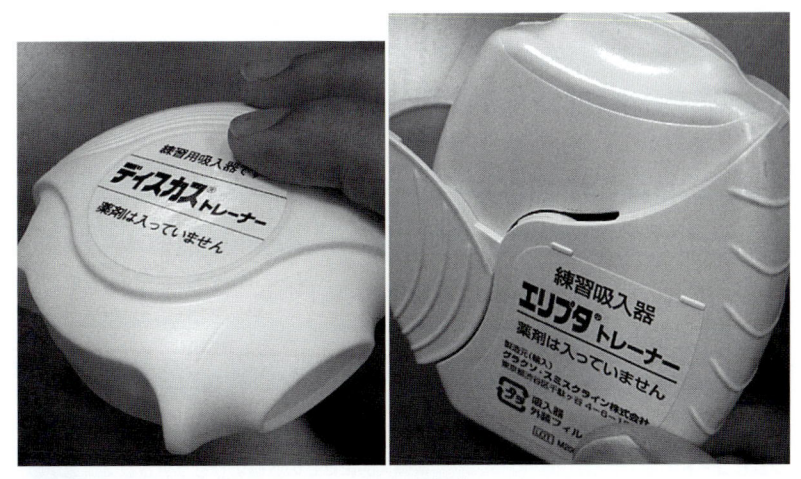

図6 ディスカス®トレーナーとエリプタ®トレーナー

〔グラクソ・スミスクライン株式会社より許諾を得て掲載〕

のでしょうか。インチェックダイアルという器具もありますが，すべての外来にそんな高価なものを置いておく余裕はありません。そこでオススメなのが，「ディスカス®トレーナー」と「エリプタ®トレーナー」などを使ってもらい，音が鳴るかどうか試してもらうことです(図6)。これらはいずれも約40 L/分で音が鳴りますので，それを基準に処方を決めてもよいと思います。

デバイスごとに中の抵抗が異なるので，一概に吸気流速が40 L/分あるからOKと割り切れないのが事実です。そのため，あくまで必要吸気流速は目安と思ってください(表6)。各デバイスの内部抵抗にまで話を広げると，マニアッ

表6 各DPI製剤の必要吸気流速の目安(筆者の印象を加味)

製剤	必要吸気流速の目安
LAMA	
スピリーバ®ハンディヘラー	20 L/分 以上 ※個人的にはこの数値よりもう少し吸気流速が必要だと考えます
シーブリ®	20 L/分 以上
エクリラ®	45 L/分 以上
エンクラッセ®	30〜36 L/分 以上
LABA	
セレベント®ディスカス	30 L/分 以上
セレベント®ロタディスク	30〜60 L/分
オンブレス®	20 L/分 以上
オーキシス®	30〜35 L/分以上(販売元は30 L/分以上と記載) ※個人的にはこの数値よりもう少し吸気流速が必要だと考えます
LAMA/LABA	
ウルティブロ®	20 L/分 以上
アノーロ®	30〜36 L/分 以上
ICS	
パルミコート®	30〜35 L/分以上(販売元は30 L/分以上と記載) ※個人的にはこの数値よりもう少し吸気流速が必要だと考えます
フルタイド®ディスカス	30 L/分 以上
フルタイド®ロタディスク	30〜60 L/分
アズマネックス®	20〜30 L/分
ICS/LABA	
アドエア®ディスカス	30 L/分 以上
シムビコート®	30〜35 L/分以上(販売元は30 L/分以上と記載) ※個人的にはこの数値よりもう少し吸気流速が必要だと考えます
レルベア®	30〜36 L/分 以上

クなことこのうえありませんので割愛します。

POINT
- あまりに吸気流速が少ないと DPI 製剤は吸入できない
- 30〜40 L/分程度の吸気流速があればおおむね DPI 製剤は吸入できるが，ほとんどの COPD 患者さんはそれを達成できている

文献
1) 大道光秀, 他：COPD 患者における吸気流速調査について. 日呼吸会誌 49(7):479-487, 2011

8 巨大気腫性肺囊胞をどう扱うか

「巨大ブラ」

　何も知らない患者さんに「巨大ブラ」というと大きなブラジャーのことを意味していると勘違いされるので，注意してください．ブラが囊胞だという認識があるのは私たち医療従事者だけですよ．

　巨大気腫性肺囊胞，いわゆる巨大ブラは一側胸腔の1/3以上を占めるブラと定義されており，その多くには実質の気腫性変化を伴っています．COPDの患者さんでも何人かが巨大ブラを有しており，胸部X線写真を見たとき，一瞬気胸と見間違えそうになることもあります(図7)．

　巨大ブラを呈する患者さんは，若い頃からのブラが経年的に増大していき，中高年で発見される人が多いです．図7のように極度に肺が圧排されてしまうと vanishing lung と呼ばれる状態になります．まともな肺がつぶれてしまっていますね．

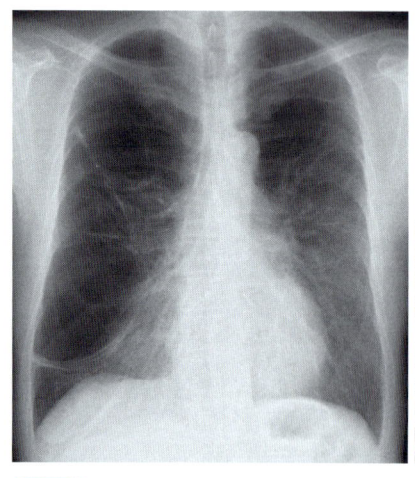

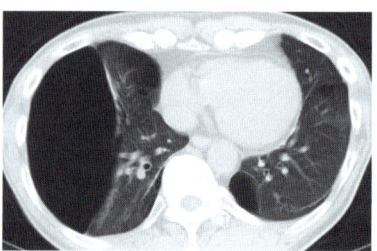

図7　巨大気腫性肺囊胞

外科手術も適応に

一般的に，巨大ブラに対する手術適応は，一般的に以下のように記載されています[1〜4]。

> - 増大傾向にあるものと認められるもの
> - 肺が圧排され縦隔偏位を起こし，呼吸機能上問題があるもの
> - 巨大ブラによる呼吸器症状を有するもの
> - 二次性気胸を発症したもの

一般的に，大部分の症例では長く萎縮していた肺であっても囊胞切除によってかなり再膨張が得られ，自覚症状の改善につながることが多いです。大規模な研究は報告されていませんが，あるシステマティックレビューでは低酸素の改善が最も大きな恩恵であると記載されています[2]。実際に，在宅酸素療法の必要性がその後1/6に減ったという報告もあります（一時的な効果にすぎないという意見もありますが…）[5]。そのため，残存肺の機能が問題なく全身麻酔可能であれば，外科的手術に踏み切ってもよいと思われます。

当然ながら，喫煙者は手術適応外です。過去半年以内に喫煙歴がある患者さんは除外すべきとする意見もあります。

二次性気胸をみたら，がんを疑え！

一般的にCOPDの患者さんは二次性気胸を発症することが多いです。それでいて胸腔ドレナージだけでは治らないこともあるため，GOLD IV期の患者さんに二次性気胸は起こしてほしくないなと思います。

私は呼吸器内科医になりたての頃，巨大ブラに続発した気胸をみた場合，「悪性腫瘍を疑え」と教えられました。どの教科書にも巨大ブラの合併症として肺がん・気管支原性がんの記載があると思います。

二次性気胸で発症する肺悪性腫瘍の存在については知っておいたほうがよいでしょう[6〜8]。

POINT

▶ 巨大気腫性肺囊胞は外科手術適応になることがある
▶ COPDの患者さんが二次性気胸を発症した場合，がんの検索も行うこと

ステップアップCOPD ブラとブレブ

　肺の中にできた肺囊胞には，ブラとブレブの2種類があることはご存じでしょう（**図8**）。しかし，いざ違いを問われると答えに窮する若手医師は多いのでは？

　ブラはcm単位の囊胞のことを指し，薄い壁により肺実質と分け隔てられているものです。喫煙などによって肺胞壁が破壊されて融合したものです。COPDでみられる囊胞の多くがこのブラです。

　他方，ブレブとは胸膜の内弾性板と外弾性板の間に生じた含気空間のことです。臓側胸膜を拡大すると，内弾性板と外弾性板という2種類の膜があり，この間に空気が入ったものがブレブです。若年者の自然気胸の原因は厳密にはブレブとされています。胸膜直下になにかしらの炎症を起こした際，弾性線維の断裂とブレブの形成が起こります[9]。そして，身長がグングン伸びる成長期にブレブが上下に引き伸ばされることで破裂して気胸を発症します。

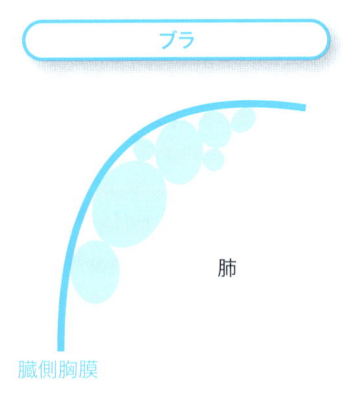

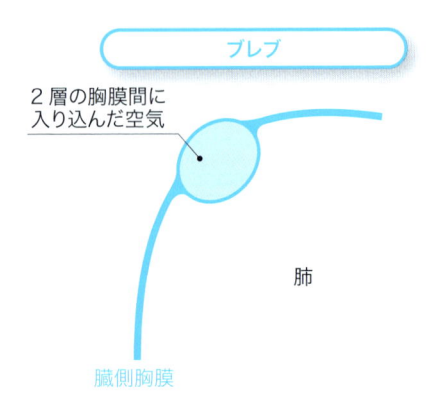

ブラ	ブレブ
肺 / 臓側胸膜	2層の胸膜間に入り込んだ空気 / 肺 / 臓側胸膜

図8 ブラとブレブ

文献

1) Palla A, et al: Elective surgery for giant bullous emphysema: a 5-year clinical and functional follow-up. Chest 128(4):2043-2050, 2005
2) Snider GL: Reduction pneumoplasty for giant bullous emphysema. Implications for surgical treatment of nonbullous emphysema. Chest 109(2):540-548, 1996
3) Neviere R, et al: Longitudinal changes in hyperinflation parameters and exercise capacity after giant bullous emphysema surgery. J Thorac Cardiovasc Surg 132(5):1203-1207, 2006
4) Meyers BF, et al: Chronic obstructive pulmonary disease. 10: Bullectomy, lung volume reduction surgery, and transplantation for patients with chronic obstructive pulmonary disease. Thorax 58(7):634-638, 2003
5) Schipper PH, et al: Outcomes after resection of giant emphysematous bullae. Ann Thorac Surg 78(3):976-982; discussion 976-982, 2004
6) 畠山 忍, 他：気腫性肺胞に合併した肺癌の5例. 日呼吸会誌 39(6):415-418, 2001
7) Hirai S, et al: Primary lung cancer arising from the wall of a giant bulla. Ann Thorac Cardiovasc Surg 11(2):109-113, 2005
8) Arab WA, et al: Incidental carcinoma in bullous emphysema. Can J Surg 52(3):E56-57, 2009
9) 河端美則, 他：気腫性のう胞の病理. 日本胸部臨床 42(2):116-120, 1983

9 終末期について患者さんと話し合っておく

COPDの終末期とは

　COPDの患者さんの余命があとどのくらいかを推定するのは非常に難しいです。在宅酸素療法が導入されても，しっかり禁煙ができて健康的に生活しているCOPD患者さんはたくさんいます。その一方で，外来に来るたびに痩せ衰えていき，数か月で亡くなる患者さんもいます。

　日本のガイドラインによれば，$PaCO_2$ が慢性的に高い場合や1秒量が752 mLを下回る場合は予後不良とされています（**表7**）[1]。

表7　進行COPDにおける死亡予測因子

1年以内の死亡リスク増加
❶ %1秒量＜30%（GOLD IV期）
❷ 介護者への依存度増加
❸ 数歩の歩行でも活動制限
❹ うつ
❺ 独居
❻ 前年の繰り返す入院
❼ 併存症の存在
6か月死亡率30～40%（入院患者で以下の2つを満たす）
❶ $PaCO_2$＞45 mmHg
❷ 肺性心の合併
❸ 1秒量＜0.752 L
❹ 過去12か月以内の呼吸不全のエピソード

〔日本呼吸器学会COPDガイドライン第4版作成委員会（編）：COPD診断と治療のためのガイドライン．第4版, p100, メディカルレビュー社, 2013より〕

元気なうちにこそ終末期の話を

　私は，COPDの患者さんに対しては元気なうちに"最期のとき"の話をしておかなければならないと思っています。これはどんな呼吸器疾患であっても同じことです。COPDは悪性疾患ではないものの，その最期は呼吸器系の増悪で亡くなることが多いです。そのため，延命につながる治療（人工呼吸管理・心肺蘇生）については本人や家族と事前に話し合っておく必要があります[2]。というのも，COPD急性増悪時にその話をしても，まともな回答が返ってこないからです。渦中の患者さんにとって，救命と延命の差なんて考える余裕はありません。

　日本では元気なうちにこうした最期の話をすることはなんとなくタブー視される傾向にあります。いや，もしかして医療従事者こそがその話を避けているだけなのかもしれません。いざGOLD IV期の患者さんがCOPD急性増悪に陥ったとき，意思確認のできぬまま人工呼吸器が装着され，「こんなつらい最期を迎えるとは思っていなかった」と機械につながれた患者さんを目にして家族が後悔することもあるかもしれません。逆に，「助かるかもしれないならもう少し頑張ってもらいたかった」と最大限の対処を行わなかったことを後悔することがあるかもしれません。

　回答可能であった114人のCOPDの患者さんのうち，主治医と"最期のとき"の話ができていたのは，たったの37%とされています[3]。これは非常に少ない結果だと思います。医師が最も懸念したのは，「患者さんと対話する時間がない」という障壁でした。

　そのため，患者さんの生命の尊厳を守るためにも事前に少しずつ話し合いをしておくほうが望ましいと考えます。1回で済ませる必要はなく，小分けにすればよい。「そんなことを患者さんに切り出したら，嫌われるのでは？」という医療従事者もいるかもしれませんが，主治医が親身に対話する姿勢を見せれば問題になることはありません。もちろん精神的なサポートはチームを上げて行うべきですが，概して，この類の話に関しては患者さんの感じる満足度は高いともいわれています[4]。

🫁 「一度挿管したら抜去できない」を挿管回避の盾にしない

　「一度挿管・人工呼吸を開始したら治療をやめられないかもしれない」,「死ぬまで介護を要する身体になる」という点については患者さんやその家族に話しておく必要があります。それは，法的にも重要なことです。治療の差し控えと中止は，本来倫理的・法的に差がないとされていますが，現場の私たちはそれらに大きな違いがあると感じています。いったん開始した治療を中止して患者さんが亡くなるということが，医療従事者には耐え難いからです。

　医療従事者は重症の患者さんがその後どういった生活を送るか，介護者がどれほどの覚悟を要するか，そのおおよそを知っています。介護を要する身体のまま 1 年後に亡くなられる気管切開の患者さんもいます。家族が介護に疲弊して，施設へ入所せざるをえない患者さんもいます。つらい患者さんをたくさん診てきたからこそ，無理に延命を勧めないという意見は理解できます。ただ，それは医療従事者サイドのエゴイズムであって，患者さんの意思を代弁するものではありません。「高齢の COPD 患者さんの挿管・人工呼吸管理」イコール「誰も望まないこと」という帰結はあまりにも短絡的です。

　おそらく，本来最期のときについて話し合うためには途方もない時間が必要なのだと思います。1 回の外来や，1 時間の病状説明では答えが出ないくらいの大きな決定のはずです。だからこそ，元気なうちに少しずつ話をしておくことが重要なのかなと，最近思うようになりました。人生観について話し合うほど診療に余裕がないのが日本の呼吸器内科の現状だとは思いますが，どこまで対話できるか，毎日努力するしかありません。

🫁 非がん呼吸器疾患に対する緩和ケアの浸透が課題

　「緩和ケア＝がん」という構図があまりに定着してしまっているため，非がんの患者さんが緩和ケアをなかなか受けにくいという現実があります。海外でも緩和ケアサービスを受ける頻度ががん患者さんよりも少ないという研究結果が報告されています[5]。肺がんを合併していようといまいと，多くの COPD 患者さんが緩和ケアを必要としていることは言うまでもありません[6]。

第 III 部 ちょっと知りたい COPD の実臨床

POINT

▶ COPD の患者さんの終末期について本人や家族と事前に話し合っておく

▶ 終末期について対話ができていると思っている患者さんは思ったほど多くない

▶ 終末期について患者さんと話し合うことは，挿管を回避することではない

ステップアップ COPD　日々の外来で COPD 患者さんに笑いを

重症の COPD 患者さんと健常者に対して，笑いの専門家（クリニクラウン）がセッションを開いて，呼吸機能にどのような影響を与えるか調べた研究があります[7]。その結果，笑いの介入によって COPD 患者さんの過膨張が改善したそうです。毎日の外来で一発ギャグを披露するようなおちゃらけたことはしなくてもよいですが，フフフッと笑顔がこぼれる外来を目指したいと思っています。

文献

1) 日本呼吸器学会 COPD ガイドライン第 4 版作成委員会（編）：COPD 診断と治療のためのガイドライン．第 4 版, メディカルレビュー社, 2013
2) Curtis JR: Palliative and end-of-life care for patients with severe COPD. Eur Respir J 32(3):796-803, 2008
3) Knauft E, et al: Barriers and facilitators to end-of-life care communication for patients with COPD. Chest 127(6):2188-2196, 2005
4) Leung JM, et al: The effect of end-of-life discussions on perceived quality of care and health status among patients with COPD. Chest 142(1):128-133, 2012
5) Hyasat K, et al: Evaluation of the Patterns of Care Provided to Patients With COPD Compared to Patients With Lung Cancer Who Died in Hospital. Am J Hosp Palliat Care. 2015 May 17. pii: 1049909115586395. [Epub ahead of print]
6) Meffert C, et al: Palliative care needs in COPD patients with or without cancer: an epidemiological study. Eur Respir J 46(3):663-670, 2015
7) Brutsche MH, et al: Impact of laughter on air trapping in severe chronic obstructive lung disease. Int J Chron Obstruct Pulmon Dis 3(1):185-192, 2008

10 COPD にハイフロー酸素療法は禁忌？

ハイフロー酸素療法

　ハイフロー酸素療法，ハイフローセラピー，高流量鼻カニューレ酸素療法，鼻腔高流量酸素療法，高流量鼻腔酸素療法…正しい日本語訳はまだ定まっていないのですが，海外でも High Flow Therapy，High-Flow Nasal Oxygen など言いかたは何通りもあります。本項では，とりあえずハイフロー酸素療法という語句を使用することにします。

　このハイフロー酸素療法とは，太めの鼻カニューレから酸素を 30 L/分以上という高流量で投与することで，肺胞全体に十分な酸素を投与できる酸素療法のことを指します。こんな流量で投与すると，鼻腔がカピカピになって鼻血が出るのではないか，鼻が痛くなるのではないかと心配する読者も多いと思いますが，加温と加湿をかなり強くかけているので，乾燥による痛みを感じることは少ないです。私も 50 L/分の流量まで試してみたことがありますが，大丈夫でした。

　当院ではネーザルハイフロー：Nasal High Flow™（Fisher & Paykel Healthcare 社）を用いています（図9）。

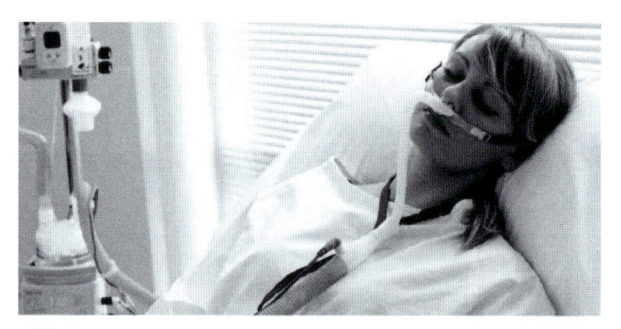

図 9 Nasal High Flow™
〔Fisher & Paykel Healthcare 社より許諾を得て掲載〕

ハイフロー酸素療法の効果

どこのレビューにも書かれてある内容ですが，ハイフロー酸素療法について知っておきたいポイントを以下に記載します[1]。

1. 鼻腔〜下咽頭の解剖学的死腔にたまった呼気をウォッシュアウトすることができる。その結果，死腔換気率を減少させ，酸素化を改善することが可能
2. 精度の高い吸入酸素濃度（FiO$_2$）の実現が可能
3. 軽度の気道内圧がかかる（PEEP様効果）
4. NPPVと比較してQOLが維持できる，食事や会話も可能
5. 粘膜繊毛クリアランスの最適化

NPPVと同じく，FiO$_2$の細かい調整が可能ですが，食事や会話ができるというのは大きなメリットです（表8）。

基本的に多くの急性呼吸不全に対して，NPPVや挿管・人工呼吸管理を導入する前に検討する酸素療法，という位置づけです。NPPVも"非侵襲的"と名がついていますが，患者さんにとってはかなり侵襲的です。呼吸不全に対するハイフロー酸素療法は2015年に発表されたいくつかの試験でそのエビデンスが確実なものとなりました。FLORALI試験において，高二酸化炭素血症を有さない急性呼吸不全に対しては，通常の酸素療法や非侵襲的陽圧換気

表8 酸素療法の酸素流量と吸入酸素濃度

	鼻カニューラ	酸素マスク（リザーバー付マスクを含む）	ベンチュリーマスク	ハイフローセラピー	非侵襲的陽圧換気（NPPV）
酸素流量（L/分）	0〜5	5〜10	4〜12	0〜60	―
吸入酸素濃度	21〜40%	40〜99%	24〜50%	21〜100%	
吸入酸素濃度の変動	患者の呼吸様式によって変動		設定した酸素濃度の供給が可能		
食事・会話		可能			可能だがやや困難

挿管率

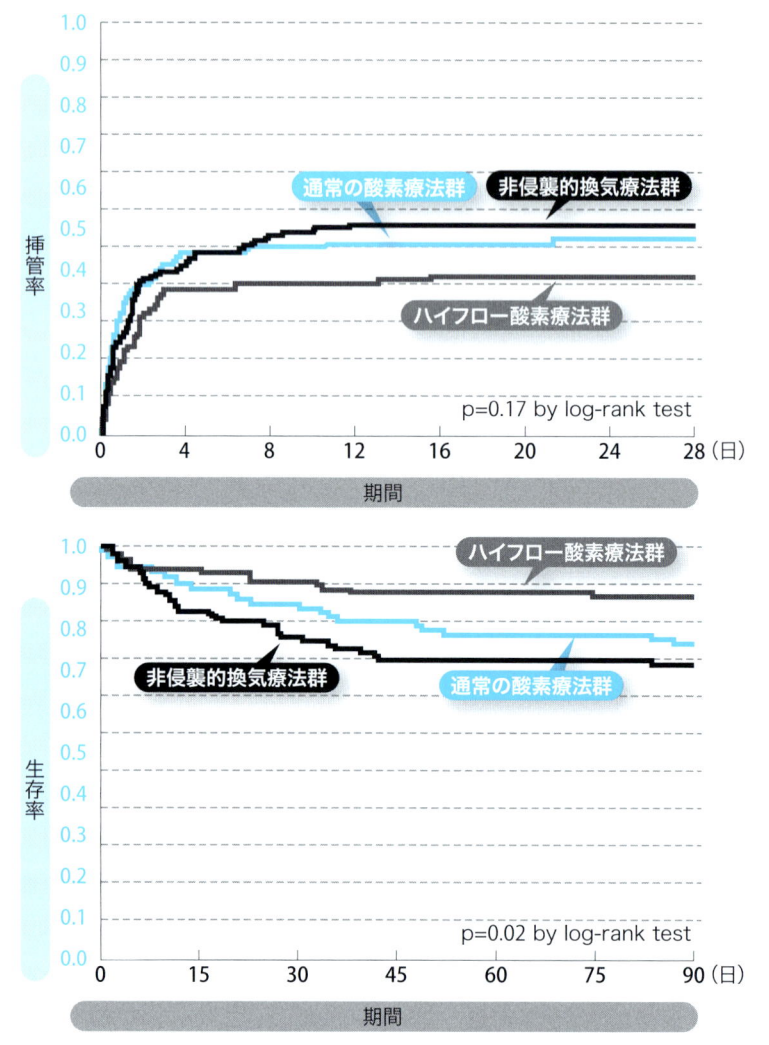

通常の酸素療法群
非侵襲的換気療法群
ハイフロー酸素療法群

p=0.17 by log-rank test

期間（日）

生存率

ハイフロー酸素療法群
非侵襲的換気療法群
通常の酸素療法群

p=0.02 by log-rank test

期間（日）

※当該試験はCOPDに限らない呼吸不全患者を対象としている

図10 ハイフロー酸素療法とその他の酸素療法の比較

〔FLORALI 試験〕

(NPPV)よりもその有効性は高いのではないかと考えられています(全体の挿管率は同等,死亡率はやや改善)(図10)[2]。また,呼吸不全のリスクが高い胸部外科術後の患者さんに対してもNPPVと同等の効果が示されています[3]。そのため,あらゆる呼吸不全に対して,ハイフロー酸素療法が有効であるという知見がそろってきました。

COPD急性増悪に対するハイフロー酸素療法

　残念ながら,COPDやCOPD急性増悪の患者さんに対する大規模なランダム化比較試験は2016年2月時点では確認できません。FLORALI試験でも高二酸化炭素血症のある患者は除外基準になっていますので(初期登録患者の1/5以上が$PaCO_2>45$ mmHgに該当),世界的に安全性はまだ確認されていないと考えてよいでしょう。

　そのため,高流量で酸素を流すわけですから,CO_2ナルコーシスになったらタイヘン! ということでCOPDに対してはどの国でもハイフロー酸素療法の使用が控えられています。ハイフロー酸素療法では,残念ながら分時換気量が増加するわけではありません。そのため,COPD急性増悪時のNPPVのような劇的にCO_2ナルコーシスを改善する効果はないと考えられています[4]。

　ハイフロー酸素療法の効果としてウォッシュアウト効果がありますが,これによって気道のCO_2もウォッシュアウトできるんじゃないの? という報告もチラホラあります[4〜6]。慢性の高二酸化炭素血症がある患者さんに使用して検証した報告もありますが,CO_2ナルコーシスを惹起するようなことはなかったそうです[7]。

　日本呼吸器学会誌では表9の場合に適応であると記載されていますが,①$PaCO_2>48$ mmHg,②顔面の外傷で鼻カニューレを使えない状態,③気胸あるいは気胸を疑うとき,には禁忌であると記載されていますので,CO_2ナルコーシスを伴うCOPD急性増悪に対しては現時点では使用しないほうが無難でしょう[8]。

表9 ハイフロー酸素療法の適応疾患

COPD および COPD 急性増悪
肺炎
肺水腫
気管支喘息
急性肺損傷
肺挫傷
胸部外傷（胸郭動揺を含む）
急性呼吸促迫症候群（ARDS）
気管内挿管の抜管後
気管支鏡実施中の酸素吸入
急性心不全
終末期の低酸素血症（緩和目的）

〔宮本顕二：高流量カニュラ酸素療法. 日呼吸誌 3(6):771-776, 2014 より〕

POINT

▶ 急性呼吸不全に対するハイフロー酸素療法のエビデンスが蓄積されてきている

▶ 高二酸化炭素血症を伴う COPD 急性増悪ではハイフロー酸素療法は使用しない

文献

1) Spoletini G, et al: Heated humidified high-flow nasal oxygen in adults: mechanisms of action and clinical implications. Chest 148(1):253-261, 2015

2) Frat JP, et al: High-Flow Oxygen through Nasal Cannula in Acute Hypoxemic Respiratory Failure. N Engl J Med 372(23):2185-2196, 2015

3) François Stéphan, et al: High-Flow Nasal Oxygen vs Noninvasive Positive Airway Pressure in Hypoxemic Patients After Cardiothoracic SurgeryA Randomized Clinical Trial. JAMA 313(23):2331-2339, 2015

3) Nishimura M: High-flow nasal cannula oxygen therapy in adults. J Intensive Care 3(1):15, 2015

4) Millar J, et al: The use of high-flow nasal oxygen therapy in the management of hypercarbic respiratory failure. Ther Adv Respir Dis 8(2):63-64, 2014

5) Bräunlich J, et al: Effects of nasal high flow on ventilation in volunteers, COPD and idiopathic pulmonary fibrosis patients. Respiration 85(4):319-325, 2013

6) Frizzola M, et al: High-flow nasal cannula: impact on oxygenation and ventilation in an acute lung injury model. Pediatr Pulmonol 46(1):67-74, 2011

7) Nilius G, et al: Effects of nasal insufflation on arterial gas exchange and breathing pattern in patients with chronic obstructive pulmonary disease and hypercapnic respiratory failure. Adv Exp Med Biol 755:27-34, 2013

8) 宮本顕二：高流量鼻カニュラ酸素療法. 日呼吸誌 3(6):771-776, 2014

第 III 部 ちょっと知りたい COPD の実臨床

11 前立腺肥大症のある COPD 患者さんに吸入抗コリン薬は処方してよい？

エビデンスはどう答える？

　抗コリン薬と前立腺肥大症の関係を知らない医療従事者はいないでしょう。抗コリン薬は前立腺肥大症状を悪化させ，ひどい場合には医原性の尿閉をきたします。エライコッチャです。吸入抗コリン薬とて例外ではなく，添付文書の禁忌の欄には閉塞隅角緑内障，前立腺肥大症という見慣れた病名が…。
　とはいえ，潜在的な前立腺肥大の患者さんは多く，「ちょっと残尿感や頻尿があるから LAMA はやめておきましょう」とバッサリ切り捨てるのも考えものということで，多少の前立腺肥大症があっても使っていいんじゃないかという意見もあります。
　19 のランダム化比較試験を組み込んだ解析では，程度については記載されていませんが，吸入抗コリン薬の使用によって尿閉のリスクは上昇すると報告されています（相対リスク 10.93，95% 信頼区間 1.26〜94.88）[1]。また，ある症例対照研究では，男性の COPD 患者さんが吸入抗コリン薬を使用することで，非使用者より尿閉のリスクが上昇するという報告もあります（補正オッズ比 1.42，95% 信頼区間 1.20〜1.68）[2]。前立腺肥大症がある男性ではさらにリスクが増すようです（補正オッズ比 1.81，95% 信頼区間 1.46〜2.24）。有名な UPLIFT 試験ではどうだったかというと，プラセボ群よりもチオトロピウム群で尿閉が多かったものの統計学的な有意差は認められていません（率比 1.65，95% 信頼区間 0.92〜2.93）[3]。
　なんだやっぱり前立腺肥大症には絶対ダメじゃんというと，ところがドッコイ，安全性には問題ないという報告もあります。前立腺肥大症のある COPD 患者さん 25 人にチオトロピウムを使用したところ，急性の排尿障害を呈した例は 1 例もなく，国際前立腺症状スコアや QOL にも影響しなかったという日本の研究が報告されています[4]。この臨床試験では，チオトロピウムは最大尿流量率と平均尿流量率にも悪影響を及ぼしませんでした。
　じゃあどっちなのよというとまだ結論がついていないというのが実のところ

です。2013年に，過去の報告をまとめたシステマティックレビューが報告されていますが，結局は"医学的利益と副作用のバランス次第"ということです[5]。高齢のCOPD患者さんの場合にはやはり注意が必要で，薬剤投与開始から30日以内は注意したほうがよいそうです。

実臨床では処方する？ しない？

　添付文書では，LAMAは前立腺肥大症などによる排尿障害のある患者さんには禁忌で，前立腺肥大症があるだけなら慎重投与という位置づけです。そのため，もともと排尿障害が前面に出ている患者さんの場合は禁忌です。法的な観点からも，こういった患者さんのCOPD長期管理薬としてLAMAを選ぶには勇気がいるでしょう。そのため，私は明らかに前立腺肥大症の症状がコントロールできていない患者さんにはLAMAを処方しません。

　ただ，LAMAを新規に始めた患者さんをこれまでゴマンと診てきましたが，排尿症状が悪化したという患者さんは現時点では1人も経験していません。他の排尿障害に注意すべき薬剤と比較しても，LAMAは吸入したところで体内で代謝される絶対量が少ないため，前立腺に与える影響はそこまで大きくないのではと考えています。

　前立腺肥大症のあるCOPD患者さんへLAMAを処方するのはためらわれますが，症状が軽度ですでに治療により排尿症状のコントロールができている患者さんであれば，注意しながら使用しても差し支えはないと思います。

POINT

▶ COPDの高齢者に対するLAMAの使用には注意する
▶ 明らかなコントロール不良の前立腺肥大症がなければ，LAMAはおそらく問題なく使用できるが，30日以内の排尿困難があれば即座に中止する

ステップアップCOPD　緑内障のある患者さんはどうか？

　前立腺肥大症と並んで議論されるのが，緑内障です。緑内障のある患者さんに抗コリン作用のある薬剤がよくないのは言うまでもありません。た

だし，閉塞隅角緑内障に対しては禁忌ですが，開放隅角緑内障は禁忌ではありません。

　ネブライザーで抗コリン薬を吸入しているケースでは緑内障を起こしやすいとされていますが，おそらく現在の吸入抗コリン薬では緑内障を悪化させるリスクは低くきわめてまれな副作用と考えられます[6, 7]。ただし，これについては個人的な意見も含みます。

　結局のところリスクとベネフィットの天秤になりますが，定期的に眼科を受診して悪化がないか観察してもらうのがよいでしょう。

文献

1) Kesten S, et al: Pooled clinical trial analysis of tiotropium safety. Chest 130(6):1695-1703, 2006
2) Stephenson A, et al: Inhaled anticholinergic drug therapy and the risk of acute urinary retention in chronic obstructive pulmonary disease: a population-based study. Arch Intern Med 171(10):914-920, 2011
3) Tashkin DP, et al: A 4-year trial of tiotropium in chronic obstructive pulmonary disease. N Engl J Med 359(15):1543-1554, 2008
4) Miyazaki H, et al: Tiotropium does not affect lower urinary tract functions in COPD patients with benign prostatic hyperplasia. Pulm Pharmacol Ther 21(6):879-883, 2008
5) Loke YK, et al: Risk of acute urinary retention associated with inhaled anticholinergics in patients with chronic obstructive lung disease: systematic review. Ther Adv Drug Saf 4(1):19-26, 2013
6) Gupta P, et al: Potential adverse effects of bronchodilators in the treatment of airways obstruction in older people: recommendations for prescribing. Drugs Aging 25(5):415-443, 2008
7) Armstrong EM, et al: The role of aclidinium bromide in the treatment of chronic obstructive pulmonary disease. Hosp Pract (1995) 42(4):99-110, 2014

索引

数・欧

1秒率　31
1秒量　30, 31
20ルール　16
6分間歩行試験　28

$α_1$アンチトリプシン　22
$α_1$アンチトリプシン欠損症　16, 278

ACOS（Asthma-COPD Overlap Syndrome）　45
ACOSの診断フローチャート　47
ADOスコア　74
Anthonisen分類　244
BODEスコア　73
Brinkman Index　16
CAT（COPD Assessment Test）質問票　54
CATスコア　42
Charles Montague Fletcher　11
Ciba Guest Symposium　10
CNLD（Chronic Nonspecific Lung Disease）　10
CNSLD（Chronic Nonspecific Lung Disease）　10
CO_2ナルコーシス　268
CODEXインデックス　75
COLD（Chronic Obstructive Lung Disease）　11
COPD（Chronic Obstructive Pulmonary Disease）　3, 12
　── に対するβ遮断薬　289
　── に必要な検査　26
　── の栄養療法　205
　── の管理（安定期）　80
　── の吸入薬　91
　── の原因　16
　── の呼吸困難感ラダー　198
　── の死亡者数　5
　── の死亡順位　6
　── の重症度分類　42
　── の終末期　308
　── の身体所見　58
　── の診断基準　38
　── の病期分類　41, 42
　── の病態生理　24
　── の予後不良因子　72
COPD急性増悪　244
　── と喘息発作の鑑別　278
　── に対する抗菌薬　259
　── に対する酸素療法　268
　── に対する全身性ステロイド　263
　── に対する非侵襲的陽圧換気療法　271

―― の初期対応　249
COPD 増悪時の入院の適応　247
CPFE（Combined Pulmonary
　Fibrosis and Emphysema）　48
CRQ　54
DOE　53, 82
ELS　194
EWS　193
FeNO　34, 279
FEV_1　30, 31
FEV_1%　31
%FEV_1　31
FEV_1/FVC　31
Fletcher-Hugh-Jones 分類　52
FVC　32
Goddard のスコア　66
GOLD　174
GOLD ガイドライン　3, 13, 269
GOLD 日本委員会　8
GOLD 分類　41
honeycomb lung　49, 70
Hoover 徴候　59
HOT（Home Oxygen Therapy）
　　　　　　　　　　　217
ICS　149
ICS/LABA　155
ICS/LABA と LAMA の比較　158
IPF（Idiopathic Pulmonary
　Fibrosis）　48, 70
LAA（Low Attenuation Area）　66
LABA　129
LAMA　109
　―― の使い分け　121
LAMA/LABA　136

LAMA/LABA/ICS　162
LAMA と LABA の比較　122
M3 受容体　111
MABA　146
MAT　284
mMRC　42, 51
MRC　11
Nasal High Flow　312
NIOX VERO　34
NRS（Numerical Rating Scale）　52
Pardee スコア　61
PCV 13　209
pleuroparenchymal fibroelastosis
　　　　　　　　　　　49
PM 2.5　18
pMDI　103
PPFE　49
PPSV 23　209
SABA　33, 254
SAMA　254
SGRQ　54
SMART（Single Maintenance and
　Reliever Therapy）療法　160
TDS　85
vanishing lung　304
VAS（Visual Analogue Scale）　52
VC　32

あ行

アスピリン喘息　278
アトピー　19
アドヒアランス　298
アポトーシス　23

インチェックダイアル　301
インフルエンザワクチン　208

エリプタ　103
液体酸素　225

オートファジー　23
オキシダント・アンチオキシダント不均衡説　21
横隔膜平低化　64

か行

過膨張　64
介護保険　229
回転くん　297
界面活性剤　183

気管短縮　59
気道可逆性試験　14, 32, 279
気道粘液修復薬　183
気道粘液溶解薬　183
気道粘膜潤滑薬　183
気道分泌促進薬　183
気流制限　4
気流閉塞　4
吸気流速　300
吸着型酸素濃縮器　225
吸入ステロイド薬　149
吸入ステロイド薬/長時間作用性 β_2 刺激薬　155
巨大気腫性肺囊胞　304
巨大ブラ　304
去痰薬　183
禁煙　83

禁煙補助薬　84

口すぼめ呼吸　58

結晶レジボア® システム　181

コハク酸アレルギー　251
コンディショニング　203
コンプライアンス　298
呼気一酸化窒素　279
呼気一酸化窒素濃度　34
呼吸機能検査　29
呼吸機能障害による身体障害者等級表　230
呼吸困難　51
呼吸困難感　51
呼吸商　206
呼吸同調器　232
呼吸リハビリテーション　201
好中球エラスターゼ　22

さ行

在宅酸素療法　217
　── と飛行機旅行　239
　── の注意点　233
　── の費用　228
　── の保険適用基準　223

ジェヌエア　102
修正 MRC 質問票　11
小葉中心性肺気腫　68
植物由来去痰薬　183
心尖拍動　60
心臓喘息　279

身体障害者手帳　229

前立腺肥大症　317

た行

タービュヘイラー　104
タバコ依存症スクリーニング　85
多源性心房頻拍　284
樽状胸郭　58
短時間作用性 $β_2$ 刺激薬　33, 254
短時間作用性抗コリン薬　254

長時間作用性 $β_2$ 刺激薬　129
長時間作用性 $β_2$ 刺激薬貼付剤　180
長時間作用性抗コリン薬　109
長時間作用性抗コリン薬/長時間作用性 $β_2$ 刺激薬　136
長時間作用性抗コリン薬/長時間作用性 $β_2$ 刺激薬/吸入ステロイド薬　162

テオフィリン中毒　178
テオフィリンの作用機序　176
ディスカス　105
ディスクヘラー　106
滴状心　64
電子たばこ　89

トリプル吸入療法　162
努力性肺活量　32
特発性肺線維症　48, 69

に・ね

ニコチン置換療法　87

ニューモシスチス肺炎　153
二次性気胸　305
西村穣　17

ネーザルハイフロー　312

は行

ハイフロー酸素療法　312
ハンディヘラー　99
肺炎球菌ワクチン　209
肺活量　32
肺気腫　13
肺容量減量術　193
鼻茸　278
汎小葉性肺気腫　68

ヒュー　ジョーンズ分類　52
ビタミンD　207
ピークフロー値　29
びまん性汎細気管支炎(DPB)　188
非結核性抗酸菌症　191
非侵襲的陽圧換気療法　271
病診連携　292

フルプッシュ　297
フレッチャー・ヒュー　ジョーンズ（Fletcher-Hugh-Jones)分類　11
ブラ　306
ブリーズヘラー　101
ブレブ　306
プロテアーゼ・アンチプロテアーゼ不均衡説　22
分泌細胞正常化薬　183

閉塞性換気障害　10

蜂巣肺　49, 70
傍隔壁性肺気腫　68
発作性心房細動　284

ま・め

膜型酸素濃縮器　225
慢性気管支炎　13
慢性閉塞性肺疾患　3

メチルキサンチン　175, 286

り・れ・ろ

リリーバー　254

レスピマット　100

労作時呼吸困難感　53

わ

渡辺洋一　193

薬品名

数・欧

13 価肺炎球菌結合型ワクチン　209
23 価肺炎球菌多糖体ワクチン　209

Combivent® レスピマット　255
Daliresp®　213
Daxas®　213
Duaklir® ジェヌエア　144
GSK 961081　147
N-アセチルシステイン　185
Striverdi® レスピマット　131
Triohale Inhaler®　162

あ行

アーチスト®　289
アイロミール® エアゾール 100 μg
　　　　255
アクリジニウム　118
アクリジニウム/ホルモテロール　144
アジスロマイシン　189
アズマネックス® ツイストヘラー　150
アセチルシステイン　183
アドエア® エアゾール　103, 155
アドエア® ディスカス　105, 155
アトロベント® エロゾル　103, 255
アノーロ® エリプタ　103, 141
アミノフィリン　175, 252

アモキシシリン　261
アモキシシリン/クラブラン酸　261
アレベール®　183
アロテック®　257
アンピシリン/スルバクタム　261
アンブロキソール　183

イプラトロピウム臭化物　255
イプラトロピウム臭化物/サルブタ
　モール硫酸塩　255
インダカテロール　132

ウメクリジニウム　120
ウメクリジニウム/ビランテロール
　　　　141
ウルティブロ® ブリーズヘラー
　　　　101, 138

エクリラ® ジェヌエア　102, 118
エチルシステイン　183
エラスポール　23
エリスロマイシン　188
エンクラッセ® エリプタ　103, 120

オーキシス® タービュヘイラー
　　　　104, 134
オキシトロピウム臭化物　255
オピオイド　197

薬品名

オルベスコ® インヘラー　103, 150
オンブレス® ブリーズヘラー
　　　　　　　　　　101, 132

桜皮エキス　183
車前草エキス末　183

か行

カルベジロール　289
カルボシステイン　183

キュバール® エアゾール　103, 150

クラリスロマイシン　188
クリアナール®　183
グリコピロニウム　115
グリコピロニウム/インダカテロール
　　　　　　　　　　　　138

さ行

サルタノール® インヘラー
　　　　　　　33, 103, 251, 255
サルブタモール硫酸塩　255
サルメテロール　130

シーブリ® ブリーズヘラー　101, 115
シガノン®CQ　86
シクレソニド　150
シムビコート® タービュヘイラー
　　　　　　　　　　104, 155

スピオルト® レスピマット　100, 143
スピリーバ® ハンディヘラー　99, 112
スピリーバ® レスピマット　100, 113
スペリア®　183

セネガ　183
セフトリアキソン　251, 261
セレベント® ディスカス　105, 130
セレベント® ロタディスク　106, 130

ソル・コーテフ®　251
ソル・メドロール®　251

た行

チオトロピウム　112
チオトロピウム/オロダテロール　143
チスタニン®　183
チャンピックス®　86
チロキサポール　183

ツロブテロールテープ　180

テオドール®　173, 177
テオフィリン　175, 287
テルシガン® エロゾル　103, 255

に・ね

ニコチネル®　86
ニコチネル® TTS　86
ニコチネル® パッチ　86
ニコチンガム　86
ニコチンパッチ　86
ニコレット®　86
ニコレット® パッチ　86
ニューモバックス NP®　209

ネオフィリン®　252

327

は行

パルミコート® 吸入液　150
パルミコート® タービュヘイラー
　　　　　　　　　104, 150
バレニクリン　86

ビソプロロール　289
ビソルボン®　183

フェノテロール臭化水素酸塩　255
ブデソニド　150
ブデソニド/ホルモテロールフマル酸
　塩水和物　155
フドステイン　183
フルタイド® エアゾール　103, 150
フルタイド® ディスカス　105, 150
フルタイド® ロタディスク　106, 150
フルチカゾンフランカルボン酸エステ
　ル/ビランテロールトリフェニル酢
　酸塩　155
フルチカゾンプロピオン酸エステル
　　　　　　　　　　　　150
フルチカゾンプロピオン酸エステル/
　サルメテロールキシナホ酸塩　155
フルチカゾンプロピオン酸エステル/
　ホルモテロールフマル酸塩水和物
　　　　　　　　　　　　155
フルティフォーム® エアゾール
　　　　　　　　　103, 155
プレドニゾロン　264
プレドニン®　251
プレベナー13®　209
プロカテロール塩酸塩水和物　255

ブロチン®　183
ブロムヘキシン　183

ペクタイト®　183
ベクロメタゾンプロピオン酸エステル
　　　　　　　　　　　　150
ベネトリン®　33, 250
ベネトリン® 吸入液 0.5%　255
ベロテック® エロゾル　103, 255
ベンラリズマブ　159

ホクナリン® テープ　180
ホルモテロール　134

ま行

マグネシウム　252

ムコサール®　183
ムコソルバン®　183
ムコダイン®　183
ムコフィリン®　183, 185

メインテート®　289
メタプロテレノール　257
メチルシステイン　183
メチルプレドニゾロン　264
メプチン®　33
メプチン® エアー　103, 251, 255
メプチン® キッドエアー　103, 255
メプチン® 吸入液　255
メプチン® スイングヘラー　251, 255

モメタゾンフランカルボン酸エステル
　　　　　　　　　　　　150

328

モルヒネ　197

ゆ

ユナシン®-S　251
ユニフィル® LA　173, 177

り・れ・ろ

リンデロン®　251

硫酸 Mg 補正液　252

レルベア® エリプタ　103, 155

ロキシスロマイシン　188
ロフルミラスト　213

臨床試験名

201315 試験　121
201316 試験　121
ACLIFORM-COPD 試験　144
ACROSS 試験　214
AMETHIST 試験　187
ARISE 試験　139
ARISTOTLE 試験　286
ATTAIN 試験　119
AUGMENT COPD 試験　144
BEACON 試験　139
BeLieVeRHIFi 試験　194
BLAZE 試験　139
BRIGHT 試験　138
BRONCUS 試験　184
CAPiTA 試験　209
COLUMBUS 試験　189
Copenhagen City Heart Study　285
Copenhagen City Lung Study（CCLS）　149
COSMOS-J 試験　168
ENLIGHTEN 試験　138
EQUALIFE 試験　187
EUROSCOP 試験　150
EXPEDITION 臨床試験プログラム　140
FLAME 試験　139
FLORALI 試験　313
GLISTEN 試験　163
GLOW 2 試験　116
GLOW 5 試験　116
GLOW 試験　116
IGNITE 臨床試験プログラム　138
ILLUMINATE 試験　140
IMPACT 試験　168
INHANCE 試験　133
INSPIRE 試験　158
INTENSITY 試験　133
INVIGORATE 試験　133
ISOLDE 試験　150
LANTERN 試験　139
Lung Health Study-2　150
MESA COPD 研究　68
NICE（Nippon COPD Epidemiology）試験　4
PEACE 試験　53, 184, 187
POET 試験　123
RADIATE 試験　139
REACT 試験　213
REDUCE 試験　264
SCCOPE 試験　264
SHINE 試験　140
SPARK 試験　139
TIOSPIR 試験　114
TOnado 試験　144
TORCH 試験　131, 156

TOviTO 試験プログラム 144
UPLIFT 試験 112

WISDOM 試験 165